普通高等教育规划教材

护 理 伦 理 学

（第 4 版）

供医药院校护理专业使用

教材编写委员会

主　任　沈　宁　刘华平

副主任　何　仲　李　峥

委　员（按汉语拼音排序）

　　　　陈京立　杜慧群　姜亚芳　梁　涛

　　　　刘建芬　绳　宇　余丽君

主　编　杜慧群　刘　奇　李传俊

副主编　周一曼　吴欣娟

编写人员（按汉语拼音排序）

　　　　杜慧群　葛宝兰　郭光霞　李传俊

　　　　李清华　刘　奇　刘　霞　吴欣娟

　　　　阳振曦　张　鹍　张继英　张新庆

　　　　周一曼

中国协和医科大学出版社

图书在版编目（CIP）数据

护理伦理学／杜慧群，刘　奇，李传俊主编. —北京：中国协和医科大学出版社，2016.5
ISBN 978-7-5679-0543-6

Ⅰ．①护…　Ⅱ．①杜…　②刘…　③李…　Ⅲ．①护理伦理学　Ⅳ．①R47

中国版本图书馆 CIP 数据核字（2016）第 077655 号

普通高等教育规划教材

护理伦理学（第 4 版）

主　　编：杜慧群　刘　奇　李传俊
责任编辑：吴桂梅

出版发行：**中国协和医科大学出版社**
　　　　　（北京东单三条九号　邮编100730　电话65260378）
网　　址：www. pumcp. com
经　　销：新华书店总店北京发行所
印　　刷：北京佳艺恒彩印刷有限公司

开　　本：787×1092　　1/16 开
印　　张：12. 75
字　　数：260 千字
版　　次：2016 年 9 月第 1 版　　2016 年 9 月第 1 次印刷
印　　数：1—5000
定　　价：32. 00 元

ISBN 978-7-5679-0543-6

新 版 前 言

　　1860 年南丁格尔在英国伦敦圣多马医院开办了第一所护士学校，进行了系统的护理教育。一百多年来，全世界的医务界护理工作者将南丁格尔的精神作为护理职业的宗旨，实现了护士"增进健康，预防疾病，恢复健康和减轻痛苦"的基本任务。

　　防病治病，救死扶伤，保护和增进人们的身心健康是医学的根本目的。从事医学这一特殊职业的医护工作者的道德与医学目的的实现关系极大。护理工作的好坏直接关系到广大患者生命质量的高低、就医满意度、医患关系状况，涉及千家万户的悲欢离合和社会的安定。因此，护理人员职业伦理道德建设十分重要。当前，在医学技术空前发展的条件下，护理人员在实践中遇到了许多新的伦理道德问题，学习和研究护理伦理学对培养和提高护理人员的职业道德具有重要意义。加强医学伦理道德教育，提高护理人员的道德水平，成为卫生系统的一项重要任务。

　　近些时间，医患关系比较紧张，护理工作者受冲击的事件也时有发生，一些护理界朋友谈起这些事心情沉重和担忧。尽管如此，多数护理工作者持乐观态度，认为只要自己真心关爱患者，遵循伦理原则，掌握沟通技巧，就会充分享受医患关系和谐的快乐。

　　北京地坛医院一位护士长曾谈到，她眼里没有"难缠的病人"，所有病人身上都有优点和闪光点，只有真正爱他们，你才能发现他们的可爱，才会真诚地赞美他们，从而建立真情交流。广东省中医院在医院文化建设中强调"输液先输情"也是这个道理。

　　真正达到"输情"需要护理工作者有真情，所谓"以真情换真情"，而真情的产生是以伦理教育为基础的。中华民族具有丰富的伦理传统。我们以家庭血缘为基础，产生了血缘关系中的利他主义，尚孝敬、护子孙、颂夫妻、惜兄弟，并将这种伦理文化推广至社会，"四海之内皆兄弟"、"天下一家"。如果我们能真正视病人为亲人，我们就会有真情，就会按伦理原则办事。

　　医学是一门科学，科学的特点之一是有限。不少疾病至今病因不明、难以诊断、治疗效果差。但所有患者都希望"包治百病"、"药到病除"，一旦不满意，医患矛盾就会产生。弥补医学的有限性，缓解医患矛盾，靠的是医护人员的人文智慧，包括伦理学知识，掌握越多，沟通越好，医患矛盾就能明显减少，医护人员就更有职业成就感和幸福感。

　　护理伦理学是临床人文智慧的重要内容，是护理工作者职业幸福的源泉之一，认真学习好，熟练运用好，将获得工作的无穷乐趣，也对自己做人和做事以极大帮助。护理工作的核心是"德"、"以德服人"，是中华民族优良的传统，不仅是病人，你的亲人、朋友、同事都尊敬你的"德"，都亲近你的"德"，都会被你的"德"征服。

　　本书不仅讨论了护理伦理的基本理论，还对现代医学技术应用和医学模式转变过程中所提出的伦理问题进行了论述和探讨。我们组织了有多年护理伦理学教学经验的教师和来自临床第一线、具有丰富护理经验的专家学者共同撰写此书。参编单位有北京协和医学院、北京大学医学部、卫生部干部培训中心、北京大学护理学院、北京协和医院、北京大学人民医院、北京大学第三医院、北京大学口腔医院、北京市儿童医院等。本书自 1997 年问世以来，受到广大师生的欢迎，经过十多年的应用，作者对本书内容进行了相应的修订，以满足护理教学的需求。本书主要适用于医药院校护理专业的伦理学教学，希望该书能对护理伦理学的学科发展有所裨益。

作者在撰写本书过程中参考了大量文献著作，吸收了他们的研究成果，范围广泛，未能一一点注，在此致谢，并请谅解。由于学识有限，水平差异，欢迎对本书中的不足给予批评指正。

编　者

2016 年 2 月

目 录

第一章 医本仁术

第一节 护理的宗旨

一、医本仁术

新中国成立以来，医学科学得到了巨大的发展，取得了众多医学成果，医院均取得了长足的进步。尽管如此，医疗服务的现状仍然不能适应民众需求。对一些疑难病和少见病的诊治和研究无可非议，但应把更多的精力集中到人群的常见病上，特别是对现代出现的"文明病"、"富贵病"等慢性病的预防措施应加大力度；在对社区医院的服务和初级卫生保健服务应在政策上予以倾斜和关心；并提倡对人群从精神、心理、社会等因素方面予以考虑和采取一定的医疗措施。我们传统的医疗服务的目的是降低死亡率和延长期望寿命，这一目标多年来推动我国卫生服务取得了许多新成就。但医学本身的发展、民众的需求，传统的医疗诊治目标远远不能适应现在的需求，因为它不能从生理、心理、伦理、社会等众多因素方面为人类提供医疗健康服务。现在必须把实现全民健康作为医学科学的宗旨，既维护生命神圣，又要重视生命质量，所以现代医学的目的应当是治疗疾病，延长生命，降低死亡率，预防病症，减少发病率，提高生命质量，优化生存环境，增进身心健康。

党的十八大和十八届三中、四中全会先后提出了"三个倡导"与24个字的核心价值观，即富强、民主、文明、和谐、自由、平等、公正、法治、爱国、敬业、诚信、友善。紧接着又提出"要把培育和践行社会主义核心价值观纳入国民教育总体规划"的要求。2015年2月，党中央又进一步从坚持和发展社会主义全局出发，强调"要全面贯彻党的十八大精神"，提出了"四个全面"即全面建成小康社会，全面深化改革，全面依法治国，全面从严治党，以此引领各项工作的战略布局。全面建成小康社会是我们的战略目标，而全面深化改革、依法治国、从严治党是三大举措。这一伟大战略思想是立足治国理政全局，是对改革发展稳定的关键，是统领中国发展的总纲，这充分体现了党和国家对各项工作的战略方向和主攻目标，也将会引领护理事业不断向前发展。

社会主义核心价值观，充分体现了以仁为本。护理事业是一门生命科学，在医疗实践长期发展过程中形成了价值取向，淀积成价值理念、道德规范，指导着护理工作，使其具有一定的稳定性和规范性，这就充分体现了护理事业仁性的灵魂。护理事业这种人性化的价值取向，它的真正开端是在文艺复兴时期。当时人文主义的学者们针对宗教神学的束缚，要求人们从神权的统治下解放出来，其目的是要求人权代替神权，强调人的尊严、自由和平等。到了 19 世纪，德国哲学家费尔巴哈又提出了人本主义思想，引发了当时的社会争论。费尔巴哈认为，作为人，只有从人的本质出发，才能反映自然、社会和思维的一般规律，才能改造世界。但其哲学观点在谈及人的本质只是生物意义上的人，而不是社会意义上的社会人。这就表明他在自然观上是唯物主义的，而在历史观上就陷入了唯心主义。唯物主义者认为，历史的前提本质和基础是现实的社会人，也就是处在一定社会关系中，从事一切物质实践活动的人或人类。

在医学领域，我们坚持以人为本的准则，这是关系到医学科学与卫生事业全面性的问题。自医学形成的起始，医学目的就是"救死扶伤"、"防病治病"、"延长寿命"。早先希波克拉底就提出了"我愿尽余之能力判断为所及，遵守为病家谋利益之信条"。我们众多医学家们，历来都是以人道主义行医，并在医疗护理过程中一视同仁，使病人得到良好的医疗护理，得到身体恢复和精神康复，把去除病人的痛苦作为医师的义务，充分体现了医学的根本宗旨就是医本仁术，一切为人民服务。这种人性化的服务取向是护理事业的自然属性，它体现在医疗服务过程中病人、家属及社会的需求，这种需求就是护患关系和谐的伦理支撑点。

由于医学目的是一个多层次、多侧面的理论概念，所以在不同历史时期，医学科学发展的内涵与外延就有所不同，还有社会环境及条件不断地改变，也使人们对医学的期盼和要求有所不同。事实上，医学本身往往达不到人们所追求的主观愿望。尽管医学发展经历了多次调整，满足了很多患者的需要，但对众多民众的需求还相距甚远。这主要表现在当前的医疗困境与传统的医学目的方面，尤其是我国经济迅速发展，工业化、信息化不断推进，再加上人口老龄化，促使人口结构也发生变化。目前处于医疗改革过程中，许多医疗措施不能有效发挥作用，使得环境、社会、行为等因素已成为致病的主要原因。兼之医学高技术的广泛应用，促使医疗费用高涨，这就直接导致了病人就医难，使得部分病人处于无奈之地，只好徘徊在医院门外，眼看着疾病恶化；再加上某些无道德的医药商大量出售假药，使病人的处境雪上加霜。护理职业是有尊严的职业，人们把护理人员称为"白衣天使"。但由于部分护理人员因商业化变得人性化衰退，甚至触及底线，不能自律，出现了医学公益失范现象，使得民众对人性化的护理职业产生疑虑，造成护患关系紧张，时有冲突发生。我们要全面建设小康社会，在护理事业中必须深化改革，每个护理人员都要尽心尽力，从自我做起。因为护理职业的价值观是社会民众衡量其职业的尺度，也体现了护理人员对待自己职业的一种信念和态度，是世界观和人生观的组成部分。

总之，新的医学目的是以人为本，实现医本仁术，它所追求的是广大人群的健康，要求以新的医学模式进行诊治疾病，达到人体健康的良好状态。每个护理人员都要牢牢记住：自己时时刻刻以人性化的核心价值观贯彻到护理实践行动中去，成为发展护理事业，建成小康社会的动力。

二、护理职业的价值观

护理职业的价值观，就是护士对其专业知识在长期的医护实践中持久地坚持以仁为本的价值取向和心理倾向而形成的系统。这一系统充分体现了护理人员对病人的自主性、尊严、关爱、公平的利他主义原则和护理道德的核心价值观。

近年来，医疗事业不断发展，它支撑的基础就是以人为本的社会共同价值观。价值的体现，一般来说就是客体能够满足主体的某种需要，而医学价值的体现就是医护人员要满足患者的某些需要。特别是医学本身的发展是多因素，并向深度和广度发展，从而扩大了病人的自主选择权，调动了医院各个部门的医务人员的积极性，使整个医疗服务单位充满了生机和活力。但是由于获利主体的多样化与社会群体的不同层次，在诊治过程中，就出现了人们在整体利益一致基础上的利益矛盾和冲突。在一定条件下，高收入地区社会群体与低收入地区的社会群体相对贫富分化，以及社会弱势群体的边缘化等现象不断出现，在医学领域中我国的中西部地区，尤其是农村感染性疾病、传染病、寄生虫病居多等，农村居民面临的最大问题仍是缺医少药；而在东南部地区，卫生服务方面具有相当优势，几乎与发达国家的卫生服务水平相当，呈现出高设备、大中心、重诊治的一种高消耗、低效能的现象。当然这也不能排除我国当前由计划经济的体制向市场经济体制过渡所引发的一些矛盾，但同时也反映了我国医疗保健服务体制还存在着弊端，如在大中城市医疗服务力量相当雄厚，甚至过剩。因此，对医疗保健服务政策的制定，应对各种利益进行协调，对制度的构建和对不同地区、不同社会人群要进行有效的整合，使利益冲突和矛盾有效地得到解决。这就需要一种具有权威解释的社会共同价值观来为广大群众提供一种价值选择的共同导向，能够达到整合各种利益不协调的矛盾。这就要充分发挥各方面的积极性，而不能把医疗保健服务只限于治疗为主、院内服务为主，只关注患病人群及疑难病症，而应当更加关注广大人群的预防和健康服务。例如，2007 年政府关心老年大众，免费接种流感疫苗，以及免费开展对艾滋病的治疗等，《中国家庭发展报告 2015》对老年大众的养老照护和医养结合提出了落实措施，这些都是满足广大民众渴望健康的心理，提供健康服务的具体措施，也是重视生命质量的具体体现。这也反映了支持医疗卫生服务整合的基础正在一步步加强，充分体现了以人为本的社会共同的价值观。

要达到医疗服务的整合，使广大人群都能享有医疗卫生服务的各种利益的要求，这就需要充分发挥各方面的积极性，包括国家、医疗单位，还有集体和个人，形成各尽所能、各得其所的和谐局面，进而推动医疗改革快速、健康的发展。当前的医疗保险、大病统筹等都在进一步的实施，有些地区和单位正处在医疗改革过程中，我们相信在医学领域各个方面，尤其在个人价值取向上，在个体与单位、个体与医院、医师与患者等关系之间，医疗结构与医疗制度架构中，以人为本的价值观都发挥着导向作用，充分体现了整合和凝聚的功能。这些功能的体现就是通过协调医疗系统内部各部门之间、各科室之间，以及医务人员与患者之间等关系，来维持一定的和谐，达到各医疗服务部门的相互依赖、相互协调和控制，使之相互进行动态交叉与融合，从而在高度和谐的基础上产生新的医疗卫生服务的新功能。最终使全国各地方，无论是内地、沿海、东南部地区，还是中西部地区，都能达到整个社会和谐的动态发展，从而形成全体社会成员的共同价值认同。这种共同价值认同，从基础来说，它有广泛的群众性，从目的上看，它能更好更快地促进医疗服务的全面改革和发展；从功能上讲，它更加充分发挥广大医务人员为人民服务的积极性，以及广大民众支持医疗改革的积极性。这就形成了广泛的遵从动机，构建普遍的医学伦理秩序，促进全体民众的身心健康。因为它在思维方式上强调了人们之间的共同性和包容性，它要求尊重人、依靠人、引导人、为了人和塑造人。因此，以人为本的共同价值观已成为我们医疗卫生服务改革的支撑基础，也可以说是医本仁术的具体体现。

三、实现医学价值应具备的条件

（一）应有理论知识结构

要实现以人为本的医学共同价值观，作为医护人员必须具备一定的医学理论知识结构。因为医学本身是一门内容丰富多彩而又深奥的综合性学科，除了具有病理、生理、药理、生化、组织胚胎、解剖学等专业知识外，还要具有天文、地理、气象、环境、外语水平及社会科学等人文知识。作为一名医护人员，所服务的对象不仅是"病人"，而且是"人"，他们生活在一定自然环境条件下，受各种因素影响，特别是在某种特定的社会环境中生活的人，往往带有不同的疾病，这就使护理工作更加复杂。由于疾病表现出很大的差异性，各人的体质不同，遗传因素不同，生活环境、经济条件也不一样，在这些不同因素的影响下，所产生的疾病更加复杂化。例如，急性心肌梗死多发于寒冷季节和炎热夏天，这时需要医学出示严重警示，告知人群，特别是对老年人多予以关怀，嘱咐各种注意事项，达到预防效果，保护身体健康。

由于人具有社会属性，作为医护人员还必须具有心理学、社会学、伦理学和法律学等知识，因为新的医学模式也要求医护人员必须从生物、心理、社会、法理、伦理等角度去考虑多因素对病人的影响。特别是心理行为因素和生活饮食习惯对心脑血管病、溃疡病、肿瘤等都有很大的影响，在实际诊治过程中往往这些因素易被忽视，同时也意识不到作为医护人员自己具有这些社会科学知识和文化艺术修养等对医护工作的重大意义。因此，我们必须认识到作为医护人员，就是依靠医学科学理论基础知识，将各种人文社会学科作为"介质"运用到医疗服务领域。所以医护人员要具有多方面的知识结构，才能获取更多医护经验。

（二）应有实践经验的积累

要实现护理核心的价值观，作为医护人员除了有 3~5 年的医学知识基础的学习外，还需要有多年的临床实践知识的积累。尽管每个护理学生在校系统学习了医学理论、护理课程、临床实践，但要把书本理论变成自己真正掌握的知识，还必须经过实践的过程。

临床医学的对象是病人，不同的患者各有不同的差异，同一种病可能具有不同的临床体征，不同的疾病往往又表现出同一样的体征，这就需要有不同的治疗和护理方法。所以在临床诊治过程中，并非 1+1=2，有可能大于 2，还有可能小于 2，甚至等于零。这就需要在护理时注意客观实际的复杂变化情况，能否把真实客观情况表述给医师非常重要。是否能正确地表述，需要用大量的感性知识充实自己，通过对感性材料的综合分析，使其上升为理性的东西，发挥其能效，显得更加丰厚生动、有活力，从而达到护理工作质量的提升，以及护理效能发挥得更好。

作为医护人员必须在临床实践中对多种病例进行细致、深入地了解，分析每个病人的病情，这就要求自己勤奋、善于观察，多倾听病人的主诉，多问、多写，掌握一套良好的方法，不断加以总结，提高自己的业务水平。所以我们说，既要有扎实的基础知识，还要有丰富的临床经验，这样才能很好地发挥护理效能，更好地满足病人的需要。

（三）应有高尚的医德魂

要想使医本仁术能够充分体现出护理核心价值，作为医护人员都应遵守医德。医德不仅适用于医师，而且更适用于护理人员。医护人员的职业道德和其他职业相比，更有特殊的重要性。在临床实践中要使病人尽早康复，多以三分治疗、七分护理。在护理过程中把医德作为首先目标，这一目标集中表现就是责任心。所以护理人员都把责任看成是进德修业之本，也是自我完善的基本前提，原因就在于人"不是单个人所固有的抽象物"，而是一种社会存在物，护理人员通过与病人进行交流、沟通，得到病人的信赖，从而实现个人与社会的统一。因为作为患者群体，大多数人医学知识有限，对一些药物功能不了解，特别对一些手术情况和其后果都处于迷茫状态，从而难以做出正确的选择。由于他们重病缠身，病人选择的余地有限，这就表明，医护人员的道德比其他任何行业的职业道德具有特殊的重要性。

医护人员在临床医护过程中不能有任何一点差错疏漏，否则将给病人的健康带来极大的不良后果。作为一个护理人员，单独工作机会很多，而如何用医德规范严格要求自己非常重要，是否做到一丝不苟地为患者服务，随时注意病情变化并及时向医师报告，对抢救危重病人是否积极参与，对护理工作是否尽职尽责等，这些问题都是对自己医德水平的一个检验。患者把自己最宝贵的生命托给医护人员，说明我们医护人员的责任是多么的重要啊！要实现和满足患者的愿望，我们必须要具有高尚的医德魂，必须不断提高护理素养，使得自己医护水平精湛，成为符合社会需要的复合型的护理人员。

第二节　道德失范的根源及其危害性

一、道德失范的原因

道德失范是指在社会生活中，作为存在意义、生活规范的道德价值及其规范要求的缺失，或者缺少有效性，不能对社会生活发挥正常的调节作用，表现为社会行为的混乱。

道德失范概念的表述有三层含义：①指社会精神震荡，导致人们生存意义的丧失；②社会规范系统混乱，表现为对社会行为调节失控；③社会结构遭到破坏，人们实现人生目标所提供的设施、机会难以正常分配。

社会和医学领域道德滑坡的原因：

（一）经济原因

我国经济快速发展导致社会结构的变迁，是引起道德失范的直接原因。自十一届三中全会以后，我国实行经济体制改革，社会资源重新分配，利益结构重新调整，由过去利益主体单一化的格局变成了多元化的格局。这就打破了原有收入分配的绝对平均状态，建立了新的分配格局，致使它又出现了新的不公和不平等，造成了贫富差距加大。我国改革开放30多年，在各个领域都取得了令世人瞩目的伟大成就，经济发展总量跃至世界第2位，进出口总额位居世界第3位，农村贫困人口减少2亿多。在科研领域，我国在全球超级计算机500强排行榜上的"天河二号"超级计算机比第2名美国"泰坦"超级计算机的速度快近1倍，并连续6次获得冠军。"天河二号"其峰位运算速度为每秒5.59亿亿次稳居榜首，这意味着我国在超算领域取得重大成果，已成为屹立在东方的大国。但同时我们也看到，道德失范现象也令人震惊，主要是市场经济体制下的一些社会组织，在竞争中各有输赢，他们都把最大限度获取利益作为组织的核心目标。在医疗卫生领域也不例外，部分医护人员受到利益的驱动，价值观也发生了错位，将市场经济的商业原则应用到医疗服务上来，从而出现了医商串通的现象。例如，医疗单位采购大型医疗器械，厂家必须予以医院和相关负责人可观的回扣，药品采购环节的药厂和医药公司也是同样情况。因此，有些医院领导及个别医务人员就失去自控能力，表现出重利轻义，将社会责任感及患者是第一要素抛于脑后。同时，以追求经济利润为理念的医疗服务成为这一部分医务人员追求的目标，把拜金主义和医疗技术主义混同一体，势必导致削弱人性化的服务标准，扭曲了医学目标的真谛，同时也玷污了"救死扶伤，实行革命人道主义"的医疗服务的宗旨。这是从根本上放弃了传统的医学道德观和社会责任感，丧失了原有的医学道德规范。从社会角度来看，社会阶层在改革过程中重新划分，也就是由原来的干部、工人、农民等职业分层模式，变成了利益为核心的层级划分体系。这样，他们所遵循的道德规范和所追求的人生目标与原先的都有所不同。在医疗服务领域也是如此，如医疗器械厂家、医药公司、药商、医院、医护人员个体，他们角色都予以转变。因此，难免出现某些行为的混乱，从而造成医疗服务领域的道德滑坡和失衡。

（二）政治原因

改革开放以前维系社会秩序、控制人们社会行为的权威力量，是感召权威、传统权威和法理权威的混合体。经过体制改革以后，新的权威体系尚不完善，社会主义的人民民主制度正在健全过程中，在现实生活中，一方面原有的权威体系不断丧失其约束力和影响力，人们为实现自身价值而开辟了一条新的途径，但原有的权威体系还没有随社会结构的改革完全失去其作用，所以对社会各领域还存在一定的影响。例如，2014年5月1日，苏州市民施某本应迎来孩子的降生，因为苏州市中医院的某医生接到施某的电话，要求给其妻进行剖宫产手术，某医生答应5分钟后就到，从下午3点一直等到晚上8点钟，迟到4个小时后导致妻子难产，孩子死在腹中。更让人愤懑的是，事情发生后，医生为掩盖错误，竟然伪造病历，企图逃避责任。之后医生尽管提出许多理由加以辩护，但在法律与道德面前容不得逃脱，经卫生局调查，根据《中华人民共和国执业医师法》有关规定，对当时值班医生、护士及某医生予以相应的处罚。

上述这一事例进一步说明，我们必须把社会主义的民主法治与社会主义的道德规范体系之基础上的德治有机结合起来，一刚一柔，二者互动。伦理道德属于社会意识形态范畴，其社会作用有赖于法制的强力支持。同样，法律和法制作为国家治理的工具，其社会效能也有赖于社会道德伦理的支撑，所以在社会改革过程中，使之机制不断地加以完善，是非常必要和及时的。习近平总书记提出了要坚持司法体制改革的正确方向，坚持以提高司法公信力为根本尺度，坚持符合国情和遵循司法规律相结合，坚持问题导向，勇于攻坚克难，坚定信心。在医学领域中，只要我们遵照党中央提出的坚定不移深化司法改革的精神，凝聚共识，锐意进取，就能破解、克服医患、护患关系难题。

（三）文化原因

文化是属于社会运行过程中的精神领域。它包括一定的社会规范、制度、法律、观念和价值体系等。"道德失范"应当说与文化是对立的。自新中国成立以来，文化领域各种流派的争论从没有间断过。新中国成立以后，我们建立的是社会主义文化，是以马克思主义理论为指导，吸取了中华民族和世界优秀文化遗产，建立了为人民服务的理念，这已成为主流。后来在"文革"浩劫中，部分文化理念例如把"集体主义"、"大公无私"、"全心全意为人民服务"等被片面宣传并加以歪曲，个人价值被轻视。十一届三中全会后，我国实行改革开放，建立了研发先进科学技术和解放生产力的大目标。

随着与国际市场交流的不断加深，东西方文化差异显现，产生了文化眩晕、文化迷茫等现象。部分人对西方文化的历史变革缺乏了解，将西方文化现象片面宣传。如"性解放"，这种重蹈西方覆辙的"性解放"，其一导致青少年群体中性病传播更加广泛，最明显表现为艾滋病患者中大学生数量近年迅速增多；其二使传统的家庭观念淡漠，而西方文化中作为替代的"伴侣"这一概念在我国并未获得广泛认可，使"家庭"这个最基本的社会单元遭受沉重打击同时并未获得有效替代，离婚率上升，单亲家庭逐渐增多。

在文化领域的论战过程中，我们要在理解文化渊源与社会环境的前提下，在文化理念文化现象中取其精华，弃其糟粕。在上述不同观点的争论中，其背后是社会价值体系的混乱，这些因素也必然对护理人员有一定的影响，使得部分行为存在社会争论，对行为评价的标准无所适从。所以在此背景下，道德滑坡的出现顺理成章。

党的十八大提出了社会主义核心价值观之后，2013年党中央又印发了《关于培育和践行社会主义核心价值观的意见》，并将其纳入对国民教育的总体规划中。这就使护理人员在医疗实践中有了明晰指导方向和价值目标，从而激发护理人员对社会、民众、患者要具有高度的关爱之心，不断增强其自豪感、荣誉感和责任感，提高其文化素质和品格，发挥其特长和优势，就会不断减少和克服医疗实践中的护患关系紧张的情况发生。

二、道德价值的定位及其双向效应

（一）道德价值的定位

伦理学是一门价值科学，它主要是从利益的关系角度讨论善与恶的行为。凡属于民众利益，对社会发展有积极作用的事物和现象就具有正价值，在道德上称之为"善"。凡是属于危害社会群体的利益，对人的生存和发展有消极作用的具有负价值，在道德上称之为

"恶"。所以我们认为，道德伦理上善恶价值观念实际上是现实生活中人们利益关系的集中表现。如何判断和认识正价值和负价值，在伦理学上可称为道德价值定位。

道德不仅仅是一种价值、一种理想、一种超越，同时还是一种存在、一种秩序、一种现实。价值是指客体存在对于主体的意义，属于关系范畴，而不是实体范畴，但也不是思想范畴。它有自身的标准，这一标准根植于客体的属性与主体存在的本质需要、发展和完善的一致性。因此，我们所遵循的道德价值是集体利益和个人利益相和谐一致的集体主义原则。这一道德价值标准原则，也适用于护理道德价值原则。因为在医疗服务过程中患者对护理有各种需求，而护理人员因客观原因，不能及时满足某些患者的需求，从而发生冲突，又因各种因素十分复杂，尤其在护患关系遭受破坏时，情况更为难办。因此，这就需要国家、医院、护士及患者均有责任去遵守护患关系的规范，改变这种情况，对于护理人员、患者及各种利益相关人员都应努力趋同于"尊重他人"和"个人自治"的护理道德价值观，达到集体利益与个人利益相互一致的和谐关系。

（二）各种因素影响是双刃剑

1. **社会转型致使经济回报更加丰厚**　社会经济基础是生产关系的总和，生产关系主要方面是生产资料所有制，其变化是社会转型的关键。改革开放以后，农村实行土地承包制，城市个体经济像雨后春笋般发展起来，海外投资的引进，以及原先单一所有制结构发生变化，使得非公有制经济迅速增长，从而形成了以公有制为主体，多种所有制经济共同发展的格局。改革开放以来，社会运行机制发生了变化，1992 年确立社会主义市场经济，在市场机制支配下，人们的行为由上级指挥转向自我决定，使利益得到最大实现。过去闭关自守的经济结构也发生变化，特别由于外资的引进，数百家的跨国集团公司与厂家来华投资，人们的就业方式随之发生变化。合同制逐渐普及，自行择业与自主创业成为社会主流。这种自由择业方式的推广，使得人口流动空前加快。以移动终端设备、云服务平台的快速发展为基础，居家办公（Home Working）及自带设备（Bring Your Own Device，BYOD）技术逐渐成熟并不断推广，家庭生活与工作之间地域界限日渐模糊，工作时间与地点的自主选择进一步解放了生产力。利益主体也发生了变化，在不同所有制、不同地区、不同行业、不同投资背景的条件下，以社会收入差异为形式地表现出来。说明社会转型对我国生产力的发展起了巨大的推动作用。

2. **市场经济效应双重性的影响**　市场经济体制是社会主义初级阶段的必然选择，而且对经济的推动效果已经充分显示出来。自 1992 年确立了社会主义市场经济之后，经济运行机制发生根本变化，经济全球化的大背景下市场经济在快速复苏国民经济的同时保证了中国在发展中国家的领头羊地位。但我国在实践市场经济的初期，轻视了企业家道德水平参差不齐的影响。对于人才重视程度不够以及知识产权保护薄弱，导致我国人才外流情况加重的同时埋下了过于依靠劳动密集型产业的隐患。社会中缺少正确的价值观引导，法律体系尚不健全，对违法行为及侵权行为惩罚力度不够共同导致部分企业家以不当手段追求利润最大化，最终导致诸如"三聚氰胺事件"等恶性事件频频发生，民众对国产产品及相关利益群体产生不信任感。这一不信任感在医疗体制改革的逐步推进中，同样引发患者对医务人员的不满及怀疑逐渐加深。在现有的社会环境下，医疗作为一项重要的公共服务事业，医护人员必须恪守诺言，将患者利益置于首位，在尽职尽责的基础上，耐心弥合医护人员与患者间由于知识落差造成的沟通障碍代沟，不断改进技术提高服务，最后再以正当方法寻求整个医护人员整体获得与自身贡献平等的社会回报。

3. 文化理念脱节的影响　社会主义文化已成为我国综合国力竞争的重要因素，所以在我国提高了物质生活的基础上，人们普遍要求丰富精神文化生活。但是在当前我国精神领域文化失范现象比较严重，拜金主义、利己主义盛行，人文精神失落。这种现象虽很痛心，但并不可畏，因为前边已谈到在改革制度转型过程中必然出现正负面影响，关键在于当我们认识和看到了这些现象的出现，应采取何种态度去对待。若是人们把先进文化理念当成形式套话，对此漠然视之，熟视无睹，必然造成文化理念的脱节，这是一种对文化失去责任感的表现，应予以指责和抵制。这就要求我们要积极探索社会主义核心价值体系引领思想文化阵地，向着有利于社会主义主旋律的文化方向发展，抵制各种错误和腐朽思想侵蚀社会主义文化。特别是在中华民族的群体意识背景条件下，已形成了强大凝聚力，以为国为民献身为荣，以一己之私为耻。我国的传统文化曾受过种种冲击和考验，之所以绵延不断长久不衰，其原因在于人们的思想意识中占据主要位置的是个人对社会义务重于权利，整体利益重于个体利益。由于人具有社会性，个人的完整价值只有在整体社会中才能得以实现。

三、克服道德失范现象

（一）构筑社会精神，发挥价值整合和凝聚作用

我国作为人口数量接近14亿的发展中大国，要摆脱贫困加快实现现代化，进一步巩固发展社会主义，除了改革开放决定当代中国命运的关键抉择之外，还需要一种社会精神的支撑。这不仅可以克服道德失范，而且借助精神力量可以使全民保持积极向上的精神状态。

1. 社会精神对社会个体和社会全体都能发挥功效作用　因为社会精神可以使社会个体价值行为、价值取向转向社会化的引导力。从社会角度来说，社会精神与一定社会的经济组织形式相一致，与社会生产力的发展水平相适应，从而对社会发展起到推动作用。

2. 社会精神的含义就是要有坚定的正确的政治方向，坚定的马克思主义信仰，坚定的社会主义共产主义信念，并为这种理想信念矢志不渝的奋斗。要有坚定的全心全意为人民服务的公仆情怀。心中装着国家和人民，自觉为护理事业与公共卫生事业幸福鞠躬尽瘁，死而后已，这就充分体现了价值理念和价值依托。中国共产党领导中国人民奋斗了近百年，其最高理想和目标就是实现共产主义，这就是我们的价值依托，是中国共产党以马克思主义、毛泽东思想、邓小平理论、"三个代表"重要思想及科学发展观为指导，大力弘扬社会主义荣辱观，本着实现中国梦的崇高理想稳步推进社会主义革命和建设。当今，中国特色社会主义理论已为我们确立了科学的现实的价值观体系，即富强、民主、文明、和谐、自由、平等、公正、法制、爱国、敬业、诚信、友善。这就使我们进一步了掌握社会主义建设规律、人类社会发展规律，从而提高了我们运用科学理论分析和解决社会存在的道德失

范问题的能力，护患关系紧张的状况也会有所扭转，护患关系的种种矛盾将逐渐减少和直至得到解决。

3. 社会精神的内涵充分体现了中华民族的优良传统。我国传统道德所强调的是整体精神是为世界、为社会、为民族、为国家爱好和平的伟大精神。我们强调的是厚德载物和人际和谐，强调追求精神境界，向往理想人格，强调修养等丰富的人文资源。特别是长征精神、延安精神等，这些宝贵的精神财富对于我们建设与构筑有社会主义特色的社会精神是非常珍贵的。所以要使社会精神作为整合中心，对社会运行发挥价值整合作用，使社会成员形成共同的价值信仰和目标，进而可以克服道德失范。

（二）落实《公民道德建设实施纲要》

要切实加强公民道德建设，就要落实中共中央于2001年9月2日公布的《公民道德建设实施纲要》。纲要指出："通过公民道德建设的不断深化和拓展，逐步形成和发展社会主义市场经济相适应的社会主义道德体系"。要建立社会主义道德体系，首先要坚持以为人民服务为核心，以集体主义为原则，以爱祖国、爱人民、爱劳动、爱科学、爱社会主义为基本要求，以社会公德、职业道德、家庭美德为着力点。这些要求都体现了社会主义道德建设的价值导向作用。

首先，要建立完善的社会主义市场经济道德体系。充分发挥社会主义市场经济机制的积极作用，增强自立、竞争、效率、民主法制等意识，开拓创新精神，反对只讲金钱，不讲道德的错误倾向。在医疗卫生领域要克服商业化和市场化的倾向，不能把市场经济规律运用到医疗服务领域，否则违背了医疗事业的基本规律。对护理人员和患者都必须增强法律意识和法治观念，做到自觉守法，遇事找法，解决问题靠法，在医疗实践中懂得守法光荣、违法可耻，并成为社会主义法治的崇尚者、遵守者和捍卫者。

其次，要建立和完善民众个人品德体系，这是公民道德建设的落脚点和归宿。大力倡导爱国守法、明礼诚信、团结友善、勤俭自强、敬业奉献的基本道德规范。对于护理人员，我们有专业的道德规范，所以在医疗实践中应努力提高自己的道德素质，完善自己的道德人格，成为一个真实的白衣天使，各种非道德的行为便可得到克服。

最后，完善社会制度，做好制度安排，这是克服道德失范，使社会更加安全的重要保证。因为制度本身是一套规范，它体现了价值标准和尺度，是约束人类共同行为的准则。道德失范主要是因为社会转型期加速以来，在经济、制度、文化等方面发生因素改变影响而引发的。因此完善各种制度是非常必要的。

第三节　儒家伦理思想的启迪

儒家伦理思想的精粹在中华民族精神的发展进程中发挥了巨大作用。春秋时期，先秦诸子百家对中华民族精神的形成与发展做出了重大贡献，尤其儒家思想的代表人物——孔子、孟子，他们所阐述的道德核心是仁、义、礼、智、信。其基于人道，就是要人们承认人的价值与尊严，维护人的需要与利益，关注人的地位和作用。尤其孟子的民本思想，即施行仁政学说的理论基础之一，也是仁政常说的基本内容之一，这些都集中反映了我们民族的特质，是民族文化的精粹。民族精神既包括了伦理道德思想，又包括了民族的品格。

一、儒家伦理道德思想品格与代表人物

孔子（公元前551—479年）3岁丧父，家境贫寒，地位比较低下。孔子曾放过羊，管过账目，当过马夫，做过吹鼓手等职业。他的生活尽管贫寒，但母教非常严格，使之为人有礼，做事公正，虚心好学，不耻下问，刻苦自励，自学成才。孔子50岁左右做了官，为中都宰，此时已展现出他的宏才大略，对鲁国的发展起了推动作用。后来齐国恐惧鲁国强盛，采用离间策略，迫使孔子离职过着流浪生涯长达14年之久。当他64岁高龄时又重新回到鲁国，从事古代文化典籍的整理编纂工作，并潜心研究《周易》，编辑整理了"六经"，还编写了《春秋》，为中华民族保留了古代文化思想记录，使我们后人能够领略到中国民族古代的灿烂文化和深邃的智慧及高雅的文风。

孟子（公元前372—289年）名柯，战国时期邹国人。是没落贵族的后裔。其父早逝，母将其抚养成人。后曾"受业子思之门人"，子思是孔子的孙子，故孟子对儒家学说终身信仰，"乃所愿，则学孔子也"。他以儒家大师身份游历各国长达20年之久。由于当时战国时代，诸侯之间的相互兼并，战争纷乱，孟子的才能无法施展其抱负，只得退而著书，阐述了孔子思想。著有《孟子》7篇，还有《风俗通》和《汉书·艺文志》则载有《性善》《文说》《孝经》和《为政》四篇，总共为11篇。

儒家思想的核心就是要求人要有高尚的人格，要有道德行为的准则、刚强的意志、超人的智慧。尤其孟子的仁政学说对孔子德政思想予以进一步发展。他提倡的"保民"、"养民"和"教民"是体现了其施行仁政的具体纲领。孔孟提倡应具备的道德思想品格有：

1. 提倡自强自立　先秦儒家提倡"自强自立"。孔子主张人要修养品德，成就事业要靠自身的不懈努力。孔子曰："为仁由己，而由人乎哉？"，"吾欲仁，斯仁至矣"。他还说："儒有席上之珍以待聘，夙夜强学以待问，怀忠信以待举，力行以待举"。意思是说，品行高尚的人必懂礼，具有博学多闻的人，人必问之，忠信可任的人，人必举之，人必自强不息，故此才能自立于世。孟子曰："志士不忘在沟壑，勇士不忘丧其元。孔子奚取焉？取非其招不往也"。孟子认为有志之士不怕弃尸沟壑，勇敢的人不怕丢掉脑袋。孔子赞同这种品格：违背礼的召唤，他不去做。儒家经典《周易》中也讲"天行健，君子以自强不息"，意思是说，人要效法天的运转不息、刚健不屈而自强不息，永远努力前进，充分体现了儒家品格在思想信念上的坚定性和对人格尊严的自觉维护。我们作为护理人员，既然被称为白衣天使，就应当为精神追求和理想的实现努力培养自己舍生取义的高尚品格。

2. 提倡厚德及美德　厚德，孔子教人要待人宽厚、包容。宽厚包容也是"仁"德的体现。在论语中子曰："躬自厚而薄责于人"，"不求备于一人"。他还讲"不念旧恶，怨是用希"，也就是说人不要计旧恶前嫌，别人对自己的怨恨也就很少。孟子曰："以德服人者，中心悦而诚服也，如七十子之服也孔子也。《诗》云：自西，自东，自南，自北，无思不服。此之谓也？"意思是说依靠道德来使人服从的，都是心悦诚服，就像七十个弟子服从孔

子一样；《诗经》说："从西从东，从南从北，无不心悦诚服"说的就是这个意思。《周易》也指出："地势坤，君子以厚德载物"，充分体现了儒家所提倡的宽厚、包容的精神品德。孔子还指出"儒有不宝金玉，而忠信以为宝。不祈土地，立义以为土地。不祈多积，多文以为富"。意思是说，儒者行于天下，不以金玉为宝，而以美德为宝，唯有品德难夺，唯有知识难收。所以金玉、土地、财产虽贵，但这些远不及品德和知识更加珍贵。所以提倡众人要加强学习，注重品德修养，培育宽容、友善的民族品格和富有人道、人文精神的民族传统美德。道德的力量从哪里来，孟子认为："人之所以异于禽兽者几希"，所不同的就是人可以通过文化教养而有道德，而道德信念形成后，它会产生巨大的人格力量。当护理人员有了这巨大的人格力量，就会在护理实践中实现自己的伟大理想和追求。

3. **刚毅以节**　孔子曾说："儒有可亲而不可劫也，可近而不可迫也，可杀而不可辱也"。意思是说，凡是有正义的人，正理在胸，正义在手，这种人的性格都比较刚毅，具有高风亮节的品格，具有不可侵夺之志。孟子在《公子丑》中提出了做人要有"浩然之气"。孟子曰："其为气也，配义与道。无是，良妥也。是集义所生者，非义袭而取之也。行有不慊于心，则馁矣"。孟子认为：做人要有刚毅的气节，而气节是合乎义和道的，没有义和道，它就疲弱了。人的气节是日积月累的正义所培养出来的，而不是正义偶然从外面而入所取得的。君子以义交友，虽疏必亲，而决不接受逼迫其违背自己的志向的作法，具有可杀不可辱的性格，保持了刚毅的气节。很多义杰志士，能成为后代人楷模的原因就在于此。护理人员应具备这种气节，就会更加增强自己奋勇向前的意志，从而具有为患者、为民众的献身精神。

4. **忧思以民，天下为公**　在《礼记·礼运》指出："大道之行也，天下为公，选贤与能，讲信修睦，故人不独亲其亲，不独子其子；使老有所终，壮有所用，幼有所长，矜寡孤独、废疾者皆有所养；男有分，女有归。货恶其弃于地也，不必藏于己，力恶其不出于身也，不必为己。是故谋闭而不兴，盗窃乱贼而不作，故外户而不闭，是谓大同"。孟子曰："老吾老，以及人之老；幼吾幼，以及人之幼。天下可运于掌。《诗》云：'刑于寡妻，至于兄弟，以御于家邦。'言举斯心加诸彼而已。故推恩足以保四海，不推恩无以保妻子"。意思是说，尊重自己长辈并推广到尊重别人长辈，爱自己的孩儿，且同样爱别人的孩子，这样就如同天下控制在你手上一样。《诗经》说：先给妻子做表率，然后推及兄弟，从而推广到封邑国家。所以推广恩惠足以安抚四海，不推广恩惠就连妻子儿女也安抚不了。儒家思想一直是我中华民族道德规范的楷模。希望护理人员通过对儒家的思想品格的了解，在医疗实践中使其价值发挥更大作用。这一理想的大同社会，充分体现了忧思以民、天下为公的思想，期盼社会将成为一个和平、安宁、民主、平等的社会。孔子曰："儒者，身可危也，志不可夺也。虽危起居，竟信其志，犹将不忘百姓之病也。其忧思有如此者"。意思是说，儒为君子，古今同一。若是生不逢时，生命临危，其志向仍不能侵夺。即使祸患危机起居，仍坚持自己的人生选择，仍将忧思以民天下为公，不忘百姓的疾苦。

5. **以能举贤**　孔子曰："儒有内称不避亲，外举不避怨，程功积事，推贤而进达之，不望其报。君得其志，苟利国家，不求富贵。其举贤援能，有如此者"。意思是说，推举贤才时，对内不避亲朋外友，对外不避有不同意见和有仇怨的人。推举贤才，要根据其能力的大小和功绩的多少，经长期考察而定。选择人才要以其志向而不是企图任何回报。孟子曰："国君进贤，如不得已，将使卑逾尊，疏逾戚，可不慎与？左右皆曰贤，未可也；诸大夫皆曰贤，未可也；国人皆曰贤，然后察之。见贤焉，然后用之"意思是说国君进用贤臣时，不要听从左右亲近的人都说好，各位大夫都说好，就立刻举用；应当听取全国的人都说好，然后考察他，发现真好再举用。孟子又曰："欲为君，尽君道。欲为臣，尽臣道。二者比法尧舜而已"就是说尧舜都是以国事为重。隐恶扬善，选贤任能，平治天下，造福万民，成为万世君臣的法则。选择有才干的人主要为施展其才志，为国尽效，而不求富贵，以贤受能，以公为德，而绝不能图私利，这是儒家的品格。

6. 虽贫贱而不屈服于富贵　孔子曰："儒有不陨获于贫贱，不充诎于富贵。不恳君王，不累长上，不闵有司，故曰儒。"意思是说，人尽管贫穷，但绝不屈从于富贵之威，要有中华民族的骨气。孟子曰："曾子曰：'晋楚之富，不可及也。彼以其富，我以吾仁；彼以其爵，我以吾义。吾何慊乎哉？'"说明孟子与孔子同样不服从宝贵之威，而是以义之气节，体现了中华民族的骨气。为政府工作，绝不辱没君王的信任，办事要守约，决不拖累上级避难。身处逆境时，不去乞求别人的怜悯与同情，这是儒家的高尚品格。

二、儒家的道德思想

儒家的道德思想主要表现在其内在的精神力量，是自觉心理一是的体现，尤其儒家提出的仁、义、礼、智、信的道德范畴对中华民族精神具有深远的意义和影响。

1. 仁　仁是儒家思想的核心，是一切美德的基础。仁为儒本，孔子对仁推崇备至，他提出"仁者爱人"的命题，将"己所不欲，勿施于人"、"己欲立而立人，己欲达而达人"的忠恕之道，作为施"仁"的方法。他著作中提出关于"仁"的内涵相当丰富，如他提出"泛爱众"、"恭宽信敏惠"、"孝悌为仁之本"等等。郭沫若曾把孔子的"仁德"概括为"由己及人的人道主义"，一种"为大众献身的牺牲精神"。谈及"仁"的作用时，孔子要求他的学生要具有谦恭有礼、宽宏大量、真诚有信、勤勉有力、仁慈友好的行为。要实践"仁"，即要普遍地爱人。孔子强调"仁"，不是玄虚的形而上学的抽象概念，而与之相反，他坚持的"仁"就在自己身边，为实现"仁"可牺牲生命。在《卫灵公》篇中，他指出"民之于仁也，甚于水火，水火我见蹈而死者矣，未见蹈仁而死者也"大意是说，人民需要仁比需要水火更迫切，但是我听说过踏入水火中而死的人，却未曾听说有人为实践仁而死。孟子曰："恻隐之心，仁之端也；羞恶之心，义之端也；辞让之心，礼之端也；是非之心，智之端也"。意思是说，每个人生来具有的"恻隐之心"、"羞恶之心"、"辞让之心"、"是非之心"即称为四端说，也是四德说。而仁是四德之首，是人的本心，即良心。人之初，性本善，所以孔孟所提倡的仁爱精神，对于形成和发展人伦和谐、团结友善、亲仁善邻的民族素质产生巨大影响，同时也是达到美好安定、和谐社会的一种途径。

2. 义　孔子讲"君子喻于义，小人喻于利"。说明道德高尚的人懂得并看重"义"，道德水准低的人只懂得看重"利"，而儒家强调"喻义"、"好义"、"行义"、"见利思义"、

"见义后利"、"义以为上"、"义以为质"。儒家所讲"义"其内涵非常丰厚，其一就是指国家、民族、群体的整体利益，而所讲"利"，就是指个体或局部利益。所以在行为价值选择上应是"急公义轻私利"，也就是"重义轻利"，这是一种具有积极意义的价值准则。就义其二，它指的是无私的责任、无偿的义务，是无上崇高的使命感。孔子曰："义者，宜也，尊贤为大"。义的内涵是适宜，不管对个人、对国家、对社会最适宜的事情，就是尊贤。这里的贤是指品行高尚的人、智慧超群的人、众望所归的人。孔子曰："国不以利为利，以义为利"。孟子曰："苟为后义而先利，不夺不餍"。意思是说如果把义放在后头，而把利放在前面，那他不争夺是不会满足的。故此必须先讲义，后讲利。利是现实的物质利益，义是无私的社会责任。对国家而倡导功利，还是倡导仁义，这不是学术之争，也不是民族之辩，而是人心的导向，也是世风的驱动。《资治通鉴》指出，施仁政者得天下。若举国上下竞相逐利，没有责任，没有义务，上坑国家，下宰百姓，轻则招至怨恨，重则酿成动乱。孔孟就是用义教导人们的。

3. 礼　孔孟提倡"礼"，礼是一种道德准则和道德观念。如"恭而无礼则劳，慎而无礼则葸，勇而无礼则乱，直而无礼则绞（尖刻刺人）"。就是说恭、慎、勇、直等道德行为评价的标准就是礼。礼的内涵就是理，其实质就是节，外表是貌，准则为度，形式是仪。孔子曰："礼也者，理也。乐也者，节也。君子无理不动，无节不作"。意思是讲礼的内涵是理，理是内在的根据，节是言行的限制，若其无理不敢妄动，无节则不敢妄为。孔子在《颜渊》一文中说："非礼勿视，非礼勿听，非礼勿言，非礼勿动"。孟子指出礼是"立天下之正位"，就是说礼是站在天下最中正的位置，即礼上。在孔孟看来，做一个合格的人要在听、视、言、动各方面都要符合礼的规定，而一个人没有礼貌，不懂礼仪，言行没有节制，是不能被社会所接纳的，是无法立身成业的。若进一步理解，恭敬可以使人融洽，礼貌可以使人高雅，勤俭使人仁慈，守信使人通情，敬让行事可以使人少犯错误，弥补过失可以增加信任，建立友谊。所以，礼可以使人正身，是修身齐家的道德总称。

礼是治理国家的根本原则，儒家思想也反映出"礼也者，政之也"、"国无礼则不正，礼之所以正国也"、"人无礼不生，事无礼不成，国家无礼不宁"。所以在儒家的典籍中包括了秩序体系、行为规范、事物统计、道德根本、法律纲纪、修身依据、治国之器，以及道德的总称，其含义非常广博和深刻。

4. 智　儒家思想也非常重视智。智的内涵是思维，其外在形态是知识，最高的能力是智慧。孔子曰："知（智）者不惑"。孟子曰："是非之心，智也"。也就是说有知识、智慧的人在行为选择中不发生迷惑，所以孔子强调"志于学"、"敏而好学"、"学而不厌"、"多见而识之"，对知识应当是"知之为知之，不知为不知，是知也"。教导人们对知识应当要有科学态度，并强调"君子不可小知而可大受也"。意思是说智能低下的人，不可承受重大责任，因为力不从心会毁之。孔子这一思想提示人们，智的内涵是思维，但并非所有的思维都成智慧。孟子也曾指出有的人使小聪明，却不懂君子大道。只能伤害其身。小聪明充其量只是知道一些小道、末枝，可以逞一时之能，但最终会祸及自身。有的产生贪欲、奸诈、虚伪、诡辩等思维，这些并不取决于智商，而取决于品德。为国为民心生智慧，损人利己必生罪恶，智慧生于品德，品德源于心灵。公正自然生慧，心邪自然生奸。智慧在心，是非善恶，朗然明鉴。

5. 信　孔子强调做人要讲诚信，"人而无信，不知其可也"、"民无信不立"。孟子曰："居下位而不获于上，民不可得而治也"、"诚心有道，不明乎善，不诚其身矣"。意思是若下级不能得到上级的信任，是不能治理百姓的。故要使自己守信，必须明白什么是善。不明白善的道理，就不能诚心诚意，就会失信，所以要待人诚实无伪。信讲的是威信、信用、人格、人心。我们可以把信用看成是人格的证明书，看成是社会的通行证，也是权威的分水岭，人心的试金石。孔子曰："言必信，行必果"。承诺必须要兑现，行事必见结果，否则就是一种欺诈和无能。他还说："古者，言之不出，耻躬之不逮也"。意思是古人的承诺不轻易出口，是因为许多事情做不到，为了避免失信，所以"讷于言，而敏于行"。这些思想提示我们，社会的秩序维系靠权力，而权力的行使在于权威，权威的树立在于信，所以德者生信，信者生威，威自信出，信自威行。正如孔子所说："大德不官，大道不器，大信不约"。这就告之人们，大德之人不以官任，具有坚持正义或睿智的人，不需要器重，大信之立，不用期约，说明人们都是发自内心的，是诚而有信的。

通过上述对儒家思想及品格的介绍，使我们认识和理解了孔孟等儒家部分思想，其重视有序的、和平的、和谐的社会，其思想教诲都是为这个目标开辟道路的。

三、学习儒家思想的意义

1. 学习儒家伦理学的代表人物孔孟的部分思想与儒家品格，使我们进一步认识到其在中华民族精神的形成和发展过程中发挥的巨大作用。我民族的爱国主义精神，团结统一、爱好和平、勤劳勇敢、自强不息的高贵品格，特别是讲求奉献、崇高气节、求是务实的民族道德观念和价值观等方面，对于我们现代人来说都有很大的影响力。这种道德观和道德行为是必须遵循的。

2. 儒家伦理学特别强调和重视社会整体意识和社会公共利益是具有普遍意义的。关于正确处理社会与个人意识、社会公共利益和个人私利的关系问题，恩格斯在谈到 18 世纪的英国状况时指出：利己主义者把"利益提升为人类的纽带，就必然造成普遍的、分散状态，必然会使人们只管自己，彼此隔绝，使人类变成一堆互相排斥的原子"。这就提示我们，在市场经济条件下，人们万万不能放纵私欲，膨胀私利，否则社会就毫无凝聚力，这样就会有影响中华民族精神的弘扬。

3. 儒家的道德伦理阐述了民众应当热爱生命，尤其是孔子的仁爱思想及孟子的民本思想，这些都是仁政学说的理论基础之一。在《礼记·礼运》中倡言社会道德应是"老有所终，壮有所用，幼有所长，矜寡孤独废疾者皆有所养"。充分体现了对人的生命和生存价值的重视。对现代社会的人类生活，由贫富差距引起的人际关系，包括医学领域里的医患关系及护患关系紧张、生态环境危机等情况，孔孟的儒家思想使我们倍感珍贵，所以应当大力提倡社会仁爱思想，这也是医乃仁术的具体体现。

学习儒家思想和品格对于帮助人们实现人生价值和提升道德精神境界，都产生了一定的积极作用。特别是关于人的个性与社会性、物质生活、精神生活等关乎人类道德文明发展等问题的认识，都具有重要的理论价值。

4. 儒家"为政以德"的治国思想，不仅对当时社会具有重要作用，对现代社会也有积极意义。尤其孔子提出的"大同"世界的政治理想及孟子的民本思想，将成为祖国大团结、大统一、大振兴的强大推动力。平等、自由、博爱、和平的美好世界，将成为全人类要求进步的精神动力。台湾是与祖国内陆血脉相连的一体，孔孟创立的儒家思想文化哺育了海峡两岸的炎黄子孙，使我们每个华夏子孙的内心深处都受到了儒家思想和精神的浸染。

思考题：

1. 阐述护理职业的价值观。
2. 道德失范的危害有哪些？如何克服？
3. 如何传承儒家思想精华？

第二章　护理伦理学综述

第一节　护理伦理学研究的对象

一、医学道德与护理道德

1. 道德　"道"，传统的说法有三种含义：①从宇宙本体论解释"道"，中国古代学者老子认为"道先天地生"，是时空中永恒而唯一的范畴。大道在时空中流动，其特性是世界上一切事物发展变化的规律，"独立不改，周行不殆"，从而把"道"看成是宇宙生生不息的永恒的生命力，这种生命力是宇宙固有的，看不见摸不着的；②抽象法则和规律，具有某种客观性质和内容，即理论上不可变易的道，如古书《中庸》陈述的"天命之谓性，率性之谓道"。古人孙子也说"兵者，诡道也"；③指"人生之道"、"伦理之道"，注重修道以成徒。孔子把"道"作为追求人生的一个目标，即人生的高尚道德情操和最终理想。目标在道，根据在德，依靠在仁。孔子指的是做人的法则和社会的规范。他指出哪个人走出房子不由大门出，哪个人不朝着大路而行呢。

"德"字见于《周书》，指内心的情感和信念，古人都以"德"为内心的道德境界，德是靠内心修养来发扬光大的。

道和德的关系：道为德之原，德为道之行，道为大路，德为行路。一是学道，守道，二是修德、行德，即一方面要以社会规范行为为准则，另一方面还要注重内心的道德修养和实践，二者缺一不可。社会道德规范是一种为善倾向，只有植根于人心之中才能发挥其作用，所以人们只有通过内心的修养才能达到所要求的境界，成为道德的完人。

道德的基本原则：对个人来说，在追求国家人民利益的首要前提下去追求个人所需的利益，即要致力于利人，不要只于利己。因此说，在一定条件下为了别人的利益，忘己济人和舍己救人，均是崇高的道德行为。

道德的最高原则：当个人利益与大多数人的利益发生冲突时，要为大多数人的利益或民族利益而牺牲个人利益乃至生命。为公舍私，为国捐躯，是道德的最高要求，是社会发展的要求，也是民族生存的要求。在社会主义建设中，更需要有无私奉献的"为公"精神。

2. 伦理　"伦"，古人认为其含义是"类"或"辈"的意思，进一步引申就是人和人不同辈分的关系，因此，"伦"可以理解为关系的意思；"理"的本意为治玉，带有加工而又显示其本身纹理的意思，可以解释为事物的条理和道理。"伦理"含义就是协调人伦的准则和方法。例如，社会伦理是维系社会秩序，协调职权责任的准则和方法。希腊文把伦理一词解释为风俗习惯，而通常理解为品性气质。

伦理学，即道德学，是研究道德的起源、本质、作用及其发展规律的科学，是以道德作为研究对象。我国近年来对伦理学基本问题的研究和讨论的重点包括：①伦理学的基本问题是道德与社会历史条件的关系问题，其观点认为，道德与社会历史条件的关系问题是解决伦理学与其他一系列问题的基础和前提，同时也制约着道德评价标准；②对善与恶的研究和讨论，认为这一对矛盾是道德特有的内在矛盾，是道德质的规定性，是道德发展的动力；③道德和利益的关系问题，认为物质利益是道德的基础，任何道德都是一定经济关系的产物，是一定社会物质生活条件的反映；④对社会主义的道德规范体系问题的研究和讨论，如关于道德的基本原则问题、社会主义道德规范体系及结构层次等问题；⑤人道主义、人性和人的本质、人的道德价值和价值、道德的主体性、集体主义原则、大公无私和个人主义等问题。对这些问题的研究都比较深入，多元化、多方位地进行了探讨，不仅涉及了伦理学的基本原理方面的内容，也涉及了职业道德、道德教育、家庭、婚姻道德。此外，对道德心理学和生命伦理学等也进行了研究。

3. 医学伦理学　医学伦理学是一般伦理学原理在医疗实践中的具体运用，是运用伦理学的道德原则去解决医疗实践和医学科学发展中人与人之间、医学与社会之间的关系问题而形成的一门科学。医学伦理学研究的范围比较广泛，其中包括预防、医疗、科研、管理等活动中的道德关系和道德规范，还研究医学与社会之间的道德关系中的准则和规范。生命伦理学的发展、生物技术在医学领域的广泛应用，都促进了医学伦理学的发展。国外生命伦理学关注的焦点是技术与伦理的矛盾。例如，试管婴儿、器官移植、DNA 重组等问题。我国医学伦理学亟待解答的难题是各种利益关系平衡与伦理的矛盾。例如，医务人员大量地应用并依赖日益先进的理化诊断、治疗设备，使得医患及护患关系逐渐被人与物的关系所取代，从而造成医患及护患双方感情及思想交流日益减少，最终导致了医患及护患关系危机。有的是部分或全部医疗手段的不合理而引发疾患，即因治而病，使得医患及护患关系物化扩大从而造成医源性疾病；各类疾病在临床症状和体征上千变万化、因人而异，就目前最先进的人工智能性诊断技术远不能胜任这种变异，因此，医师依赖仪器、设备的惰性极易造成临床上的误诊误治，给患者带来无可挽回的损失。而接诊医师实际上成了患者与电脑之间的中介物，这就引发出了诊断详与略的问题；过去医疗目的在生命神圣论的支配下无条件地、绝对地挽救患者的生命，其最终目的是以患者的利益为重。但当今随着医学技术的高深、复杂、多元，医护人员在这一领域可以自由选择，可以与所有当代人一样，占有不同程度的物质享受。这样往往使部分医护人员浸染了以医疗换物质，以诊治结成关系网等不良现象。当然社会主义医德不仅要尊重人，尊重病人，尊重个人利益，还要尊重当代的人文思想，因为这是社会历史进步的标志，是应予以肯定的社会文明的产物。但随着医学目的复杂、多元，患者的利益首先受到损害。因此，医学道德就要求在不损害患者的利益的同时，还要保护医护人员个人利益的追求，这也是医疗目的中的一个难题。

4. 护理伦理学　护理伦理学作为一门新兴学科，是以伦理学的基本原理为指导，研究护理道德的科学，是医学伦理学的有机组成部分，属于医学道德的范畴。许多医学和社会的学者们以马克思主义伦理道德观为指导思想，与其他各门学科联系并吸收其新成果，使得护理伦理学不断地发展和更新。

护理伦理学作为一门独立学科，有它研究的对象、内容和方法，下面专有论述。

二、护理伦理学研究的对象

护理伦理学是一般伦理学原理在护理工作中的具体应用。由于护理伦理学本身的特殊性，其研究对象包括以下几方面：

1. 护理人员与病人的关系　护理人员与病人的关系在护理伦理学研究对象中是关键的、首要的。护理人员与病人的关系，在医疗过程中是亲切友好、相互配合、互相协调的良好关系，这种关系直接关系到提高医护质量和病人的安危，也关系到医护秩序的稳定和医院的文明建设。

2. 护理人员与其他医务人员之间的关系　护理人员与其他医务人员之间的关系，包括护理人员与医师、护士与护士、护士与医技人员、护士与后勤人员等之间的关系。这些人员之间的关系应当是相互协作、相互配合与支持，相敬相爱，处理好这些关系是集"尚群"为本的具体体现，也是医学事业凝聚和发展的精神动力，若这些关系处理不好，就会直接影响集体力量的发挥和医护质量的提高。

3. 护理人员与医学科学的关系　护理工作者，既是护理实际工作的操作者，又是科研工作者。护理科学是医学科学的组成部分，现代科学技术的发展已在众多方面应用到医学领域，并且产生了许多医学伦理问题，这些问题需要护理人员与医师共同去研究探讨，如优生优育、死亡、生命质量、医疗卫生初级保健的实施、医学目的等问题。还有大量的护理伦理难题都需要护理人员参与、评价和解决。

4. 护理人员与社会之间的关系　开展护理工作时，每个护理人员总是处在一定的社会关系中，在护理实践中，护理人员要处理大量问题，而且人际关系多样复杂，不仅要考虑病人的局部利益，还要考虑后代、他人和社会的利益。在处理具体问题上，如医学目的的研讨、计划生育、严重缺陷新生儿的处理、安乐死、护理改革等问题，必须从国家、社会公益的道义出发，尊重他人、服从公益、爱护全体，处理好护理人员与他人之间的关系。

第二节　护理伦理学的理论基础及内容

护理伦理学以义务论、功利论、美德论和关怀论为理论基础，是学习和研究护理伦理学首先要理解和掌握的。

一、义务论

（一）义务论的含义

义务论是关于义务、责任和应当的理论，即强调行为本身的正当性，认为义务是绝对的，而不关心行为本身的价值及其所导致的结果。

（二）义务论的表达形式

义务论的具体表达形式是人们应该做什么和不应该做什么，以及如何做才是道德的。这种表达形式体现在制定的道德原则和规范中，反映了道德义务的他律要求，当道德主体将道德义务升华为内心的道德责任感时才由他律转化为自律。

（三）义务论的意义和局限性

义务论的表达形式易被人们理解和接受，因此它在指导人们的道德活动中发挥着重要作用，特别是在人们的道德品质形成过程中有重要作用。同时，在人们的道德活动中，一旦道德义务升华为道德责任感时，道德主体即具有了积极向善的推动力，自觉履行道德义务，从而不断地完善自我。另外，义务论强调道德规则或规范的普适性，有利于维护社会公正；强调人是目的而不是手段，可以防止某些利益集团将弱势群体工具化等。因此，义务论对人们的道德活动具有明显的指导意义。

但是，义务论也有一定的局限性，如：义务论只强调行为的动机而否认行为结果在道德判断中的作用，显然是割裂了动机与效果的辩证统一；义务论过于强调道德规则而轻视了情感在道德选择中的作用，并且义务论强调的规则有时会发生难以解决的冲突；义务论还强调道德规则或规范的普遍性和道德义务的绝对性，而忽视了道德义务的层次性。

（四）义务论在护理伦理学中的价值

在过去相当长的历史时期内，在护理道德中义务论强调的是对病人个体的护理道德责任感，其目标主要集中在美好动机和个人行为的谨慎方面，这种护理道德要求与当时的护理道德相适应，在护理道德建设上产生过积极的影响，具体地说：

1. 培养了一代代具有优良护理道德的护士　在不同的历史时期，义务论除了要求护士继承传统的护理道德外，还顺应护理科学的发展和时代要求，向护士提出过明确而具体的护理道德义务或责任的要求。因此，它在指导护士的护理实践和护理道德品质的养成中发挥了重大作用，从而培养了一代又一代具有优良护理道德的护士。

2. 促进了护士为维护、促进人类的健康和护理科学的发展做出贡献　长期以来，广大护士在护理道德责任感的驱使下，认真履行护理道德义务，刻苦钻研、勤奋工作、不断进取等，从而为维护、促进人类的健康和护理科学的发展做出了贡献。

3. 是护理伦理学的核心内容　护理伦理学是应用规范伦理学，在义务论思想的指导下，制定了护理道德原则和各种规范及道德要求，成为护理伦理学的核心内容，并经久不衰。

（五）义务论在护理伦理学中面临的挑战

1. 面临新生命观的挑战　义务论强调护理行为的应当性，认为义务是绝对的，而不重视护理行为本身的价值及其导致的后果。在当代，伴随着医学、护理学的发展而出现的一系列消除病痛、挽救生命的高精尖技术，虽然大大增强了医学、护理学的力量和职业价值，但付出的代价也是相当惊人的。一味追求维持病人的生命，只考虑生命神圣而不顾生命质量和价值的高低与后果，如长期依靠医疗设备维持一些不可逆转病人的心跳和呼吸，保持病人长久处于"植物生存状态"甚至脑死亡状态，这不仅没有给病人带来幸福，还会给病人家庭和社会增加沉重负担。实践证明，医务人员的良好愿望并不一定能给病人带来真正的利益。然而，传统的义务论难以解决这些矛盾，正在受到生命神圣、质量、价值相统一的新生命观的挑战。

2. **面临护理道德难题的挑战**　在护理道德中，义务论是以护患关系为基础，以对病人负责为中心，忽视了对他人、社会的义务。如今医学、护理学已成为社会性事业，这一理论面对医疗、护理实践中出现的道德难题时就显得束手无策了，如：病人需求与卫生资源分配的矛盾；医学和护理科研中维护病人利益与发展医学和护理学的矛盾；生育自由与人口控制的矛盾；生命神圣与严重缺陷新生儿处理的矛盾等。

二、效果论

效果论或结果论又称目的论，它与义务论是对立的。其中，功利论或功利主义（utilitarianism）是效果论或目的论学家所主张的理论，而功利论又对公益思想的发展起了重要作用，同时，功利和公益都需要借助于价值分析的手段。

（一）功利论

1. **功利论的含义和类型**　功利论是主张以人们行为的功利效果作为道德价值的基础或基本的评价标准，强调行为实际效果价值的普遍性和最大现实的伦理学说，即强调效用原则和为最大多数人做最大的善事原则。

2. **功利论的意义和局限性**　功利论强调效果在道德评价中的作用，以最大的善为追求目标，客观上推动了生产力的发展，在理论上也避免了义务论只强调动机而忽视效果的道德评价所带来的现实问题；功利论所进行的道德选择和评价考虑大多数人的利益，既有利于社会公正，也为公益思想的发展提供了支持。因此，功利论有其重要意义。

但是，功利论也割裂了行为动机与效果的辩证统一，这样对行为是否符合道德的判断产生了偏颇；功利论诉求最大多数人的最大功利，这样有时可能将多数人的利益凌驾于少数人利益之上等，所以它也具有一定的局限性。

3. **功利论在护理伦理学应用中的价值导向调整**　在护理实践中，功利论有助于护士树立正确的功利观，将病人的健康功利和社会大多数人的健康功利放在首位，将有限的卫生资源投入到最需要的病人身上而避免浪费。同时，功利论也肯定了护士的正当个人利益，对调动广大护士的积极性有促进作用。但是，也应该认识到功利论容易导致以功利的观点对待生命和利己主义、小团体主义的滋长，从而忽视全心全意为人民健康服务的宗旨和医疗卫生单位经济效益与社会效益的统一。因此，功利论的应用应注意价值导向的及时调整。

（二）公益思想的发展

公益的思想古代已经产生了，其中以亚里士多德的论述较为明确，他提出"公正"的概念，并把公正分为广义和狭义两种。广义的公正是依据全体成员的利益，使行为符合社会公认的道德标准；狭义的公正主要是调节个人利益间的关系。可见，他的广义公正就是一种公益思想。随后，功利主义对公益思想的发展起了重要促进作用，而马克思主义使公益思想有了新的发展。将公益思想引入医学伦理学是在1973年美国召开的"保护健康和变化中的价值" 的学术讨论会上，由约翰逊（A. R. Johnson）和赫尼格斯（A. E. Henegers）首先应用。公益思想也属于效果论的范畴。

在护理伦理学中，公益是指护士从社会和全人类的长远利益出发，公正合理地解决护理活动中出现的各种利益矛盾，使护理活动不仅有利于病人，而且有利于社会、人类和后代。因此，它包括社会公益、人类公益、后代公益和医护患群体的公益。公益思想的发展克服了义务论的某些不足与局限，加强了护士的社会责任。同时也有利于解决现代医学、护理学发展中出现的医护道德难题，进而推动医学和护理学的发展；并有利于制定卫生政策和实现"人人享有卫生保健"的战略目标。但是，人类要实现彻底的真正公益需要经过长期不懈的努力。

（三）价值分析在功利和公益判断中的应用

由于功利论和公益思想被引入医护伦理学和生命伦理学，那么就必然产生用什么尺度去衡量功利和公益的问题。1926年美国学者 R. B. 佩里将价值学（axiology）引入道德领域，进而人们又将其运用到医护伦理学和生命伦理学中，以对医务人员的行为后果进行价值分析和判断。

价值反映的是主客体之间的某种利益关系，当客体能够满足主体的某种需要时，便产生了价值的意义。护士的行为后果有对病人的价值、对社会的价值、对人类或后代的价值、对医学和护理学发展的价值、对医务人员群体和医疗单位的价值等，并且有正价值与负价值、近期价值与长远价值、局部价值与整体价值等之分。因此，当护士行为产生的各种价值发生冲突时，对护士的行为可采用代价/效应、代价/效益和风险/效益的价值分析方式，即付出的代价或冒的风险与取得的效果或效益进行比较，以便做出比较合理的价值判断，从而采取代价或风险小而效果或效益好的行为。

三、美德论

（一）美德论的含义

美德论又称德性论或品德论，它主要研究和说明做人所应该具备的品格、品德或道德品质。换言之，美德论就是试图探讨道德上的完人应当具备怎样的品格，以及如何才能成为道德上的完人。

（二）美德论的形成和发展

美德论的历史源远流长，古希腊哲学家苏格拉底（Socrates，公元前469年—公元前399年）最早提出"美德即知识"，柏拉图（Platon，公元前429年—公元前347年）提出了"四主德"（智慧、勇敢、节制和正义），而亚里士多德（Aristotetle，公元前384年—公元前322年）构建了较完整的美德论体系。亚里士多德在《尼可马克伦理学》（The Nicomach Ethics of Aritue）中将德性定义为："人的德性就是既使一个人好又使得他出色地完成他的活动的品质"。近代美德论的代表是美国的阿拉斯代尔·麦金代尔（Alasdair Macintyre，1929—），他在《德性之后》（After Virtue）一书中明确宣示："我的德性论是亚里士多德主义的"，并且他认为，"德性必定被理解为这样的品质：将不仅维持实践，使我们获得实践的内在利益，而且也将使我们能够克服我们所遭遇的伤害、危险、诱惑和涣散，从而在相关类型善的追求中支撑我们，我们还将把不断增长的自我认识和对善的认识充实我们"（A. 麦金太尔著. 德性之后. 龚群，戴扬毅，等，译. 北京：中国社会科学出版社，1995：251，277）。1958 年伊丽沙白·安斯坎姆（Elizabeth Anscombe）提出建议，即不从"道德上的应该"来研究伦理学，而应注重个人的品质、美德，后来有很多人支持他，并认为美德论可作为义务论和后果论在视角有限的情况下的第 3 种选择。

（三）美德论的意义和局限性

美德论强调人的品格或品质，以及人的完善，这有利于人们设计未来的自我和发展的蓝图；同时，由于美德论张扬道德的主体性、自觉性而有利于实现道德的自律，并且激励人们追求超越自我和实现人们突破有限的责任范围，提升道德责任感和人生境界等。

但是，美德论如何随时代的变化提出超越原来的德性要求？如何把握和辨别真假、伪善和险恶的美德需要探讨，同时美德论重视道德行为的主体性，并不关注规则对人们行为的指导，但有时又不得不使用规则等都使这个理论具有一定的局限性。

（四）护理美德

1. 美德的含义　美德通常指人应具有的道德品质，如仁慈、诚实、礼貌、勤劳、勇敢、节俭、守信、廉洁等，而道德品质是指一定社会和一定领域的道德原则和规范在个人思想和行为中的体现，也是一个人在一系列道德行为中表现出来的比较稳定的特征和倾向。

2. 护理道德品质的含义、内容　所谓护理道德品质，是指护士对护理道德原则和规范的认识，以及基于这种认识所产生的具有稳定性特征的行为习惯，即主观上的护理道德认识与客观上的护理道德行为的统一。在护理实践中培养、形成的护理道德品质的内容：仪表端庄、慈善仁爱、严谨求实、正直廉洁、平等待人、团结协作、精益求精和乐于奉献等。

3. 护理道德品质的特点

（1）护理道德品质是共性与个性的统一：护理道德品质是一定时代、一定社会共性的护理道德要求在护士个体身上的体现。但是，不同心理特征的护士，在接受和反映道德要求时还有倾向性的差别。因此，护理道德品质不仅是共性护理道德要求的反映，而且也凝结着个体的个性表现，即任何一个护士的护理道德品质都是共性的护理道德要求与独特个性的统一。

（2）护理道德品质是稳定性与可变性的统一：护理道德品质深深地根植于护士的意识之中，并转化为自觉的行为方式，使护士在不同的场合、情景中都表现出对人或事物的一贯态度和行为趋向，因而它具有稳定性。但是，如果护士在护理道德品质形成以后，不注意保持和完善它，甚至经常违背它，或者原来的护理道德品质已不适应社会和护理学发展的要求，那么原来已成为行为习惯的稳定倾向也会逐渐改变或消失，并被新的行为习惯所替代，这说明护理道德品质是可变的。因此，护理道德品质是稳定性与可变性的统一。

（3）护理道德品质是相关性与连贯性的统一：护理道德品质包括协调性品质、进取性品质两大类，每一类中又有许多具体的内容。护士个体的每一种护理道德品质都不是孤立存在的，而是相互联系、相互贯通、相互渗透、相互制约的，这是护理道德的相关性。然而，护理道德品质还有连贯性，任何一种护理道德品质的缺乏、丧失，都会影响其他品质，甚至使已经具备的某些护理道德品质发生动摇。因此，护理道德品质是相关性与连贯性的统一。

4. 护理道德品质与护理道德行为的关系　护理道德品质与护理道德行为都是反映护士个体的护理道德范畴。前者是从静态来反映和概括护士个体道德水平的高低，后者是从动态把握护士个体在具体情境下的行为和活动的护理道德性质，两者具有不可分割的关系。一方面护理道德品质是在护理道德行为基础上形成的，并且通过护理道德行为来加以体现和印证；另一方面，已经形成的护理道德品质又反过来对护理道德行为起着导向和支配作用。由此可见，护理道德行为与护理道德品质是交互作用、互相影响的统一体。从一定意义上说，护理道德品质与护理道德行为是统一的，即护理道德品质是一系列护理道德行为的总和，或者说每一个护理道德行为都构成护理道德品质的一部分，而护理道德行为的集合就是护理道德品质。

四、关怀论

（一）关怀的含义

关怀的含义有多种解释：如《西方哲学英汉对照辞典》（尼古拉斯·布宁，余纪元. 北京：人民出版社，2001：138）对关怀的解释是："关怀或关心是一种道德情感和对他人幸福的关注。不同于根据抽象的道德原则把他人当一般人来关心的仁慈和同情，关心是一种把其他个人当个人对待的情感态度"。关怀论的代表诺汀斯（N. Noddings）认为关怀有两个基本含义：其一，关怀相当于承担，当某人承担了某事的烦恼时，他就是在关怀这件事；其二，如果他注意到某人的想法和利益，他就是在关怀这个人。著名的关怀论者琼. C. 特朗托（Joan C. Tronto）认为，关怀是能够维持、延续和修复这个世界的实践活动，是一个过程，它包括四个阶段：关心、照顾、给予关怀、接受关怀，成功的关怀要求四个阶段合为一体。

（二）关怀论的兴起

1982年，美国著名的女性主义哲学家吉利根（G. Gilligan）发表了《不同的声音：心理学理论与妇女的发展》一书，在书中她提出了一个观点，即男女有着两种不同的伦理推理方法：男性的伦理推理方法以普遍的道德原则为基础进行抽象逻辑分析；女性的推理方法应用的是一种集中于情境和情感的细节分析。以吉利根的心理学研究和伦理学为基础，1984年斯坦福大学的诺汀斯出版了《关怀：女性主义的伦理学和道德教育》一书，此后又发表了一些关怀理论的专著，提出了理论模型。诺汀斯还对男性和女性的自然特性、社会特性作了进一步分析，指出了可用于男女两性的关怀伦理学。

（三）关怀论在护理伦理学中的意义与局限性

关怀论是以关怀德性为基础，是一种充满人伦温情、细腻而亲切的理论；关怀论对规则性女性伦理学进行了反思和批判，提供了一个思考伦理问题的角度，这是对伦理学理论的一个有益补充。关怀论的代表诺汀斯（N. Noddings）认为关怀有两个基本含义和琼·C·

特朗托（Joan C. Tronto）关心、照顾、给予关怀、接受关怀，成功的关怀要求四个阶段合为一体的思想是对护理伦理学理论的有益拓展，使得护理伦理规范更加人性化。

但是，关怀论作为一个独立的伦理理论尚不成熟，它将它以外的伦理学统称"男性伦理学"也不十分恰当。另外，关怀论毕竟是一种德性伦理学，因此两者也有其共同的局限性。

五、护理伦理学研究的内容

1. 护理道德的基本理论　护理道德的基本理论包括护理道德的产生、发展及其规律；护理道德的本质、特点及其作用；基本原则与范畴；护理道德与其他学科的关系等。

2. 护理道德的规范　护理道德的规范包括护理人员的基本道德规范；护理人员在医疗、科研、教学和预防医学中的各种护理方式中的各项具体道德规范；护理人员在护理关系中的道德规范；护理管理人员在护理管理中的道德规范和要求；生命伦理学特殊道德规范和要求。

3. 护理道德的教育、培养与评价的问题。

4. 护理伦理学的难题，即高技术应用中的伦理问题。

第三节　护理道德的特点、地位与作用

一、护理道德的特点

护理道德与医学道德有共同点，但护理道德也有自身的特殊性，是护理工作的地位和作用决定的。

1. 护理道德的广泛性　传统的医学目的已经日渐不完善，现代世界人口已突破 55 亿，中国人口就已超过 13 亿。在此境况下，医学的目的不仅要降低死亡率、恢复人类健康、延长寿命，而更重要的是提高人口的生命质量，使之具有生命价值。国家卫生与计划生育委员会发布的《中国疾病预防控制工作进展（2015）报告》指出，我国传染病疫情形势总体平稳，甲乙类传染病年报告发病率、病死率分别控制在 272/10 万和 1.25/10 万以下。其中，艾滋病的死亡率已下降至 6.6%，血吸虫病疫情降至历史最低水平。随着医学目的的进一步完善，护理人员的护理工作除了保存生命、减轻病痛、促进健康的基本职责外，在护理患者的同时还要同医师一起担负治疗任务，并承担大量的保健康复工作。护理人员不仅面向医院的病人，还要面向不同年龄、文化程度、职业、健康状况等社会人群。因此，这就决定了护理工作的社会性和广泛性。

2. 护理道德关系的多面性和丰富性　由于护理工作繁杂，社会接触面较宽泛，这就决定了护理人员同周围关系的复杂性，护理人员要同方方面面的人打交道，如医师、患者、患者家属、医技人员、后勤人员等。为了病人的利益，医护之间需密切配合协作，互相尊重、互相监督，全心全意为病人服务；护理人员与其他科室之间要互相支持、互相帮助、

相互团结友爱；护理人员与患者家属真诚沟通，以诚相待，密切配合。在处理这些关系过程中就体现了护理道德的多样性和灵活性。

3. 护理道德具有规范性和严谨性　护理人员担负着许多繁杂的技术性工作，不仅要完成医师每天的医嘱，如给病人服药、输液、注射等，还要照料病人的饮食、睡眠、个人卫生，保持病房的环境卫生，如温度、湿度、空气流通等一些具体的大量的琐碎的技术性工作。这就必须制定严格的行为规范，提出具体的责任要求，任何疏忽大意都会出现严重的后果，所以必须小心严谨、认真负责、准确无误，保证医疗的安全实施，使病人身体舒适，心理满意，情绪稳定。护理人员工作的规范性、严谨性充分体现了对患者的尽职尽责。

4. 护理道德具有稳定性和自觉性　护理道德提倡人伦价值，强调护理人员在护理过程中所处的各种关系中的权利和义务。护士与医师、护士与护士、护士与医技人员、护士与后勤管理人员等之间的关系，是所有护理人员不能逃避的现实关系，所以护理道德具有稳定性。护理人员又经常独立执行任务，往往许多工作要求以个人为单位来完成，同时，患者的职业、地位、信仰、生活习俗、文化程度等都有所不同，所患疾病也不一样，要使其都能达到治疗和康复所需要的最佳身心状态，这就需要护理人员热爱护理事业、具有高尚的道德情操、做好本职工作，坚持依靠医德信念和工作的自觉性，积极主动、严守规章制度、勤对细查、自觉地培养良好的"慎独"能力。

二、护理道德与其他学科的关系

先进的医学技术不断涌现，自动化、信息化、遥控化的新仪器在临床上广泛应用，相应地给护理伦理学带来了许多护理伦理难题，这些问题的解决必须与许多学科相互配合和渗透。先进的医学技术广泛地吸取和引用了其他学科的科研成果，从而能够发挥很好的疗效作用；各种学科之间的相互交叉和应用，体现了各学科之间的内在联系。护理伦理学也不例外，它与生命科学、决策科学、行为科学、社会学、哲学、心理学和美学等学科都有内在联系，因此，研究护理道德与其他学科的关系也是护理伦理学的主要内容之一。

1. 护理伦理学与生命医学科学的关系　护理伦理学是医学伦理学的组成部分，生命医学科学是医学伦理学和护理伦理学问题的主要来源。生命医学科学不断发展，必然带来一些护理伦理问题。例如，器官移植问题、安乐死问题、艾滋病问题。又如 2015 年高风华等在《现代预防医学》提供的我国从 2002~2010 年法定传染性报告疫情资料，在 9 年当中传染病发病 39592193 例，年均发病率 321.9270/10 万；报告传染病病种为病毒性肝炎（乙肝）、肺结核、痢疾、手足口病、腹泻、淋病等。据经典医学书籍记载，现有病种已达 4 万种之多。这就意味着生命医学科学即将面临新的任务和问题，与此同时，护理伦理学也将随着生命医学科学的治疗和研究不断增加新的护理伦理课题的研究和讨论。

2. 护理伦理学与行为科学的关系　行为科学的成果在护理伦理学中的应用，推动了护理伦理学的研究和发展。行为科学是研究行为机制和规律的科学，在护理伦理学的研究中，许多地方需要用行为科学的研究结果。例如，尸体解剖问题、遗体捐献问题，在一些发达国家已是法定，但在我国，受几千年的特有的道德习俗的影响，大部分人不能接受。这类问题虽然不是由护理人员单独或主要完成，但首先需要护理人员与家属的沟通、对话、解释，从而成为护理伦理难题，这就需要用行为科学的结论，加以说明、解释、宣传，改变人们原有的道德意识，接受新观念。

3. 护理伦理学与护理心理学的关系　护理心理学是研究心理因素在人类健康与疾病相互转化过程中的作用和规律的科学，它强调对病人的心理因素的了解和研究，这就必须有良好的医患关系作基础，护理伦理学能够创造这种良好条件，因为患者一般对疾病的反应有紧张、焦虑、恐惧、沉默或易于激怒、沮丧，并且非常需要别人的关心，处于一种依赖状态。这时急需护理人员对患者予以理解、鼓励、帮助、引导、抚慰，减轻病人的思想负担和心理压力，建立良好的医患关系，达到心理治疗的目的。

4. 护理伦理学与卫生法学的关系　护理伦理学与卫生法学有密切关系。卫生法规涉及医政、防疫、卫生科技、医学教育、地方疾病的防治、妇幼卫生保健、卫生计财等各方面，护理伦理学也要涉及上述各方面，特别是现代生命伦理学的研究和发展需要卫生法规给予保证。反之，卫生法规的制定与完善更加需要护理伦理学、生命伦理学的深入研究和讨论，把研究和讨论的成果作为制定法规的参考依据。每一条卫生法规的制定对于保障人类身体健康，直接调整医药卫生领域内部各种关系，促进医学科学事业的发展都起了巨大的推动作用。

三、护理道德的地位与作用

1. 护理道德在医疗实践活动中可以促进医疗质量的提高　护理道德是医学道德的组成部分，医护工作是一个整体，医师与护理人员只是分工不同。在对病人进行诊断和治疗过程中，二者紧密的配合才能完成对疾病的治疗和康复的任务。同时在治疗第一线，医护人员直接监护患者，进行各种技术操作，如注射、输液、冲洗、灌肠、导尿、备皮、插管等，这就决定了护理人员与病人的接触时间长、范围广，从饮食营养到便尿、沐浴、换衣、睡眠等，病人对护理人员的依赖性很强，这就充分说明了护理工作在医疗工作的各个环节中的地位和作用，护理人员与医师的密切配合是提高医疗质量的保障，也是促进患者早日康复的关键。

2. 护理道德可以建立新型的医患关系和医际关系　在医疗过程中，因为护理工作与各方面联系较广，所以护理人员必须注意与各种不同工作性质的人员处理好关系，要共同合作、紧密配合，相互理解和支持，促进形成良好的医际关系，全面且更有效地完成医疗服务工作。同时，护理人员也担负着对患者的直接观察、照料和处理医疗工作中的问题，配合医师对患者进行治疗，经常充当医师和医技人员与患者之间的桥梁，在这种新型的医患关系中发挥着重大作用，而这种新型医患关系的建立，有赖于良好的护理道德作为基础，从而使得护理道德能够建立平等、合作、互敬互帮的和谐关系。

第四节　学习和研究护理伦理学的意义和方法

一、学习和研究护理伦理学的意义

1. 学习和研究护理道德可以培养和提高护理人员的高尚道德品质　学习和研究护理道德，可以培养护理人员在错综复杂的社会生活矛盾中分辨是非、荣辱、善恶和真伪，同时提高正确处理问题的能力。随着社会的进步，科学与技术的发展，人们健康意识的加强，特别是医学模式从生物医学模式转变为生物-心理-社会医学模式，护理人员面临新形势，遇到新挑战，不但要继承老传统，而且要树立新的伦理道德观，掌握新的科学、技术知识。因此，学习和研究护理伦理道德，是培养护理人员高尚道德的重要条件。

2. 学习和研究护理道德可以提高医院的管理水平　关于医院管理，简单地说就是管理人员忠诚执行上级及国家的各项法律、法规，并根据"一切为了病人"的原则要求，制定并实施本单位的规章制度，保障各项工作顺利进行，促进病人顺利康复。认真学习、研究护理伦理，可以使护理人员增强良好的道德修养和工作责任心，认真执行各项规章制度，切实做好护理工作，提高医疗水平。不良的护理道德则可产生负面影响，降低医疗质量，甚至造成医患矛盾、纠纷。因此，提高护理道德水平，是提高医院管理水平十分重要的内容。

3. 学习和研究护理道德可以促进社会精神文明建设　建设社会主义精神文明，是建立和巩固社会主义制度的需要，也是大力发展社会主义生产力的需要。护理工作的社会作用体现在护理工作的对象是病人，护理人员的言行都会引起病人的心理效应，影响护患之间的交流与合作，良好的护患关系能使患者以最佳的心理状态去接受诊治和护理，有助于早日康复。同时，患者及患者的家属也可以从医护人员的高尚医德、精良的技术操作、优质的服务态度中受到感染，并通过患者和家属传递到家庭、邻居、单位和社会，这就充分发挥了医院精神文明的窗口作用，促进了社会主义精神文明建设和社会的安定团结。

二、学习和研究护理伦理学的方法

护理道德的发展过程需要方法论的指导，正确掌握学习和研究方法可以使护理人员的思维科学化，从而推动护理科学的发展和医疗水平的提高。

1. 医学四维性的研究方法　指从四维时空的观点出发，研究人体生理、病理的空间特性、时间特性以及二者的相互关系的一种研究方法。

医学四维性的研究方法是学习和研究护理伦理学的正确方法，首先必须认真学习和研究护理道德的基本理论知识及其相关的人文学科知识；同时要注意护理学和医学的发展趋势并掌握其动态，以利于丰富护理伦理学的内容。

时间医学已有许多研究成果，为研究四维特性提供了科学依据。例如，人体已有300

多项在时间上有节奏地变化着的生理程序，对不同的疾病患者有关昼夜节律的研究表明，节律的障碍对人体作用的结果可以成为任何疾病症状产生的独立病理形式，往往同一疾病由于机体处于节律周期的不同阶段，会出现不同的临床症状，如呼吸道乙酰胆碱及组胺反应的峰值时间为晚上 12 时至凌晨 2 时之间，因此，哮喘病人常常在凌晨发病。

在临床上比较明显的是时间药物学的应用，时间药物学主要研究机体的昼夜节律与药物作用的相关性，并制定与时间相关的药物疗程，医学家研究结果表明，药物的生物利用度、血浓度、新陈代谢等都有其昼夜节律性的改变。药物疗效发挥的程度也随身体的时间节律而不同，如早晨 6 时服吲哚美辛（消炎痛）比下午 6 时服血浓度的峰值高很多，所以一日用药的剂量不宜平均服用；还有生物体各组织细胞或受体对外界的化学刺激的敏感度也呈现周期性的改变，如给男病人静脉滴注去甲肾上腺素，升压反应凌晨 3 时最弱；而上午6~9 时升压反应最强；中午反应下降；晚上 9 时反应增强。可见时间药物学临床用药十分重要。作为护理人员应当掌握和了解由原来的空间结构的三维性的研究方法逐渐转变为对时空结构的四维性的研究方法，对于推动医学、护理学的发展和护理伦理学的进步都有指导意义。

2. 整合方法　指将一定事物、现象或过程置于更广泛的范围进行考察的思维方法。整合过程是一个联合的过程，这种联合过程的特点则表现物质系统自身的客观结构组织起来的联系。从护理伦理学的角度把护理道德看成是由相互联系、相互制约、相互渗透和相互作用的护理道德意识、护理道德关系和护理道德实践所构成的有机整体。护理道德意识包括护理道德观念、情感、意志、信念、理想和护理道德的规范体系及护理基础理论观点等等。护理道德关系包括护理人员与患者的关系、护理人员与其他医务人员的关系、护理人员与社会的关系以及护理道德与医学科学的关系等。护理道德实践包括护理道德教育及修养、护理道德的评价等。在护理道德意识、关系和实践三者的关系中，护理道德关系是核心，因为它是护理道德意识和护理道德行为准则形成的客观基础，而护理道德规范体系是对护理道德关系的反映和概括，护理道德意识及护理道德实践都是为建立和巩固良好的护理道德关系服务的。护理道德意识既是护理道德关系和实践的反映，又是它们产生和形成的原因。护理道德实践是在护理道德意识支配下进行的，同时又是护理道德意识和护理道德关系的具体体现。概括三者的关系，即护理道德实践是形成护理道德意识和护理道德关系的原因，而护理道德意识与护理道德关系又是护理道德实践的结果。可见，整合思维方法使人们对护理道德的认识能够提高到一个更高水平，对护理道德观能够有一个全面的整体的了解。

整合思维方法要求我们在从事护理工作和科研中，都要从整体出发，用普遍联系的观点去分析护理工作中的问题，对各种道德关系要处理得当，把握住各种联系及关系的共同性与特异性，最终提高护理质量，达到为患者服务的目的。

3. 采用历史的逻辑的方法　逻辑分析方法就是人们使用比较、分类和类比、分析与综合、归纳和演绎等方法进行正确思维，形成概念，提出假说，建立科学理论体系，在论证事物是否合乎道德的过程中，找出逻辑的严谨性和历史的连贯性。

护理道德是社会历史的产物，它同社会的经济、政治、文化、法律、宗教等社会意识相联系，因此，学习和研究护理道德时一定要采用历史和逻辑分析的方法。社会的经济关系、意识形态、政治和法律等条件是产生和发展护理道德的基础。

护理道德有它的过去、现在和未来，不是静止不变的而是动态的，不是封闭的而是开放的。要实现护理道德的现代历史价值，首先要对传统的护理道德进行取其精华、去其糟粕的研究和继承；其次对于优选出来的那些具有普遍价值的传统护理道德内容赋予新的时代内涵，进行发展和再造，以便产生更新、更高层次的护理道德观念，推动护理道德的发展，从而使新的护理道德精神和护理道德的成果更加通俗、生动，并加以物化。把新的概念理论、原则和规范等通过护理过程予以实施，而这一过程既应用了比较方法，又应用了分析综合和归纳演绎等方法。

思考题：

1. 护理伦理学研究对象是什么？
2. 阐述护理伦理学理论基础与内容。
3. 护理道德的特点是什么？
4. 论述学习和研究护理道德的意义和方法。

第三章 护理道德的历史发展概况

护理道德是人类通过护理实践世代积累起来的认识体系，是社会道德的一个重要领域。人们在长期的护理实践中，逐渐形成了护理道德观念。了解护理道德的历史发展过程，有分析地继承这一宝贵的精神财富，对发展今天的护理道德，建设和完善社会主义的护理伦理学有着重要的意义。

本章主要对国内、外护理道德的产生及其在不同历史阶段和不同社会条件下发展的情况进行探讨，以期辅助现代护理道德的学习。

第一节 古代西方护理道德

古代的西方医学，随着奴隶社会制度的发展及为奴隶主剥削和压迫辩护的宗教的产生，与医学有密切关系的道德，受到奴隶社会制度和宗教的影响和约束。当时迷信和巫医盛行，医学道德也带着浓厚的宗教迷信和奴隶社会的烙印。

一、古希腊

西方医学产生于公元前 4 世纪，发源地是古希腊。古希腊当时最著名的医学家是希波克拉底（Hippocrates，公元前 460—前 377 年）。希波克拉底是古希腊医学的奠基人，被尊为"西医之父"。他生活的年代巫、医并存，斗争十分激烈。他提出的体液学说和功能整体的观点，改变了当时医学中以巫术和宗教为根据的观念。希波克拉底也是西方医德的创始人，他的《誓言》是经典医德文献，是西方医德的基础，后来的欧洲人学医，都按照这个誓言宣誓。

《誓言》中阐述的主要医德有：①指出了医护行为的唯一目的是为病人谋利益，把病人的健康视为医家的崇高职责；②强调了医者应具有的品德，他认为要随时"检点吾身，不作各种害人及恶劣行为，尤不作诱奸之事"；③尊重同道；④为病人保守秘密。同时，希氏的论文集中有这样一段话："今命令你的学生，护理病人时要按照你的指示执行，并要进行治疗，要选择有训练的人担任护理，以便在施行治疗时能采取应急措施，以免危险，而且能在你诊治病人之后的短短时间里帮助你观察病人，否则，如果发生医疗事故，则是你的责任"。因为当时护理工作大多数由家庭妇女及奴隶担任。妇女一般要护理全家，但她们没有受过护理的训练，所以常常求助于符咒，或者祈梦于庙堂，希望借以治愈他们所看护的病人。

二、古罗马

继古希腊医学之后，公元 2 世纪，古罗马以盖伦为代表的医学有了较大的发展。古罗马医学全面继承了古希腊医学和医德思想。罗马名医盖伦（公元 130—200 年）继承了希波克拉底的体液学说、发展机体的解剖结构和器官生理概念，创立了医学和生物学的知识体系。在护理医德方面，他提出了轻利的要求。他说："我研究医学，抛弃了娱乐，不求身外之物"，并指出："作为医师不可能一方面赚钱，一方面从事伟大的艺术——医学"。

罗马帝国在这一时期的许多法则中，也提出了医德问题，如公元 533 年查丁尼制定的法典中的规定："劝告医者力戒待富贵之阿谀谄媚，应对救治贫民视为乐事"。

三、古阿拉伯

古阿拉伯医学道德的形成是继古罗马医学道德后发展的又一里程碑，它的形成在公元 6~13 世纪。因为它继承了古希腊以来的医学和医德的传统，所以在世界医学史上占有重要地位。这一时期的代表人物是阿拉伯著名的医学家、哲学家迈蒙尼提斯（Maimonides，1135—1208），迈蒙尼提斯出生于伊斯兰教徒统治下的西班牙，是犹太族哲学家、神学家和医学家，他的著作很多。在行医中，迈蒙尼提斯提出了不能有贪欲、吝念、虚荣和名利侵扰的医道祷文，他的祷文是护理医德的重要文献之一，此文献可与"希波克拉底誓言"相媲美。祷文中说："启我爱医术，复爱世间人，愿绝名利心，尽力医病人，无分爱和憎，不问富与贫，凡诸疾病者，一视如同仁"，反映了"救人活命"和"普救众生"的医德思想，对后世医学家有一定的影响。

四、古印度

印度也是世界文明古国之一，在很早的时期医学就有了较大的发展，医德也有悠久的历史。大约在公元前 5 世纪，印度名医妙闻在《妙闻集》中对医德做了很多论述，文中写道："医师要有一切必要的知识，要洁身自好，要使患者信赖，并尽一切力量为患者服务，甚至牺牲自己的生命，亦死所不惜"，并提出："正确的知识，广博的经验，聪敏的知觉和对患者的同情是医者的四德"。《妙闻集》对护理道德也作了如下阐述："雇用的侍者应具有良好的行为，清洁的习惯，要聪慧而敏捷，要忠于他的职务，还要仁慈和善，掌握各种医疗技能，能给病人沐浴、按摩，帮助病人行动，整理床铺，准备药物。要对病人有深厚的感情，满足病人的需要，遵从医师的指导"。另一本古印度医学经典《罗迦集》对护士工作也作了记载："护士必须心灵手巧，必须有纯洁的心身，必须掌握药物配制和调制的知识，以及对病人的忠心"。由此可见，古印度的护理已为独立专业，对护理道德有详细的记载，并将之作为重要的道德原则。

第二节　中世纪护理道德

基督教对中世纪护理影响较大，欧洲护理工作最早起源于基督教的教徒和女执事对贫、病者及老年人的照料。

一、中世纪早期护理道德理念

早期的基督徒仿效耶稣，都是以照顾那些有病而无助的人们、减轻病人的痛苦为自己的义务。他们走出家庭，进入社会护理病人和患难者，使以前由奴隶或下等人所从事的护理工作一跃成为神圣的职责。

女执事作为牧师的助手，她们讲道，提出建议，拜访穷人。在与病人的接触中，她们也做一些护理工作，随着时间的推移，她们做的护理工作越来越多。因此，她们就成了最初的随访护士，被认为是西方护理工作的萌芽。4世纪末，女执事在东方教会中获得最高荣誉，女执事的势力达到高峰。

君士坦丁大帝宣布基督教为国教后，护理病人就成了主教们的专门职责。最早的"旅舍"，集救济事业大成的总机关也创建了，但是直到12世纪，护理病人还是没有和救济老人及贫民的善事分开。唯一的例外是为麻风病人设立了专门医院。

二、中世纪中、后期护理道德理念

欧洲中世纪处在经济、文化和科学衰落时期，天主教统治了欧洲大部分土地，教会成了最大的封建主，寺院兴盛。教徒懂得拉丁语，能够阅读古代流传下来的医药知识，他们掌握医药，替人看病，替人祈祷，形成"寺院医学"。医学也成为神学的奴婢，疾病被认为是上帝对犯罪的惩罚，不断的祷告和行"按手礼"代替了医护技术。

到12世纪，旅舍发展成医院，但中世纪的医院，是教会机关，而不是医疗机关，护理重于医疗。护理也是以宗教神学为轴心，有时虽然也可以解决肉体病痛之苦，但其主要目的在于洗净灵魂。这种医院的最高理想是爱和信心，至于科学技术则没有时间去考虑，护理也主要是宽慰病人，并无护理技术可言。

后来，宗教修女渐渐依附于牧师，医师虽然可以得到修女的配合，但牧师常常取消医嘱，限制修女的护理工作，不允许修女照料男病人，甚至不允许给男婴换尿布，使护理工作受到很大的干扰，导致护理工作逐渐衰落。

第三节　近、现代护理道德

一、16~18世纪护理道德理念

欧洲文艺复兴以后，资产阶级从反对封建宗教统治出发，提出了"人道主义"的口号，使医学科学从宗教神学的束缚下解放出来，促使经验医学向实验医学发展。与医学相适应的医德研究，也逐步转向以人为对象。

在医德方面主要表现在，医家在唯物主义和无神论思想的指导下，敢于向宗教神权进行挑战。人道主义成为其讨论的主要内容，义务论成为医德行为的指导思想。医务人员的行为也开始从个体走向群体。16～17 世纪后，以实验科学为基础的近代医院大批涌现，集体行医日益成为医疗活动的主要形式。18～19 世纪，欧、美主要资本主义国家相继完成了产业革命，护理也同时进入了一个新的发展时期，内部分工更细致、更明确，与外界的联系也增多了。医患关系也由原来的个体关系演变成医疗卫生事业与整个社会的关系。

这一时期最具代表性的文献是德国柏林大学教授、医师胡弗兰德（CW Hufeland，1762—1836）提出的《医德十二箴》。这份文献对医治病人过程提出救死扶伤、治病救人的观点，对查房、会诊、处理病人与诊治医师关系等方面都提出了明确的医德要求，此文献对当时西方医学界影响极大。

二、19 世纪护士教育制度初始阶段

19 世纪是科学重大发现的时代，医学发展很快。它也被称为妇女解放时代。此期护理工作也有所发展，但护理人员素质还很差，大部分护士谈不上受过什么正规的训练，一部分还是文盲，每周领取工资时还得用打叉代替签名，因此，对护理人员的教育就提上日程，教会执事学院对护理工作的改革和发展影响最早最深。

第一间执事学院是德国著名慈善家夫利德涅（Paster Theorder Filiedner，1804—1864）在开塞斯威尔斯（Kaiserswerth）建立的，开始规模很小，但对后世护理学的发展则有深远的影响，南丁格尔也曾在该校学习。

夫利德涅的慈善工作以改善贫病交迫人的生活为目的。他认为："这些人身居陋室，既孤寂又缺乏身心的善良护理，他们需要同情"。他的夫人和他一样非常注重护理工作。1836年 4 月，他们购买了一所房屋，建立了医院。同年即聘请了第一位女执事赖哈特（Gertrude Reichardt）到该院任职。到 1851 年，夫利德涅在耶路撒冷设立了分院，以后又在士麦邦、君士坦丁堡、培卢特及亚历山大等地相继设立分院。不久，他又延长了学制，并招收了练习生，开塞斯威尔斯的这种最初的组织形式为以后的护士教育制度创立了基本典范。

三、护理学科的创立

弗洛伦斯·南丁格尔（Florence Nightingaes）是使护理成为独立护理科学的创始人。1820 年她出生于意大利佛罗伦萨一个富裕显贵的英国家庭，受过良好的教育，学识渊博，阅历广泛，聪慧明理，性格刚毅，容貌端庄。在当时的英国，护理病人的工作除由教会修女们主持外，均由社会上最底层的妇女来担任。南丁格尔却敢于冲破世俗偏见，勇敢地利用一切机会走访各医院，阅读和研究有关护理和医学的书籍，并坚决抵制来自家庭及社会的压力，最后获准在一家贵族妇女医院做管理工作。1854 年英俄克里米亚战争爆发，她带领 38 名志愿者，冲破官方的层层限制，建立护理队伍，改善医院环境，为伤员做医疗服务。由于她们的精心护理，战伤的伤员死亡率由 50% 下降到 2.2%。

南丁格尔创建了现代护理和护理教育。1860 年 6 月在伦敦圣多马医院开办了第一所护士学校，对学生进行系统的现代护理教育。1862 年又协助创建了利物浦第一所乡村护士学校，1881 年又创建了军队护士学校。

南丁格尔对护士的地位和作用作了较高的评价，并强调了护理道德的重要性。她指出："护理要从人道主义出发，着眼于病人，既要重视病人护理的生理因素，对于病人的心理因素也要给予充分的注意"。南丁格尔在《护理手记》中还对护士提出了具体要求："一个护士必须不说别人闲话，不与病人争吵。除非在特别的情况下或有医师的允许，不与病人谈论关于病况的问题。毋庸置疑，一个护士必须十分清醒，绝对忠诚，有适当信仰，有奉献自己的心愿，有敏锐的观察力和充分的同情心。她需要绝对尊重自己的职业，因为上帝是如此信任她，才会把一个人的生命交付在她的手上"。

四、护士伦理学国际法及章程的制定

在第二次世界大战后，不少国家通过守则、法规等文件形式把医德肯定下来，同时，一系列国际医德和法律文献相继产生。自 20 世纪 50 年代以来，较有影响的文献有：1947年，美国医学会制订的医师道德守则；1948 年，世界医学会全体大会以《希波克拉底誓言》为基础，制定并发表了《日内瓦宣言》，并把它作为医务界人士共同遵循的守则；1949年，世界医学会在伦敦通过了《国际医德守则》；1953 年，国际护士会议拟定了《护士伦理学国际法》，1965 年，在德国法兰克福又作了修改；1964 年，在芬兰赫尔辛基召开的第18 届医学大会上通过了关于人体实验的《赫尔辛基宣言》；1968 年，世界医学会第 20 次会议通过了《悉尼宣言》，规定了医师确定死亡的道德责任和器官移植的道德原则；1975 年，第 29 届世界医学大会公布了对待犯人的《东京宣言》；1977 年，在夏威夷召开的第 6 届世界精神病学大会上通过了《夏威夷宣言》。与此同时，日本、苏联、美国也相应地制定了道德规范，如 1966 年日本医学会通过的《医德纲要》，1971 年苏联通过的《医师誓言》；1976 年，美国护士会制定了《护士章程》。这一系列文件表明，各国对医德的研究都给予足够的重视，并且提出了本国及国际性的医德原则，并逐步将其系列化、规范化、法律化。

五、护士教育各种委员会的建立

在近百年时间内，一些国家和国际性群众团体相继成立。1899 年英国护士芬威克等建立了国际护士会（ICN），中华护理学会于 1922 年加入该会，成为第 11 个会员国。

我国近代护理工作是随着西医传入而开始的。在鸦片战争以前，由于清政府执行严格的闭关自守政策，帝国主义在中国活动只限于澳门、广州两地。1820 年英国传教士马礼逊和东印度公司船医李文斯顿首先在澳门开设诊所。1834 年美国也派了他们的传教士兼医师帕克在广州设立眼科医院，当时只有由医院以短训班方式培训的中国男护理助理人员。1900 年以后，中国各大城市建立了许多教会医院，并纷纷附设护士学校；1909 年中华护士会成立，1914 年全国护士大会决定将 "nurse" 译为 "护士"。1921 年，北京协和医学院和燕京、齐鲁、金陵、东吴、岭南 5 所大学合办高等护士教育，此外还开办了护士教育、护士行政管理和公共卫生护理等进修班，为全国各医院培养师资和护理人才。1934 年南京政府成立护士教育专门委员会。

六、护理工作的重要作用

中国共产党一贯十分重视护理工作。1931 年在傅连暲医师的主持下开办了红军自己的护士学校，不久又成立了中央医务学校，培养具有进步思想的医护人员，成为八路军、新四军的医护骨干。1937 年成立了中华护士协会延安分会。1939 年毛泽东同志发表《纪念白求恩》一文，对当时广大医药卫生工作人员产生了巨大影响，对护理道德的发展也起了重大促进作用。1941 年毛泽东同志为延安医大题词："救死扶伤，实行革命的人道主义"，极大鼓舞了革命队伍中广大医药卫生工作者，并成为我国社会主义医德和护理道德基本原则的重要内容。1941~1942 年毛泽东同志还两次为护士题词："尊重护士、爱护护士"及"护士工作有很大的政治重要性"。

七、护理事业迅速发展

中华人民共和国成立后，护理事业得到了迅速发展，出现了全心全意为人民服务的高尚道德风貌。1950 年护士代表参加了第一届全国卫生工作会议，并对护理事业的发展做了统一的规划。随着整个医疗卫生事业的发展，护理队伍日益壮大。1956 年末，卫生部综合各地调查结果，拟定了《关于改进护士工作的指示（草案）》。医院成立了护理部，开展护士进修教育，加强护士的业务学习和举办正规高等护理教育。

随着科学技术的突飞猛进，人们对健康的概念也有了新的认识。1948 年世界卫生组织（WHO）的宪章对健康作了如下定义："不仅仅没有疾病和虚弱，而是一种身体上、精神上和社会上的完好状态"，并且提出了"2000 年人人享有卫生保健"的全球性战略目标，护理工作的发展也有了根本改变，护理队伍日益扩大，整体护理、初级保健等工作开拓了护理新领域，同时也对护理伦理提出了更高的要求。

第四节　祖国医学护理道德

一、祖国医学护理道德的发生及发展

1. 中国传统医德思想的源头应从远古算起，传说中就有伏羲画八卦、制九针，神农尝百草，黄帝教民治百病的传说。

在远古时期，医巫是不分的，中国最早的巫产生于有了社会分工之后的原始公社后期，距今约 7000 年的新石器时代。《周礼》男亦曰巫。《说文》注释说："巫，祝也，女能事无形以舞降神者也"。可见，巫在当时有至高无上的权威，上至军事、政事，下至祭祀、风雨，事无巨细，只要有关得失之利，均需求助于鬼神，决疑于占卜，通过巫请示神祇，由"龟卜"、"策筮"示告之后，方可施行。

巫可以说是人类社会中第一批知识分子或专职技术、知识工作人员。他们担负着祭神及占卜工作，还负责医疗、气象及其他科学、技术性工作。司马迁《报任安书》说："文

史星历，近乎卜祝之间"。《荀子·王制》载："相阴阳，占祲兆，钻龟陈卦，主攘择五卜，知其吉凶妖祥，伛巫跛击之事也"，均说明当时掌典礼、司文史亦是巫祝之事，巫、祝、卜、史原为同伍。

在古代中国，巫又是社会中最早医药经验之总结者，巫大都能掌握一些药物知识，充当医师的角色。《山海经·大荒西经》中说：有巫咸和巫彭等士巫，由于他们可以和"大荒山"上的神灵相通，所以"从此升降，百药在"。《山海经·海内西经》中说："开明东，有巫彭、巫抵、巫阳、巫履、巫凡、巫相……皆操不死之药以拒之"。

皇帝时代的巫咸是我国传说中的第一位医师。他生活在"仙界"和人间，用"仙草"给人治病，可谓半神半人。他靠的是神的智慧给人治病，主要还是神的成分。与此同时，还有巫彭等人，均被誉为"神医"。另外，在已出土的商代甲骨卜辞中关于疾病的记录、资料有近五百条之多，足以证明医与巫的密切关系。在我国许多少数民族中也能见到类似现象。

神农是传说中的农业和医药发明者。当时人们以采集天然植物作为食物的主要来源，其中不可避免地会发生植物中毒，但同时也积累了不少药物知识，并尝试用来治病。为了解除更多人的疾苦，神农试尝百草，从中发现药物，并教人治病。《世本》有"神农和药剂人"，《史记》和《纲鉴》也有"神农氏尝百草，始有医药"的记载。另有传说，神农就是炎帝。宋代刘恕《通鉴外纪》里有："古者民有疾病，未知药石，炎帝始味草木之滋。……尝一日而遇七十毒，神而化之，遂作方书，以疗民疾，而医道立矣"。

黄帝是传说中继神农之后的又一个医药创始人，黄帝时代的名医，传说就有黄帝、雷公、岐伯、马师皇等。我国现存最早的医学典籍《黄帝内经》一书，就是托名黄帝与岐伯、雷公等讨论医学的著作。

伏羲、神农、黄帝是远古时代医师中的代表，说明祖国医德是随古医药的创始而同时产生的。医巫虽同源，但医不是起源于巫，早在原始宗教产生以前，人类就在与疾病斗争的过程中，逐渐积累了一些医药知识。考古发现距今约 5 万年的北京周口店山顶洞人中，女性头骨有严重颅骨骨折，显然为生前钝器所伤。颅骨上又有一个 1.55cm×1.0cm 的穿孔，从颅骨其他部分完好判断，也是生前被重击打破的伤口。这样严重的颅骨创伤，没有他人照顾和治疗，是没有康复希望的。在山顶洞人的遗址中，已经发现了精制的骨针。然而传说却是伏羲"尝味百药而制九针"，神农"始尝百草，始有医药"，其原因就在于远古人类的医药知识是散的、零星的，同是一种病其治疗方法千奇百怪，因而没有形成一个普遍性的概念。巫这一知识阶层，恰好是建立在广泛收集、整理民间包括医药知识在内的各种知识基础上的。巫对民间各种医药知识的收集、整理，使他们拥有专门为人治病的资本，因而传说中他们便成为祖国医药的发明者，同时他们又使民间零星、散在的医药知识得以系统化、条理化，并能流传下来。因此可以说，巫是祖国民间医药知识的总结者，他们为建立在医疗经验基础上的祖国医学理论的产生起了重要的推动作用。

2. 中医护理道德的形成约在战国时期，此时，中国进入封建社会，医患关系经历了由视医师为"神灵"到视患者为"上帝"的演变。护理人员的知识也得到了迅速地积累和提高，在生活护理、精神护理、饮食护理、病情观察、药疗护理等领域初步奠定了护理理论基础。护理操作技术、养生、气功、针灸、热熨、按摩、刮痧及敷贴等已初具规模。在《伤寒杂病论》中还首先记载了灌肠排便和人工呼吸法。华佗五禽戏及汉代导引则为后世气功养生和保健体操打下了良好的基础。

《内经》中所总结的观念："天覆地载，万物悉备，莫贵于人"。在《孝经》也有一些记载，叙述孔子与曾参的问答，孔子云："天地之性人为贵"，指出天地之间的生命，人是最宝贵的。这一观念受到祖国医学家的认可并被强化，认为：人生命之宝贵，失而不可复得。《本草类方》一书说："盖人命一死不可复生"。这时的护理道德以医论形式见之于《内经》《伤寒杂病论》《神农本草论》等权威性医药经典之中。《内经》对当时的护理道德实践予以朴素的总结和全面的阐述，奠定了理论基础，确定了道德规范。其主要内容有：①对人类来讲，生命是最宝贵的；②医务人员应博学多闻，品德为重；③反对鬼神，坚持科学；④强调医术专精，诊治认真；⑤提倡"不治已病，治未病"；⑥坚持实事求是。

3. 这时期的代表人物有扁鹊。扁鹊是上古时代的神医，但一般人们所说的扁鹊乃是指春秋时代的汉医师祖——秦越人。秦越人不仅医术高明，而且品德高尚，他不慕名利，不攀权贵，对病人关怀备至。除此以外，他不信神，不信巫，尊重知识，尊重科学，尊重实践，这在当时是难能可贵的。因此，人们都把他视为"神医"，称作扁鹊，而对秦越人这个名字却淡忘了。扁鹊之所以千古流芳，受人崇拜，除其医术精湛外，更主要的原因是他能察民色于危难，救民众于水火。人们称他为"神医"。事实上，连他自己都不信神。汉代司马迁在《史记·扁鹊仓公列传》中说道："他具有朴素的唯物主义思想，毕生运用自己的医术与巫神作斗争。信巫不信医，六不治也"。这实际上是对扁鹊的科学态度和光辉的医学思想的最好概括。正是由于扁鹊的高超医术与高尚医德结合起来，才使得他在砭石的基础上改革而成的用于针灸的铁针可以留传下来，他的望色、闻声、问疾、诊脉的一套中医诊治被后人继承了下来，他的医学理论被后人整理成一部医书，名叫《难经》，是中国医学的珍贵文献，扁鹊不愧为中国汉医的鼻祖。

4. 自魏晋之后直到鸦片战争前的一千多年期间，中医护理经验更为丰富全面，内容更加充实完整。

由于社会生产的发展，健康水平的提高，护理事业的发展，给护理道德提出了更高要求。护理道德专论的问世，制定了规范，出现了箴言。护理道德作为一种倡导美德，谴责恶德，把医护道德规范具体化，以方便医护人员为座右铭的医德教育形式，在儒家以"仁"为核心的伦理影响下，发展成为一种理论，一种舆论和社会道德风尚。

这时期出现了张仲景（汉）、杨泉（晋）等为数不少的代表人物，其中数孙思邈的影响最大。孙思邈（公元581—682）唐代著名的医学家，集古代优秀医护道德传统之大成的光辉典范，是一位德著千秋的名医，撰有《备急千金药方》《千金要方》各30卷，是不朽的医学名著。在《大医习业》《大医精诚》这两篇医护道德专论中系统阐明了医者对事业、对病人及其家属、对同道应持的道德原则。孙思邈"幼遭风冷，屡造医门，汤药之资，罄尽家产"，备知病人苦楚，深感医护道德的重要。他重视生命，精勤不倦，强调诊治疾病应

“普同一等”、“深心凄怆”、“一心赴救”，被称颂为“苍生大医”。他斥责践踏医护道德的人为“含灵巨贼”，指出医护人员要谦虚谨慎，讲究礼貌，“炫耀声名，訾毁诸医，自矜己德”，是医护人员的膏肓之疾，医护人员以救死扶伤为己任，“不得持己所长，专心经略财物”。

孙思邈强调医务人员必须对患者具有深厚的同情心，指出这是产生医德行为的内在激励力量。他说：“凡大医治病”，应“先发大慈恻隐之心，誓愿普救含灵之苦，若有疾厄来求救者，不得问其贵贱贫富，长幼妍媸，怨亲善友，华夷愚智，普同一等，皆如至亲之想。”对待患者，应当“见彼苦恼，苦已有之”。应当“但发惭愧凄怜忧恤之意，不得起一念蒂芥之心”。孙思邈把同情心引入医患关系的伦理学体系之中，是具有远见卓识的。疾病对人体美造成的损伤，会引起患者感官的一系列恶性刺激，“其有患疮痍下痢，臭秽不可瞻视，人所恶见者”。高度的同情心是克服由感官产生的厌恶情绪的内在力量，医师应有同情心，不怕观察机体上出现的粗疠。

孙氏认为人的生命是最为宝贵的，他十分明确地肯定“人命至重，贵于千金”，并将自己的著作取名《千金要方》。正因为人的生命最为宝贵，因而古代医术被称为“仁术”，意即一门“救人生命”、“活人性命”的科学技术。故此，历代医家要求医术精益求精，孙思邈对此体会尤深，他曾尖锐地指出：“世有愚者，读方三年，便谓天下无病可治，及治病三年，乃知无方可用，故学者必须博览医源，精勤不倦，不得道听途说，而言医道已了，深自误哉”。对于那些草菅人命者，孙氏更是深恶痛绝，“唯用心精微者，始可与言于兹矣，今以至精至微之事，求之于至粗至浅之思，其不殆哉。若盈而益之，虚而损之，通而彻之，塞而壅之，寒而冷之，热而温之，是重加其疾，而望其生，吾见其死矣！”此言，值得我们引以为戒。

孙思邈深受人民爱戴，被称之为“药王”。他在《大医精诚》这篇著名的医德专论中规范了医师的治学态度、诊疗作风、思想修养、仪表及学术道德。经孙思邈的系统总结和发展，我国传统医德进入了成熟、稳定时期，宋代医师虽作过一些补充和强调，但总体上仍遵循孙氏的规范。

二、护理道德的主要内容

1. 仁爱救人，清廉正直　历代医家都强调重视人的生命价值，如《内经》中指出：“天覆地载，万物悉备，莫贵于人”；孙思邈将自己所著的书称为《千金要方》；明代龚延贤所著《万病回春》指出：“医道，古称仙道，原为活人”，他在《回春录》中又说：“医者，生人之术也”。正因为强调了人的生命价值，所以医家都提出学医必须以拯救活命为本。医者要从事“救人活命”的职业，就必要有“仁爱”精神。宋代林逋在《省心录·论医》中认为：“无恒德者，不可以作医”。孙思邈对此做了更为深刻的论述，他说：“先发大慈恻隐之心，誓愿普救含灵之苦”。

正因为从“仁爱救人”的行医目的出发，历代医护人员都反对把医疗技术作为谋取私利的手段，主张清廉正直。孙思邈说：“医人不得恃己所长，专心经略财物，但作救苦之心"。他不仅这样说，也是这样做的。隋、唐两代帝王曾几次招他做官，他拒而不受，终生为民治病。自古不少医者，济世救人，献身医业，淡于功名利禄。例如，东汉医圣张仲景不愿在官场角逐，辞去太守之职；东汉末年的华佗，曹操令他做侍医，他拒不受，借口出逃，宁愿在民间走四方为百姓大众治病；三国时期的名医董奉，医术精湛，稳居庐山，为民治病不取钱，病人痊愈后，凡谢者，病轻者种杏树1棵，重者种5棵以示纪念，"如此数年，得十万余株，郁然成林"。杏子成熟后，董奉又把所得的杏子换成粮食，接济贫民，这就是"杏林春暖"的佳话。明代龚信在其《明医鉴》中指出："不计其功，不论贫富，施药一剂"。陈其功在《外科正宗·医家五戒十要》中更明确规定："贫穷之家及游食僧道，衙门车役人等，凡来看病，不可要他药钱，只当奉药。再遇贫难者，当量力微赠，方为仁术，不然有药而无火食者，命亦难保也"。

2. 精勤不倦，谨慎认真 古代医护人员都认为，医术是否精湛，直接关系到人的生命。《回春录》中说："医为生人之术也，医而无术，则不足以生人"。明代徐春甫在《古今医统》中也指出："医学贵精，不精则害人不浅"。

历代医护人员都十分强调，医者必须具有广博的知识。《内经》就提出要"上知天文，下知地理，中知人事"。《医学集成》认为："医之为道，非精不能明其理，非博不能至其约"。

医护者要做到医术精湛，知识广博，必须刻苦地学习。清代徐大椿是个十分勤奋的名医，认为学医必须读万卷书。他自述了自己精勤研读医经的一生："终日遑遑，总没有一时闲荡。严冬雪夜，拥被驼棉，直读到鸡声三唱"。直到临终前不久还"闭门读书"。

历代医护人员还认为，病情是复杂多变的，医师护士应做到"用心精微"，"精心诊治"，"无一病不究其因，无一方不察其理，无一药不通其性"。历来就有"用药如用兵"，"用药如用刑"之说，告诫治病一定要有严谨的医护作风。

古代医护人员强调要对病人负责任。孙思邈指出，不管对什么病人都要做到"至亲之想"。治疗时应"勿避戏，昼夜寒暑，饥渴疲劳，一心赴救"。潼关杨发林医师，凡请他治病的，不论路途远近，有无风雨，总是前去诊治。有一天，他一子夭折，有人请他出诊，家人没告诉他。他知道后，对家里人大发脾气说：我的儿子死了，难道还让别人也和我一样丢掉儿子吗？于是立即出诊。

3. 廉洁正直，扶贫济困 历代医护者都强调不论病人贫富美丑，一视同仁。对"人"，对"生命"要有高度的仁爱精神。为了实现"仁爱救人"的目标，医护者们热烈追求"普同一等、身体力行"、"贫富虽殊，药施无二"。龚廷贤在《万病回春·医家病家通病》中说："凡病家延医，乃寄以生死，理当敬重，慎勿轻藐"，即便是"妇女及孀妇女僧人等"乃至"娼妓及私伙家，亦当正视如良家子女"。

历代医护者还对个别医护者因病人贫富而施以不同态度进行谴责，龚廷贤指出那些"每于富者用心，贫者忽略"的医师，已经违背了医道的宗旨，殆非仁术也，要求每个医护者都必须"戒之戒之"。《小儿卫生总微论方》的作者认为医护者应该"贫富用心皆一，贵贱使药无别"，如果医护者不能做到，"反是者，为生灵之巨寇"。明医陈实功在《外科正宗》中不仅要求医病不分贫富，还要"再遇贫难者，当量力微赠，方为仁术，不然有药而无火食者，命亦难保"。

4. 尊重同道，好学创新　历代许多医护者都有虚心好学、尊重同道的品德，如战国时期的名医扁鹊，不仅医术高超，而且从不吹嘘，他将虢国太子的假死症治愈，人们称赞他为"能生死人"，可他却谦虚地说："越人非能生死人也，此自当生者，越人能使之起耳"。这种品质，堪为后人楷模。唐代孙思邈认为，自我吹嘘炫耀，诋毁诽谤其他医护者，偶尔治好一例病人，得意忘形，天下第一，这是庸医的膏肓之疾。他主张尊重同道，不议论、不诋毁别人。

古代医护者不耻下问、好学创新的事例还有很多。明代杰出的医家李时珍虚心好学、不耻下问，曾亲自去深山野林采药，走遍大江南北，诚恳地向老农、渔人、樵夫、猎人等劳动群众请教，广泛收集药材标本，经过 27 年努力，著书《本草纲目》。

不存门户之见也是中医传统美德。唐代尚药奉御医官梁新，一次诊断一位危重病人为不治之症，告知："请速归，处置家事"。后来一位民间马医赵鄂却用消梨将这个病人治好了。梁新知道后非常高兴，极力称赞，并且"广为延誉"，还推荐赵鄂为太仆卿（掌管御马及畜牧事之官）。元代名医朱丹溪，有一次为一妇女治病，经过治疗病人病情好转，但脸上两处红点总是不退，在这种情况下他请教比他年轻、名声比他小的葛可久，最后终于治好了。清代医家叶天士是祖传中医，10 余岁就懂得了不少医学知识，医术高明。据考记，他在 10 年内共拜师 17 位，被传为佳话。明医陈实功在《外科正宗·医家五戒十要》中指出："凡乡井同道之士，不可生轻侮傲慢之心，切要谦和谨慎，年尊者恭敬之，有学者师事之，骄傲者逊让之，不及者荐拔之，如此自无谤怨，信和为贵也"。清代王清任不怕顽固守旧派的攻击，坚持对尸体的直接观察和研究，他深感"治病不明脏腑，何异于盲子夜行？"他历时 42 年，写成《医林改错》，提出医书中的脏腑形图与人之脏腑全不相合，予以纠正，以不怕"议余故叛经文"的气魄发表自己的著作，为我国的医学发展做出了贡献。

5. 作风正派，仪表端庄　医者举止、言行、神态直接影响病人，关系到能不能得到病人的尊重和信任。所以，历代医护者都非常重视自身的谈吐举止，仪表风度。孙思邈说："士大夫之体，欲得澄神内视，望之俨然，宽裕汪任，不皎不昧。"医者要庄重大方，不卑不亢。明医李中梓在《医家必读》中指出，一个医者要做到："宅心醇谨，举止安和，言无轻吐，目无乱视，忌心勿起，贪念罔生，毋忽贫贱，毋惮疲劳，检医典而精求，对疾苦而悲悯，如是者谓之行方"。陈实功在《医家五戒十要》中也指出："凡视妇女及孀妇尼僧人等，必候侍者在旁，然后入房诊视，倘旁无伴，不可自看，假有不便之患，更宜真诚窥觑……"。"凡娼妓及私伙家请看，亦当正己视如良家子女，不可他意见戏，以取不正，视毕便回"。强调有道德修养的医者，绝不能利用诊病之机，心怀不轨，调戏和奸污妇女。孙思邈还要求医护者诊病时"不得多语调笑，谈谑喧哗，道说是非，议论人物，炫耀声名"。要求医者要注意仪表、举止，治病护理时不要谈笑。

三、有分析地继承中医护理道德

中医护理道德的优良传统，是在我国几千年护理实践中产生、形成的，是广大医护人员与患者相互关系发展的产物。但是护理道德作为意识形态，必然要受到当时社会生产、科技发展水平及作为其反映的伦理思想的影响，如奴隶社会的"巫医"不分，封建社会的儒医同道，都对中医护理道德产生较大的影响。

在几千年的中医护理道德中，儒家思想对其影响是非常深远的，"仁"是儒家最高的道德标准，"济世利天下"是儒家的最高理想。医术作为一种除疾患、利世人的手段与儒家的仁义是一致的。但儒家作为封建社会的产物，不可避免地有其历史局限性，受其影响的中医护理道德也必然有其局限性，甚至有些看来是糟粕的内容。例如，规定医者对妇女的体格检查只限于诊脉、舌诊，尤其忌讳检查妇女的生殖系统，甚至规定诊治时不能直接接触妇女的肉体。如明代医学家李梃著的《医学入门·习医规格》中要求医师"如诊妇女，须托其至亲先问证色与舌，及所饮食，然后随其所便，或证重而就床隔帐诊之，或证轻就门隔帷诊之，亦必以薄纱罩手，贫家不便，医者自袖薄纱"。传统医德还把不解剖尸体作为重要规范加以强调，历代医家都忌讳尸体解剖。清代名医王清任，立志亲见脏腑，但他也仅是观察一些犬食之尸及刑杀后的尸体。仅是如此，有的医师还攻击他"诋毁经文，标新立异"，陆九芝还攻击他这是"教人于骸骼堆中杀人场上学医道"等。儒家伦理对尸体解剖的禁止，使得古代医家把进行尸体解剖看成是缺德行为。我国早在两千多年前的医书上就有了人体解剖位置的粗略描述，但解剖学始终没有发展成一门独立的学科。自隋代以来，官府组织过浩大的医书征集、汇编、出版发行工作，对医学书籍的流行起着极大的推动作用，有利于医护的流传、继承和发展；另外，儒家重人事、远鬼神的态度为医护道德发展提供了有利的社会环境，抵制了祈鬼巫祝的迷信活动，促使医护社会化。

中医护理自身的特点对中医护理道德也有举足轻重的影响。例如中医理论的整体观。天人合一，因而产生了"春夏应养阳，秋冬应滋阴"的保健护理原则；知常达变，同病异治与异病同治，因时、因地、因人制宜进行护理；根据疾病的标本缓急进行护理，急则治其标，缓则治其本，标本同治等。

中医护理道德大多源自人民群众的道德观念，一定程度上代表了人民群众的利益和需求，并与我国古代光辉灿烂的文化思想一脉相承，表现了为群众服务，为患者解除病痛的人道主义精神。作为职业道德，中医护理道德有其共性，其中科学的、合理的内容在今天对我们仍有现实意义。

另外，中医护理道德中存在着某些迷信、落后的东西，打上了不少封建思想的烙印，如孙思邈在《大医习业》中提出学习要"涉猎群书"，却又提出学习"妙解"、"阴阳禄命"、"诸家相法"之类的迷信书籍，还有"精熟"钓龟占卜方法，实为糟粕。他谈到的"五戒十善八忌四归"这些"咒禁师"的道德，大部分是消极的、有害的，不利于中医学的发展。

综上所述，中医护理道德起步甚早，经过漫长的封建社会，逐步有所丰富和发展，成为我国优秀文化遗产的一部分，也涌现出一些优秀的医学家，如扁鹊、华佗、孙思邈、李时珍等，但这样医技精湛、医德高尚的医家毕竟是少数。对此，我们既不能搞民族虚无主义，一概否定；又不能不加分析地全面接受。对其中合理的、科学的、曾对医学发展起着积极推动作用的内容，加以发掘、搜集、整理，采撷其精华，抛弃其糟粕，建设和完善社会主义护理伦理学。

思考题：

1. 祖国高尚医德体现在哪几方面？学习后受到哪些教育和启发？

2. 近、现代护理道德的精华有哪些？其代表人物主要有哪几位？

3. 古代西方护理道德中具代表性的医德思想有哪些？代表人物有哪几位？

第四章　护理道德的基本原则、规范、范畴

护理道德的基本原则、规范和范畴在护理伦理学中占有重要的地位。它是护理伦理学的核心内容。其基本原则和规范是社会主义道德的主体结构和基本部分，是护理人员在履行职责中必须遵循的基本原则和行为规范。其范畴是护理人员在护理活动中对护理道德现象的总结和概括。护理道德的原则、规范和范畴是培养护理人员道德品质和道德行为的理论依据和准则，学习并掌握这些内容，对于护理人员养成良好的道德品质、提高护理质量、促进社会主义精神文明建设具有重要意义。

第一节　护理道德的基本原则

护理道德的基本原则是社会主义道德原则在护理工作过程中的具体体现，是护理道德规范和范畴的总纲，是广大护理工作者建立正确的道德观念，选择良好的道德行为，调整护理关系道德，以及进行道德教育和道德评价过程中应遵循的原则。

一、护理道德基本原则的含义

所谓原则，是指人们观察问题和处理问题的标准或准绳。道德原则，体现着道德的实质和方向。护理道德原则是衡量护理人员道德品质和道德行为的最高标准。

护理道德基本原则的确定和医学道德原则相一致，其指导思想与特点是：①必须能集中反映社会主义道德的本质特征，能统帅护理道德规范体系的各个组成部分；②必须体现出把人民的利益放在首位，始终贯穿一条全心全意为人民健康服务的主线；③必须能作为评价护理人员道德水准的根本标准和依据；④必须有利于促进当代医学模式及与之相伴随的护理模式的转变。

二、护理道德基本原则的内容

1981 年全国第一届医学伦理学学术会议确立的社会主义医学道德的基本原则是："救死扶伤，防病治病，实行社会主义人道主义，全心全意为人民的健康服务"。

护理道德是医学道德的重要组成部分，离开了医学道德的基本原则就不可能正确地提出护理道德的规范和范畴。护理道德和医学道德一样受社会一般道德的制约。古今中外医德传统精华中都共同体现着把人的利益放在首位的思想。在社会主义历史时期，人们把全心全意为人民服务作为评价医护人员道德品质和行为的标准，因此，医学道德的基本原则也就是护理道德的基本原则。

三、护理道德基本原则的实质

道德，作为上层建筑是经济基础的反映。在社会主义初级阶段，建立社会主义市场经济体制必须同社会主义精神文明结合。必须在坚持党的基本路线和基本方针的同时，加强思想道德建设。护理道德原则的确立正是社会主义精神文明建设的一个重要组成部分。

护理道德原则中既反映着社会公德的要求，也体现着职业道德的准则。护理人员把守着一个特殊的行业"窗口"，其职业道德品质和行为直接反映着精神文明。因此，把护理道德原则的确立纳入精神文明建设的轨道中，把坚持护理道德原则与推动社会政治、经济的发展相联系，认真加强护理人员的思想道德建设，并将这种建设从学校教育开始打基础是十分必要的。这样可以培育他们的世界观、人生观、价值观，使之坚守护理人员的精神家园，并不断增强护理人员对护理事业的热爱努力提高理论水平，使自我价值得到实现。让理想信念的明灯永远在护理人员的心中闪亮。

1．"救死扶伤，防病治病"这既是社会主义道德对护理工作者的具体要求，又反映了护理工作的职责和职业道德特点，是护理人员为人民健康服务的具体内容和科学手段。因而，救死扶伤、防病治病是护理人员应尽的职责和义务。

古人云"人命之贵，贵于千金"、"病家就医，寄以生死"。作为医护工作者，必须以救死扶伤为天职，以人为本，时刻把人民的病痛、生死、安危放在首位，把高尚的道德情操和科学态度结合起来，保证救死扶伤、防病治病在护理工作中得以贯彻落实。

高尚的道德情操与精湛的专业技能孰重孰轻历来存在争论。试设想，如果一个护理工作者掌握了一定的知识和技能，但工作中不重视人的生命价值和生命质量，视病人生命为儿戏，对病人的痛苦无动于衷、漠不关心，或怕麻烦、图省事不认真护理，则可能会使病人失去"起死回生"的机会或降低生命的质量。当然，假如一名护士不明医理，技术不精、能力不强，即使有为人民服务的愿望，也不可能做好救死扶伤、防病治病。正如爱因斯坦所说："专业教育可以使人成为有用的机器或像蜜蜂和蚂蚁那样的工具，但不能成为和谐发展的人。要使学生对价值，即社会伦理准则有所理解并产生热烈的感情，那是最基本的。否则，他连同他的专业知识就像一只受过训练的狗，而不像一个和谐发展的人"。可见，仅用专业知识教育人是不够的。一名合格的护理人员不仅要具有高尚的道德情操，还要同时具有精湛的专业技能，以护理道德统帅护理专业技能，正是护理道德基本原则的要求。

"防病治病"是现代医学科学发展的特点和要求。护理工作也由单纯的以"病"为中心的施护发展为以"病人"为中心。当今，社会预防和社会保健已成为护理工作的重要内容之一。护理工作者不仅要考虑病人的利益，还要关注社会的利益。在护理工作中做到防治结合，在认真护理病人的同时，还应防止某些废弃的护理用具及病人的排泄物等污染环境，切实减少或清除致病物质对人的危害。要广泛进行卫生宣传教育并将其列入护理目标之中，增强群体抵抗疾病、预防疾病的能力。降低发病率，有效地保障人民群众的身心健康。

2.　**实行社会主义人道主义**　社会主义人道主义继承了传统医学人道主义的精华，在新的历史阶段得到了丰富和发展并注入了新的内涵，是护理道德继承性和时代性的统一。它体现了在社会主义制度下，对人的生命价值的尊重以及对提高生命质量的重视。

社会主义人道主义在护理工作者身上应当体现为尊重病人的生命价值和人格。在工作中，应不分民族、国籍、地位、职业、年龄、性别、美丑、亲疏，都应一视同仁，为其解除或减轻身体上、心理上的痛苦和创伤，挽救其生命，维护其健康。其次，护理工作者应深刻认识到在社会主义社会中，每个劳动者都有着自己的尊严和自尊，即每个人都有自己的人格，都享有医疗护理的权利。因此，在工作中不仅要尊重意识清醒病人的人格，同样也应尊重意识缺陷病人的人格。

护理工作者的人道主义还应体现在尊重病人的基本需要和欲望。病人在求医或住院中，无不满怀希望，如希望环境安全和舒适；希望得到关心和重视；希望尽快得到诊断与治疗；希望了解病情转归和预后；希望得到最佳治疗与护理；希望不出差错，不出并发症、后遗症等等。这些愿望都是正当合理的，护理人员应予以尊重并千方百计地创造条件予以满足。即使暂时无法满足，也应以尊重为前提，善言相告，以取得病人的理解和配合。总之，要同情、体贴、关心病人，急病人所急，想病人所想。

护理人员也应谴责和反对各种形式的不人道行为。给予战俘、囚犯、精神病患者、弱智者、麻风病病人等人道主义的待遇。对精神病患者、弱智者、聋哑人、侏儒等残障人给予更大的同情和爱护，充分体现社会主义人道主义精神。

3.　**"全心全意为人民的健康服务"**　这一点集中反映了护理道德基本原则的实质和核心内容，也是其根本宗旨，是护理工作的出发点和归宿。毛泽东同志说过"人民，只有人民才是推动历史前进的动力"。社会主义制度的建立，使我国劳动人民真正成为国家的主人，成为社会物质财富和精神财富的创造者，全心全意为人民的健康服务，符合社会主义的要求和人民的根本利益。

为什么人的问题是一个根本的问题，原则的问题。全心全意为人民的健康服务中包含着深刻的含义。首先，确定了服务的对象，既不是为少数人，也不是为某一阶层的人，而是面向广大人民群众；其次，服务的对象，不仅为人民群众的躯体健康服务，还为其心理健康服务，从而达到人民群众的身心健康；再次，护理人员要具有强烈的社会责任感、无私的奉献精神、在人民遇到危难和危机的时刻要勇于冲锋在前……。正像在抗击非典的严峻时刻，在抗洪、抗震的第一线，在人民群众的生命安全受到威胁的关键时刻，处处都有医护人员在并肩战斗，他们以强烈的社会责任感把人民的利益放在高于一切的位置，为了抢救他人的生命而忘却自己的安危，积极主动、创造性地开展工作，甚至献出宝贵的生命。他们高尚的行为被人民赞誉为"白衣天使"。总之，护理工作者应将全心全意为人民的健康服务贯穿在全部的行为规范之中。

护理人员要想真正做到全心全意为人民的健康服务，必须正确处理好个人与集体，个人与国家的关系。把国家的、集体的利益放在首位，把病人的利益放在首位。当个人利益与国家、社会利益或与病人利益矛盾时，护理人员应识大体，顾大局，勇于牺牲个人利益，像白求恩那样毫不利己。

总之，护理道德基本原则三个方面的内容相互联系，不可分割，具有明显的层次性。救死扶伤，防病治病是实现全心全意为人民健康服务的途径和手段，也是具体内容；实现社会主义的人道主义则体现着全心全意为人民的健康服务的内在精神；最终全部归结于全心全意为人民的健康服务的根本宗旨上。

第二节 护理道德规范

护理道德规范是护理人员在护理实践中道德关系的普遍规律的概括和反映，是在护理道德基本原则指导下的具体行为准则，也是培养护理人员道德意识和道德行为的具体标准。因此，护理道德规范的制定和实现对提高护理质量以及精神文明建设有十分重要的意义。

一、护理道德规范的含义

规范，就是约定俗成或明文规定的规则、标准。在人类社会生活中，为了协调社会各种关系，就必然产生各种各样的规则和标准，即规范。

道德，不仅是一种理论，更是指导人们行为的准则，其必然要通过一定的规范表现出来。道德规范正是道德理论在人们行为中的具体化。护理道德规范是护理工作者在长期的护理活动中形成的，也是社会对护理人员的基本要求。

护理道德规范主要表现在四个方面，即护理职业的荣誉感，护理病人的同情感，护理过程中的责任感和护理人员自身言行艺术性的美感。

二、护理道德规范的基本内容

1. 爱业敬业，自尊自强　热爱护理专业，忠诚护理事业，树立职业的自豪感，这是护理工作者应有的首要道德品质，是做好护理工作的动力和信念护理人员。要充分认识护理工作的性质和意义，充分认识护理专业所具有的科学性、技术性、服务性、艺术性的特点，养成自尊、自爱、自重、自强的品质，从而牢固树立为平凡而高尚的护理事业献身的道德理想。为此，护理人员应首先明确树立以下几个观念：

（1）护理事业是一项平凡而又崇高的事业：国际护理学会1973年修订的《国际护士守则》中，规定护理人员的职责为"增进健康，预防疾病，恢复健康，减轻痛苦"。这一职责既体现着护理的本质，也反映了护理道德的实质。2014年，我国中华医学会伦理学分会制定了《护士伦理准则》。护理事业的平凡与崇高是其工作性质与特点所决定的：护理工作面对"社会的人"具有社会性，既要面向患者，又要面向社会各种类型及各种健康状况的人群，关系着广大人民群众的健康和千家万户的幸福，其责任是重大的，其影响是广泛的。护士在为"社会的人"提供健康服务中大量的工作是平凡的、琐碎的、默默无闻的，也正由此而反映着事业的崇高。护理人员总是在人们被疾病折磨、心身遭受痛苦时，出现在他们面前，以无私助人的热情和爱心为病人排忧解难，以精良的技术和严谨的作风救死扶伤，为病人赢得生命和健康。护理工作是一个为千百万人的健康和幸福所需要的高尚职业和光荣岗位，所以赢得了社会的尊重和信任。因此，护理人员应以从事护理工作、献身护理事业为荣。尊重自己的职业，牢固树立护士光荣、护理工作高尚的观念。应以实际行为爱惜自己的职业荣誉和声誉，爱惜"白衣天使"的美称。应不断进取、勤奋学习，掌握扎实的理论知识和过硬的技能，不断学习和掌握新知识、新技能。护理人员还应特别注重整体素质的自我培养，要懂得维护自己的职业尊严和人格权利，培养自己良好的行为规范和素养。

（2）护理学有着较强的科学性、技术性、服务性、艺术性和社会性：护理模式也从传统的以"疾病"为中心的生物医学模式转变为以"人"为中心的生物-心理-社会医学模式。护理工作的对象已经从单纯针对病人护理发展到为社会人群提供保健服务。这就要求护理人员必须具有良好的职业道德、扎实的理论知识和精湛的技能，必须具有护理心理学、护理伦理学、护理医学、康复护理学等知识，还要具有一定的管理能力、人际交往能力和表达能力，这样才能适应新的医学模式对护理人才的要求，才能在护理工作中对病人进行身心护理，帮助病人建立最佳的身心状态，使病人得到最佳的护理。

（3）护理工作是医疗卫生工作的重要组成部分：医疗与护理既有其相对的独立性，又是不可分割的。医师与护士的分工是医学发展的需要，是对病人承担道德责任的需要。医护关系犹如一辆车上的两个轮子。病人的抢救、治疗、康复、预防等环节离不开医治也离不开护理，绝无高低贵贱之分。护士、医师、病人及其他各类医务人员之间是平等、互相尊重、互相协作、共同为人类的健康服务的关系。

我国的护理工作历来受到党和政府的高度重视。早在 1941 年和 1943 年，毛泽东同志曾两次为护理工作提词"护士工作有很大的政治重要性"、"要尊重护士，爱护护士"。新中国成立后，周恩来同志多次接见全国护士代表，邓颖超同志曾任中华护理学会名誉会长。1979 年卫生部颁发了《关于加强护理工作的意见》和《关于加强护理教育的意见》，提出了加强护理工作和护理教育的具体措施。1986 年召开了全国首届护理工作会议，中央领导同志作了"护理工作是崇高的职业，理应受到社会的尊重"的题词，并把每年的 5 月 12 日（南丁格尔的生日）定为"护士节"。均表明我们社会主义国家护士越来越受到全社会的尊重。

多年来，护理界涌现出了一批又一批道德高尚、技术精湛、全心全意为人民服务的先进人物。著名的护理学家王琇瑛、司堃范、梁季华、杨必纯等荣获了国际最高的护士荣誉奖——南丁格尔奖章。高等学府里也设立了护理学专业，国家为护理人才的培养提供了多种渠道，使在职护士也能接受高等教育。目前护理科学正向深、高层次发展。由此可知，护理工作是光荣、高尚和纯洁的职业，是值得护理工作者去热爱，并为之而奋斗终身。

2. 尊重病人，同情和关心病人　尊重病人，同情和关心病人，以病人的利益作为护理工作的出发点和归宿。把救死扶伤、防病治病、全心全意为病人的身心健康服务作为自己的最高职责，是护理人员最根本的道德规范和道德品质，也是建立良好的护患关系的基础和前提。

尊重病人主要表现在三个方面：

（1）尊重病人的人格：人格是指人在一定社会中的地位、尊严和作用的统一体，也可称作人的资格和起码应具备的权利。在社会主义制度下，人与人之间的关系和社会地位是平等的，人格应受到尊重。每个病人都有被尊重的需要，包括他的人格和权利。护理人员一定要尊重病人的人格，维护其应有的尊严。每个病人（包括精神病人），都有独立的意志和人格，应该受到尊重。尊重他们正当的需要和愿望，给予他们应有的关心和照顾，保证病人的舒适和安全。不论任何时候、任何情况下，都不能侮辱病人，不能损害病人的声誉，更不能乘人之危追求个人的不道德目的。尊重病人的人格还应表现在对病人一视同仁，不论病人职位高低、贫富、容貌美丑、城市乡村、本地外埠、亲疏远近都应以诚相待，把病人当作自己的朋友、亲人、同志，设身处地体谅病人因患病的痛苦、看病的艰难和治疗的麻烦而引起的烦躁和焦虑，坚决杜绝"脸难看、话难听"和"冷、推、硬、顶"等不尊重病人的现象。

（2）尊重病人的权利：公民的权利受国家法律的保护。病人的权利有其特殊的内涵。护理人员必须对病人的权利予以尊重。病人的权利有：①平等的医疗权利：生存、健康既是病人的基本需要，也是病人的基本权利，护理工作的任务就是维护病人的这种权利，这就决定了护士应对待病人一视同仁、平等待人。既然健康权是每一个人的而不是某一部分人的特权，那么护理工作者在为病人服务时就不应该只对某一部分病人热情，而疏远冷落另一部分病人，在任何环境中都应坚持不歧视、无偏见的护理，无论在综合性医院、专科医院、急救站、卫生所（院）、家庭病床，还是在监狱、看守所，都应提供在当地条件下经努力能够做到的护理；②知情同意的权利：病人在接受治疗和护理的过程中有权利获得实情和知情同意，并提出医疗护理意见，有权要求了解自己病情的严重程度和治疗措施等。护理人员应密切配合医师，既不要自作主张，又不可断然拒绝，在不影响治疗效果和不引起病人心理刺激的前提下，对病人讲实话，如果病人不了解病情的严重程度而拒绝接受治疗时，应耐心向病人解释，由病人来选择治疗方案或护理措施，这样才能取得病人的配合；③保护病人的隐私权：在医疗和护理过程中，病人为了达到恢复健康的目的，会毫无保留地讲出自己的隐私，同时病人有权利要求医护人员给予保密，而医护人员也必须明确认识到了解病人情况是为了及时解除其痛苦，早日康复，绝不可将病人的隐私随意泄露或事后当作笑料宣扬。护理人员若在操作中发现病人的某些特殊生理现象或畸形部位，也不能任意泄露与张扬。若处理不慎，会给病人造成不良心理影响，甚至导致严重后果。

（3）尊重病人的生命价值：人的生命价值是与其生命质量密切相关，护理人员应努力提高病人的生命质量。无论临床基础护理，还是心理护理中，都应采用最佳护理措施和手段，千方百计减轻或避免后遗症、并发症。对病人生命价值的理解，应当用辩证唯物主义的观点进行客观分析，切不可主观、片面、随意地给病人做"人生价值"方面的结论，即使面对严重后遗症和伤残的病人，也应鼓励其以坚强的意志和不屈的信念面对疾病，战胜困难，重返工作、社会，以实现人生价值。

同情与关心病人的主要表现：首先，护理人员必须建立起"同情心"，对病人的痛苦与不幸从思想感情上引起共鸣，设身处地地为病人着想，急病人所急，痛病人所痛，时时把病人的安危放在心上。护理人员也应认识到自己所面对的服务对象是有生命、有思想、有感情的人，当他们的身心受到疾病折磨时，首先把恢复健康的希望寄托在医护人员身上，所以护理人员应当通过自己的语言、态度、行为给予病人生活上的照料和心理上的关怀，用体贴入微的关心和深厚的同情心理解病人，用和蔼可亲的态度唤起病人战胜疾病的乐观情绪，用亲切、诚挚的语言和病人沟通，消除心理压力，使病人尽快恢复。其次，要尽力满足病人的需要，护理的本质就是满足病人的需要，护士的任务就是及时发现并采取实际措施来满足病人的需要。当进行基础护理或抢救危重病人时，都应体现为病人服务的全面性和科学性。护理工作是以平凡、琐碎、细微、复杂、脏累的特点表现出来的，护理人员在满足病人需要的过程中，必须兢兢业业、一丝不苟、不怕苦、不怕脏、不怕累。为使病人的痛苦减轻到最低限度、尽早康复，不惜牺牲个人的利益。同时，要确保病人的安全，防止病人自杀和意外事故，防止病人私自出走。在任何情况下，不做有损病人利益的事。

3. **态度认真，技术求精**　护理工作内容广泛，形式多样，对象复杂，是一种科学性、技术性较强的实践活动。因此，护理人员必须在工作中具有严格性、主动性、灵活性和高度的事业心和责任感，必须以认真负责的态度和不断进取的精神，为病人提供最佳护理。

（1）护理人员工作要认真负责，精心服务，谨慎细心，一丝不苟。这是护理人员热爱护理事业，对病人安危负责的具体表现，也是护理人员应具有的基本道德品质之一。病人把自己的生命安危寄希望于护理人员，在这种生死所寄、非同一般的护患关系中，每一个护理工作者都要自觉地意识到自己对病人、对社会所负的道德责任，即必须对病人的健康、安全和生命负责。因此，护理工作中不允许任何的粗心，稍有疏忽，就可能发生差错、事故，甚至危及病人生命。例如，一旦发生打错针、发错药，观察病情不仔细、不及时、不准确，轻则直接影响治疗效果或延误诊断治疗，重则失去抢救机会，甚而直接危及生命。这就要求护理人员必须以严肃的态度、严格的要求、严谨的作风对待各项规章制度和执行各项操作规程。在工作时专心致志、聚精会神、认真谨慎、一丝不苟。遇到复杂情况时，要冷静、敏捷、果断、周密地处理，使各项抢救手段及护理措施达到准确、及时、有效。执行医嘱时，一定要以科学的态度和负责的精神，严格做到"三查八对"。认真执行查对制度是建立在注意力的高度集中、慎独善思的良好心理品质、高度的责任感和高尚的道德情操之上的。对医嘱有疑问时，及时提出，不要停留于机械执行医嘱的水平上。

（2）护理人员要有良好的观察能力，善于发现问题，及时正确处理。观察是进行任何科学工作的基本方法：进行观察的人必须具备充分的知识、极高的兴趣和细致入微的注意力。尤其是临床护士，日夜守护在病房，与病人接触最广泛、最直接、最频繁，也最容易及早发现病情变化。严密细微地观察病情变化，准确无误地及时掌握病情不仅是周密调查研究的必要过程，也是科学有效地进行治疗护理的先决条件。护理人员能否养成勤于观察的习惯，主要靠护士自身的道德责任和道德信念的驱动。护理人员能够善于观察病情变化，也反映出自身的知识与能力。因此，护理人员应主动地做到"四勤"，即腿勤、眼勤、手勤、脑勤。达到勤于巡视病房，勤于观察病情变化及治疗护理效果，勤为病人解决护理问题、满足病人需要，勤于思考，有计划、有步骤、有条理地处理各种问题的水平。

（3）刻苦学习，积极进取，在技术上精益求精：护理人员要熟练掌握业务知识和各项护理操作技术，做到精益求精。这不仅是本职工作所必须，也是道德的要求，否则是拿病人健康和生命当儿戏，对病人极不负责的表现，是不人道的行为。同时，也必须指出，一个护理工作者是否努力学习，有无进取精神，能否不断追求熟练的业务技能，不是个人的事，而是对病人健康是否负责的主要表现。

护理人员要向病人提供最佳服务，就必须不断刻苦钻研业务，不断提高技术水平。护士业务知识熟练，才能及时、无误地发现并判断病情的突然变化，才能谨慎、周密地处理各项复杂的问题；护士具有精湛的技术，才能在操作中做到准确、快捷、高效，才能最大限度地减轻病人的痛苦，才能在抢救病人时沉着、冷静、灵巧、敏捷。

现代医学和护理学的发展向护理人员提出了新的要求。不仅要有扎实的基本理论和熟练的技能，还要具有一定的心理学、社会学、伦理学、管理学、法学、公共关系学、美学等方面的社会人文科学知识，这是护理人员对病人进行整体护理时必须具有的知识和能力。

另外，目前许多医学诊疗新技术的发展和应用，如显微外科、器官移植、危重病人监护以及新兴学科、康复医学家庭病床的兴起，扩大了护理工作的内容和范围。要胜任这些护理业务工作，就需要护理人员不断学习和完善知识结构，掌握新的护理技能，以适应护理科学的发展与进步。

4. **举止端庄，言语文明**　护理人员的言语和行为是实现护理道德规范的主要途径。在护理工作中，护士的一举一动、一言一行都直接影响着护患之间、医护之间，以及护理人员与社会各类人员之间的关系，也影响着护理质量、护士自身的形象和医院的形象。

护理工作要求护士心灵美、技术精、行为美高度结合，在工作实践中应做到举止端庄，仪表整洁，言语文雅有度。希波克拉底说过"医师有两种东西能治病，一是药物，二是语言"。护士也同样如此，护理人员的言语和行为举止无疑会使病人产生心理反应，从而引起情绪变化。关怀体贴的态度，和蔼礼貌的言语，端庄文雅的气度，对病人而言，犹如一剂良药，一缕春风。病人感受到的是尊重、安全和信任，这是一种职业的美。

（1）护理人员的举止应稳重而文雅，处处表现出训练有素：走路时，步态要轻、稳、快。遇到紧急情况时应冷静、沉稳、神色镇定、动作不慌乱，快捷而有条不紊。姿态上，应文静健康，有朝气，站立及坐姿端庄自然，礼貌得体。仪表上，应整洁健美，热情大方，不浓妆艳抹。上班时，衣帽整齐，精神饱满，自信和蔼，亲切自然。总之，给病人一个温和愉快的感觉，使病人易于接近，易于沟通并寄托信心。

（2）护理人员要使自己具有良好的精神状态和心理品质：自信可靠，善于与人合作，乐于为病人的利益而做出牺牲，善于控制自我，调适自己的心境。不管遇到什么困难、挫折和压力都不能向病人发泄。

（3）护理人员的言语应该是科学的、文明的、亲切的、富有感染力的：护理人员对病人是否有同情心，是否关心体贴，在很大程度上是通过言语表达和通过行为体现的。俗话说："良言一句三冬暖，恶语伤人六月寒"。言语既可治病，也可致病。因为美的言语可以对大脑皮质起保护作用，使病人机体减少潜能的消耗并增强机体的防御能力，而刺激性言语会引起病人恐惧和不良的心理应激，易致病情恶化、加剧痛苦或拖延病程，甚至造成病人机体的协调功能紊乱而引起医源性疾病。可见护理人员良好的言语修养和端庄的行为是重要的护理道德规范之一。

护理人员与病人接触沟通中应运用的言语：①礼貌性言语：护患双方人格是平等的。护理人员作为服务者必须首先体现对病人的尊重，要使用让病人感受到被尊重、被关怀的言语，如"您有什么需要"、"您感觉好些了吗"、"我会经常来看您的"等；②安慰性言语：病人常会产生焦虑、急躁、抑郁、悲伤，甚至绝望、恐惧等心境，非常渴望得到理解、同情、关心和安慰。护理人员应和颜悦色地劝慰病人，适时地抚摸病人的头部及手部，为病人盖好被角或喂水、喂饭，使病人感受到温暖、得到鼓励、树立信心。切忌使用刺激性言语，如"着什么急，我正忙着呢"、"就你事多，烦不烦呀"、"你懂，还是我懂"、"真讨厌，有什么了不得"、"怕什么，谁都一样"、"真娇气……"；③鼓励性言语：有的慢性病患者因病程长，疗效慢而失去信心。有的病情复杂，要不断接受一些痛苦的检查和治疗手段，护理人员应有针对性地给予开导、鼓励，尽量消除病人顾虑，使病人树立战胜疾病的信心，从而积极地配合治疗与护理；④解释性的言语：也称治疗性言语。在为病人进行操作前，需耐心解释，以解除病人的顾虑，使病人感到安全、可靠。使用解释性的言语时，要有科学性，通俗易懂，明确肯定，以取得病人的理解和配合。一定要避免简单、生硬、刺激性的言语和消极暗示性的言语，同时应避免冷漠的表情、厌恶的神态、粗鲁的动作、生硬的语调、不耐烦的语速等。

5. 廉洁奉公，遵纪守法　护理人员在任何时候都要正直廉洁，奉公守法，不徇私情，不图私利。治病救人是医护工作者的天职，绝不能以医疗护理为谋取私利的手段。清代名医费伯雄言道"欲救人而学医则可，欲谋利而学医则不可，我欲有疾，望医之相救者何如？我之父母妻儿有疾，望医之相救者何如？易地以观，则利心自淡矣！"英国科学家弗莱明说："医药界最可怕而且冥冥杀人害世的，莫过于贪，贪名贪利都要不得！"这些箴言，从不同角度告诉我们，担负着救死扶伤、防病治病崇高使命的医护人员，必须明确，病人的利益高于一切。

病人在接受治疗中，无论本人还是病人家属通常存在一种愿望，希望医护人员竭尽全力为他们治疗，争取最理想的治疗效果，得到最好的护理。这本来是正常的，也是正当的。然而在社会不正之风的影响下，他们又担心医护人员不尽职尽责，因而主动向医护人员提供某种利益，而出现有少数医护人员收受病人及家属财物，甚而公开向病人索要财物等现象，是极为恶劣的，是公然违背职业道德的丑恶行为。

护理人员在经济大潮中务必保持清醒的头脑，要以自己的廉洁行为维护白衣天使的社会信誉和形象，坚持原则，维护病人利益。因此要做到：

（1）对病人一视同仁，不论其职位高低，亲疏远近，"大款"、"贫民"都以满腔热情、认真负责的态度进行护理，绝不可看人行事，以貌取人。

（2）不能接收病人或家属送予的钱物，更不允许向病人索要或暗示性索要财物。

（3）要如实记录病人住院期间使用的药品及医疗用品的数量。绝不可多记、错记、巧立名目乱记，要自觉执行物价政策和有关法规。

（4）遵守劳动纪律和法律、法规。绝不做违法乱纪之事。

6. 互尊互学，团结协作 护理工作的广泛性特点决定了护理人员与医院各类人员，各个部门都有联系，要处理好医护、护技、护政等之间的关系，首先要在为病人服务、一切为病人的前提下，互相尊重，相互学习，团结协作。

现代医学科学的发展，需要医务人员共同努力和密切协作才能有益于病人的治疗、预防、康复。任何一例危重病人的抢救成功，都是多部门、多科室、多学科、多专业人员团结协作和集体智慧展现的结果。

护理人员应当树立整体观念，顾全大局，互相理解，互相支持。尊重同行的人格，尊重他人的劳动成果，虚心向他人学习。正确对待同行的缺点和错误。不可互不通气、互相拆台、互相推诿、文过饰非。更不能在病人面前议论其他医务人员或有意无意地贬低他人，抬高自己，更不要在病人面前谈论他人工作的缺点，以免使病人丧失对医护人员的信任和治疗信心。

在护理人员的人际交往中，医护之间的关系最密切、最经常、最广泛。在这方面护理人员应遵循的道德规范主要有：

（1）平等协作，密切配合：医护关系是"交流-协作"、"并列-互补"的平等关系。所谓并列，就是在治疗疾病中，医疗和护理是两个并列的要素，医师的诊疗过程和护士的护理过程既有区别又有联系，既有分工又有合作，二者相互依存，相互影响，相互补充，相互促进。护士执行医嘱只是医护结合的一种形式，而护士与医师各自特有的专长职能和社会功能，是不能互相取代的，护士执行医嘱是护理过程中的一个重要组成部分。护理人员如果不认真执行医嘱，就没有完成护理任务，是玩忽职守的表现；但护士执行医嘱并不是说明护士被动地从属于医师，医师根据病人病情提出诊断和治疗方案，以医嘱形式表达出来，护士则据此以一整套护理工作创造性地完成对病人的治疗与护理。这是一种有机结合的形式，既有分工又密切合作，各自发挥其功能。

医护之间的合作是医疗活动的需要。护理人员在心理上不应存在事事依赖医师，一切听医师的安排的想法。那种"医师的嘴、护士的腿"的说法是片面的、错误的。护士应对医师负责，对病人负责，要坚持病人利益第一的原则。护理人员在与医师合作中步调一致，并不断进行信息交流，不断修改、补充和完善医疗护理过程，真正做到在心理、态度、情绪、技术等方面相互了解、适应、补充和紧密合作，形成融洽的医护关系。

（2）相互制约，彼此监督：为了维护病人的利益，防止差错事故的发生，医护双方必须相互制约和监督。对彼此出现的差错、事故要及时提醒，切不可袖手旁观，不可互相责难、推卸责任。在医疗护理活动过程中，更不能对医疗差错事故遮遮掩掩，对违反规章制度的人和事得过且过，这些都是不负责任的态度，是错误的、不道德的。

护士之间是同事、同志和姐妹，应互相尊重，互相爱护，维护同行的威信，尊重同事的人格和自尊。护理院长、护理部主任与护士长之间，护士长与护士之间的关系是领导与被领导的关系。领导者应严于律己，以身作则，关怀下级；被领导者应尊重上级，服从领导。上下级关系融洽，则心情舒畅，有利于工作。在技术合作方面高级职称的护理人员对中、初级职称者负有指导和教育的责任，关心和提高青年护士业务能力和技术水平。初、中级护理人员在技术、作风、思想等方面则应向高一级护理人员虚心学习。下级护理人员应尊重上级护理人员，虚心求教、勤奋学习；上级护士也要在传、帮、带中学习青年护士的积极进取精神。

护士之间在工作中要有主动协同精神，要严肃认真地执行交接班制度。在对待困难和差错问题上，应严于律己，实事求是，勇于承担责任。那种不坦率承认错误，把过错推给别人、互相埋怨的行为，甚至故意制造困难或嫁祸于人的行为是不道德的。

<h2 style="text-align:center">第三节　护理道德范畴</h2>

一、范畴的含义

范畴是一门学科的基本概念，是人们在实践基础上对客观事物和客观现象的普遍本质的反映和概括。道德范畴就是反映和概括道德观念的特性，要素和关系的基本概念。护理道德范畴是道德规范在护理活动中的具体运用，是护理道德现象的总结和概括。它反映了护患之间，护士与其他医务人员以及与社会之间最本质、最重要、最普遍的道德关系。

护理道德范畴受护理道德基本原则和规范制约，是从属于护理道德基本原则和规范的。护理道德规范体系像一张网，基本原则和规范是这张网上的纲和经纬线，范畴则是网上的纽结。

护理道德基本原则和规范又是其范畴的基础，有什么样的护理道德原则和规范，就有什么样的护理道德范畴。不确定基本原则和规范，也就不能确定护理道德范畴的内容。没有护理道德范畴，其原则和规范就不可能发挥各自的作用，就不可能转化为护理人员的道德行为。

因此，护理道德范畴可调整护理人员行为，将客观外在的护理道德基本原则和规范要求化为护理人员内在的道德愿望，从而产生强烈的道德责任感、自我评价能力和自我约束与激励的能力。促使护理人员自觉地调整自己的行为，实现护理道德基本原则和规范要求。

二、护理道德范畴的内容

1. 权利　关于权利，通常有两个含义：①指法律上的权利，即公民或法人依法行使的权利和享受的利益；②泛指社会团体规定享受的利益和允许行使的权利。伦理学中所指的权利主要指病人的道德权利和医护人员的道德权利。

（1）病人的权利：病人的权利是指作为一个病人"角色"，应该得以行使的权利和应享受的利益。尊重病人的权利，是护理道德的重要基础之一。

1）平等享有医疗护理的权利：一旦人的生命和健康受到疾病的威胁，病人有权继续生存，有权获得医疗护理，任何医护人员都无权拒绝病人的求医要求。《中华人民共和国民法通则》中规定"公民享有生命健康权"，因此，求生存求健康的愿望是每个人的基本权益。是否承认和尊重病人的这一权利，是衡量护理人员道德水平高低的一个重要标准。任何无视病人医疗权利，将病人拒之门外，延误抢救时机，造成病人残疾或死亡的行为，都是不道德的，也是犯罪行为。现在，我国日益发展并完善的三级卫生保健网，多形式、多渠道办医，医疗体制的改革等都为人人享有医疗护理权利的实现提供着切实的保障。

任何人享受医疗护理的权利是平等的。虽然卫生资源有限不能平均地满足每个病人的特殊需要，但应在当时当地条件许可的范围内，尽最大努力进行救治与护理，都要"一视同仁"。孙思邈说："若有疾厄来求救者，不得问其贵贱贫富，长幼妍媸，怨亲善友，华夷愚智，普同一等，皆如至亲之想"。《迈蒙尼提斯祷文》中也指出："凡诸疾病者，一视同仁"。1988 年 12 月卫生部颁发的《医务人员医德规范及实施办法》中规定"尊重病人的人格和权利，对待病人，不分民族、性别、职业、地位、财产状况，都应一视同仁"。我国的法律和政策，为医疗权利人人平等提供了保证和依据。

2）知情同意的权利：在医疗护理过程中，病人有获得关于自己疾病的病因、危害程度、治疗护理措施、预后等情况的权利。医护人员在不影响治疗效果和不引起病人心理刺激的前提下，对病人讲实话。病人了解病情后，有权同意或拒绝某种医疗护理措施或科研治疗手段，有权自己选择医师。当病人的决定对其健康有害无益时，医护人员要进行耐心解释，争取病人知情同意配合治疗。如果病人需要手术，一定要征得病人及家属的同意，并履行签署手术同意书后，方能施行手术。病人也有提出医疗护理意见并得到答复，以及要求解释医疗费用等监督医疗护理过程的权利。国外有些国家十分重视病人知情同意的权利，例如，德国把没有获得病人知情同意的治疗行为称为"专横的治疗"，甚而构成伤害罪；英国、美国认为没有病人知情同意的治疗行为是非法的，要赔偿损失。

病人还有要求医护人员对其隐私和某些病情保密的权利，以及因病免除一定社会责任和义务的权利。此外，病人有监督自己医疗权利实现的权利。

（2）护理人员的权利：护理人员有维护和保证病人医疗护理权利的实现，促进病人身心健康的权利。在保证病人康复或有利于病情缓解的前提下，有医疗护理的自主权利。例如，护理人员有权利根据病人治疗护理需要而调整床位。护理人员还有医疗保密权，为了维护病人和社会的利益，医护人员有权对某些病情和医情保密，包括为病人保密和对病人保密。

2. 义务

（1）义务的含义：义务，是指个人对社会，对他人应尽的责任。在伦理学上，义务同责任、使命、职责是具有同等意义的概念。道德义务就是医护人员对病人、对社会防病治病的自觉责任感和对医疗事业的献身精神。

作为护理道德范畴的义务有两个特点：其一，它不同于政治、法律以及一些政党、学会团体章程中规定的义务。政治、法律及章程中所规定的义务与权利通常是不可分割的，要享受权利，必须尽相应的义务。同样，既然履行了义务，就可以享受相应的权利。伦理学中的道德义务不是以获得某种相应的权利或报偿为前提，而是以牺牲个人利益来实现他人和社会的利益为前提的。例如，护士在抢救病人时加班加点，路遇患急病者，不顾一切进行抢救，当自然灾害危及人民生命时，护理人员立即奔赴灾区第一线。病房工作中也会经常出现为了护理病人不顾自己及家庭的各种困难的护理人员事例，而且在履行义务过程中，无论从动机、目的，还是履行行为中，都不应有丝毫希求报偿和获得权利的想法；其二，道德义务不靠强制实行，靠人们的内心信念和社会舆论自觉维持。护理人员履行道德义务是天经地义的，是应该做和必须做的，是发自内心地对自己的使命、责任、职责怀有的内在信念和意志。所以履行道德义务的行为是自由的。

（2）义务的基本内容：护理工作者主要的道德义务包括：

1）治病救人是护理人员最起码的道德义务。护理人员必须把为病人解除痛苦作为自己义不容辞的责任，时刻把病人的生命和健康放在首位。无论何时，抢救病人生命均是至高无上的命令。职业的责任使每一名医护人员忘掉和放弃一切，立即投身争分夺秒的抢救工作，心中始终保持着绝不允许自己有丝毫的耽误和怠慢的信念。任何见死不救，置他人生命于不顾的行为，都有悖于医护道德义务的。

2）在护理工作中尽职尽责为病人服务是护理人员最基本的道德义务。我国是社会主义国家，决定了医护人员与病人的关系是服务与被服务的关系，这种服务是无条件的、全心全意的、尽职尽责的。虽然我国正处于社会主义初级阶段，人们的思想觉悟和道德水准不同，但对待不同人不能降低服务标准，不能把商品交换的原则引入到护患关系之中，不能见利忘义，不能把为病人服务视为一种恩赐或施舍，不能以救命恩人自居而傲慢，甚至期待病人的回报或感恩。在任何情况下护理人员都应满腔热忱为病人服务，以白求恩为榜样，把为人们的身心健康服务当作自己至高无上的使命，体现在行为上就是尽职尽责地护理病人。为了维护病人的利益，为了病人的生命，即使牺牲个人某些利益也在所不惜。例如，为了不影响护理病人而带病工作；为了抢救危重病人，不顾自己正在病中的亲人而坚持上特护；遇到意外灾害时，奋不顾身，奔赴灾区救护罹难之人；路上遇到危重病人，立即设法帮助他，这一切都是无条件的、全心全意的，都是护理人员履行义务的生动体现。

3）要坚持病人利益与社会利益的统一，即为病人尽义务和为社会尽义务一致起来。护理人员夜以继日地护理病人，使其迅速康复而重返生活，或重返工作岗位，为社会再做贡献，就这个意义而言，为病人尽义务与为社会尽义务是一致的，因为家庭是社会的细胞，为一个家庭的幸福与安宁尽义务，也在间接地为社会尽义务。但是在某种情况下，也会出现一些矛盾，如我国人口过剩而医疗条件、卫生资源有限、医院床位有限、需住院治疗的病人多，就会出现住院难的问题；有的病人刚刚好转就需出院，以便让病重的人得到及时治疗；有的病人不顾单位经济困难而一味要求超标准检查与用药；有的病人为了自身的某些非治疗需要的利益向医护人员提出一些无理要求等，遇到这些矛盾时，护理人员首先应立足于维护社会、国家的利益，立足于为社会尽义务，尽量好言相劝，说服病人，同时要坚持原则，努力使病人的个人要求服从于社会整体利益。

病人的义务：病人在享受自己权利的同时，也要遵守就医过程中的道德准则，也应履行义务。首先，应尊重医护人员的职业自主权。在医疗护理过程中，病人及家属不得以任何借口要挟医护人员，妨碍正常的工作秩序。应当尊重医护人员的人格和自尊。遇到医疗护理纠纷，应以科学为依据、以法律为准绳来加以解决。其次，病人有义务主动配合治疗护理，信任医护人员。若病人缺乏对医护人员在思想上技术上的信任，正常的医疗护理活动就很难进行。当然，护理人员应以自己的正确行为取得病人的信任。病人只有在信任医护人员的基础上，才能主动配合，积极参与到医疗护理活动中去，身体才能尽快地康复。

另外，病人有义务按照规定交纳费用。我国还是处于社会主义初级阶段，人民群众的医疗费用国家不可能全部支付，医院应该按国家规定收取医疗费用来弥补成本消耗和部分服务消耗。但当遇到危急病人需要急救时，本着人道主义精神，也允许先救人后交费。但病人借机钻空子，病中拖欠，病愈逃账，给医院造成经济损失，也是不道德的。因此，病人在就医前或就医中应按规定缴纳医疗费用，是病人应遵守的最起码的道德与法律义务。

（3）义务的作用：道德义务能使护理人员明确服务方向，端正服务态度，爱业、敬业。由于长期受社会偏见和落后思想影响，有的护理人员对自己的职业有轻视思想，再加上护理工作特有的辛苦，以及社会分配中的某些不完善，有的护理人员缺乏自尊、自爱、自强的精神。通过学习与实践，绝大多数护理人员会深刻认识到作为一个社会成员，人人都在为社会、为国家、为他人尽义务。任何职业都是为人民服务，同时，个人也在享受着他人为自己尽义务，也在接受着他人的服务。理解了这一辩证关系，也就理解了自己所从事的职业。

自觉履行义务，可以增强职业责任感。道德义务的特点是自觉地、无条件地履行应尽的义务。护理人员只有把这种道德义务变成"这是我应该做的"、"这是我必须做的"的内心信念、意志，牢固树立起这种义务感和义务观念，才会积极主动、认真负责地为病人服务、为社会服务。

道德义务能帮助护理人员正确处理个人利益、集体利益、国家利益的关系。明确了道德义务的特点，护理人员才能在护理工作中摆正公私关系、不求名利、不图钱财、不计报酬，真正做到忠于职守、廉洁奉公、抵制不正之风；才能促进护理人员提高道德修养，使道德境界不断升华。在尽义务的实践中，护理人员把道德义务变成道德习惯与内心信念和意志，以自己真诚的态度和周到细致的服务为病人带来愉快、幸福。同时，自己的精神境界也得以净化，得以升华。这种职业崇高的自豪感、完成使命的幸福感、完成人生价值的自信感，促使护理人员以更加优质的服务为他人、为社会尽义务。

3. 良心

（1）良心的含义：良心是指人们对是非、善恶、荣辱、美丑的内心深刻认识和感受，是对所负道德责任的内心感知和行为的自我评价和自我意识。护理人员的良心，是护理人员在对病人和对社会的关系、对自己的职业行为负有的道德责任感和自我评价能力，是一定的道德观念、情感、意志和信念在个人意识中的统一。

良心的特点：①良心具有稳定性：不管有无外界的压力、监督和利益的诱惑，一旦认定自己应该这样做，就不会那样去做，内心中形成的信念不会轻易地改变；②良心具有自觉性：作为内心的道德活动，不是外部强加的，而是依靠内心信念、动机和情感要求而支配自己的自觉活动；③良心是人们道德的"自我法庭"：即人们在选择和评价自己的行为时受着良心的指导。良心是以个人感受的形式表现出来，这种感受发自内心深处。凡符合道德原则、规范的行为，内心感受到的是欣慰、愉快、踏实。反之，假、恶、丑的行为，内心深处总会感到不安、痛苦与自责。

（2）良心的内容：良心要求护理人员在任何情况下，都忠实于病人。护理人员的医疗护理行为和方法基本上由自己单独实施，并且往往是在病人不了解甚至失去知觉的情况下进行的。因而，行为正确与否、规范与否、意义大小与否，主要由护理人员单方面认可，病人一般很少有可能申诉自己的意见，更难以对其行为进行监督。这就为护理人员的道德良心提出了更高的要求，即在任何情况下都要忠于人民健康的利益。例如，忠诚于病人的利益，工作中一丝不苟。进行任何操作时，做到有人在与无人在一样，平时和检查工作时一样。即使一时疏忽出了差错，也应及时纠正，主动汇报，敢于承担责任。这是护理人员必备的高尚的道德情操。

良心还要求护理人员忠实于护理事业，具有为护理事业献身的精神。护理事业是一项发展着的事业，又是一种以救死扶伤为特殊使命的崇高事业，这就要求护理人员不仅要有全心全意为人民身心健康服务的思想，还必须要有为护理事业做贡献的精神。

道德良心还要求护理人员忠实于社会。为病人服务是护理人员应尽义务，有的病人为了治病、住院，为了自己的便利或某些利益而请客送礼、行贿拉关系、走后门。护理人员应依靠自己的职业良心，唤醒自己的职业道德，从而自觉抵制社会不正之风，自觉维护白衣天使的纯洁美好的形象。

（3）良心的作用

1）选择作用：护理人员的良心支配着护理行为。良心不允许自己的行为违背自己所接受的道德观念。道德高尚的人在良心支配下，总会产生一种发自内心的要求，对行为动机进行自我检查，严肃思考。不论有无社会监督，都能选择对社会和病人应尽的义务和应负的责任。在选择中，凡是符合道德要求的动机，就给予肯定，是可行的。反之，坚决予以抵制和否定。

2）监督作用：良心在护理人员的工作过程中，无时无刻不在约束着护理人员的举止行为。对符合护理道德原则、规范的情感、信念和行为总是给予内心的支持和肯定。反之，则会予以批评制止、纠正，避免不良行为发生，从而主动调节自己的行为方向，自觉的保持高尚的品德。例如，护理人员在值夜班困倦时，极想在房间里睡会儿觉，但忠于职守的信念是一种良心约束力，其监督和约束着值班者，提示值班者正确的、规范的行为应当是巡视病房、观察重病人病情变化，做一些治疗护理的准备工作，而不是躲在房间里睡觉。

3）评价作用：良心能够促使护理人员自觉地对自己的行为后果作出评价。当意识到自己的行为给病人带来健康和幸福，内心就会感到满意和安慰，精神就会舒畅和喜悦。例如，护理人员认真仔细地观察，发现了一个病人突然发生的病情变化，及时的抢救措施使病人转危为安就是如此。当护理人员的行为给病人带来不幸和痛苦时会受到良心的谴责而内疚、悔恨。尽管有的行为是别人不知道的，但良心的评价既是起诉者，又是公正的法官。例如，护士为病人输液或输血时，由于不注意无菌操作引起反应，虽然一时难以查清是哪个环节出的问题，但操作者的内心是不会平静的；再如，由于工作中扎堆闲聊，影响了巡视病房，病人的病情突变未及时发现，延误了抢救时间，虽然不易判定病情变化的初始时间，但这种失误会在内心深处的自我评价中感到懊悔。护理人员也正是在不断的良心自我评价中自觉反省自己的行为，从而克服行为中的缺点，减少失误，不断提高自身的道德修养。

4. 情感

（1）情感的概念：情感是人们内心世界的自然流露，是对客观事物和周围环境的一种感受反映和态度体验，是人们对外界刺激肯定或否定的心理反应，具有独特的主观体验形式和外部表现形式。通常以喜欢或厌恶、满意或不满意、兴奋或安静、紧张或松弛等态度或体验为特征，并以喜、怒、哀、乐、悲、恐、惊等外部表情的形式表现出来。

情感作为伦理学的主要范畴之一，是一种特殊的道德情感，是护士品质的基本要素。道德情感是指在一定的社会条件下，人们根据社会道德原则和规范去感知、评价个人和他人行为时的态度体验。

护理道德情感是指护理人员对患者、对他人、对集体、对社会、对国家所持态度的内心体验。护理人员的道德情感是建立在对祖国的热爱，对职业的忠诚，对集体和社会的责任，对他人人格尊重的基础上的。

（2）道德情感的特点

1）道德情感具有职业特殊性：护理人员的道德情感和通常获得某种利益的满足以及欣赏音乐、观赏风景的美感不同。病人的呻吟、流血、咳喘、昏迷不醒及谵妄狂叫等病情表现不仅不能为护理人员带来美的感受，反之，对一般人有可能会引起厌恶、烦恼或恐惧的情感。但是，守护在病人身边的医护人员却全然不同，其职业道德要求他具有同情病人、关怀病人疾苦及千方百计进行抢救的情感，而不能有丝毫的厌恶、烦恼或恐惧情感的表露。

2）道德情感具有理智性特点：护理人员的主观体验和外部表现冠以道德情感时，就不会像平常生活中那般自由表露，在病人面前，即使有强烈的心理反应，也必须靠理智支配，而不是靠情绪支配。例如，当受到病人或家属的误解而遭到辱骂时，道德情感的理智性要求护理人员必须冷静对待，不能感情用事。对罪大恶极的犯人，即使再恨，但对他所患疾病，仍要予以认真治疗护理。

3）道德情感具有纯洁性：即使个别病人对自己多么不礼貌、不配合，也不允许在具体操作中掺杂有打击报复的行为，也不允许为了得到某种报酬或政治上达到某种个人目的而放纵自己应有的道德情感的约束。

（3）情感的内容

1）同情心：护理人员面对病人身心受到疾病折磨所表现出的焦虑、关切、帮助，急病人所急、痛病人所痛，甚至不惜献出自己一切的博大情怀，这种因病人的不幸与痛苦而引起自身情感上的共鸣即为同情心。

首先护理人员有同情心才能设身处地为病人着想，才能在为病人治疗护理时满腔热忱、体贴入微、态度和蔼、言语可亲，并十分注意自己的表情、姿势和态度对病人所产生的影响；也才能在护理时，尽量选择痛苦少、效果好的手段。其次，护理人员有同情心才能置各种困难烦恼于不顾。例如，不计较病人患病时的呻吟、辗转不安的动作、难闻的气味及咳痰、呕吐的污秽等刺激，竭力为病人解除痛苦。有的病人连续多日便秘，腹胀难忍，寝食不安，痛苦不已，护理人员的同情心驱使她想尽一切办法解除病人便秘之苦，甚至会毫不犹豫地用自己的手一点一点地把干硬的粪便掏出来。有些危重病人，呼吸困难致痰液咳不出，甚而堵塞气道引起窒息，关键时刻，护理人员同样会毫不迟疑地口对口吸痰和人工呼吸，挽救病人的生命。这些置脏臭而不顾的行为举止，正是一种高尚的同情情感。

2）责任心：指护理人员把挽救病人的生命，把为病人的身心健康服务作为自己崇高而神圣的职责。这种情感是同情心基础上的升华，是高层次的情感，在道德情感中起主导作用。责任心不仅产生于"一切为了病人的健康"的道德原则，而且是护理人员自觉地接受着制度、纪律甚至法律的约束。这种情感首先表现出对护理工作、对病人、对社会高度负责的精神，在工作中认真负责，一丝不苟，严谨细致，慎独自律。为了挽救病人的生命，可以置个人利益于不顾。不分上班、下班，不分白天、黑夜，不分节日、假日，加班加点，不计报酬；从睡梦中被唤醒，从餐桌上被拉走，随叫随到。无人记功，无人表扬，默默奉献着。为了病人的健康利益再苦再累也心甘情愿。

3）事业心：是责任心情感的上升。具有事业心的人，除对病人高度负责外，还要把履行护士职责与护理事业的发展，与人类健康事业的发展紧密联系起来。把本职工作看作是一种神圣的事业，是自己生命中最主要的部分，是自己一生为之奋斗的目标。因此，他们有着强烈的事业自豪感和荣誉感。为了护理事业的发展，不断探索，不断追求。为了解决一个新的课题，反复实践，不辞劳苦。如今，在我国护理界辛勤耕耘的护理老前辈们以及所有献身于护理事业的杰出代表们，就是富有事业心的人，这是一种非常可贵的推动护理事业发展的情感。

4）真诚心：是以诚恳之心待人的美好心灵的表露，是出自集体主义的情感。有真诚心的护理人员，能把自己溶于集体之中，能善待病人、善待周围的同事；处理问题、思考问题，总是顾大局，识大体，总是先人后己。工作中，团结同志，助人为乐，方便让给他人，困难留给自己。宽容忍让，谦逊诚实，待病人则更是体贴入微，如同亲人。

（4）情感的作用：护理人员高尚的道德情感，有利于病人康复。现代医学心理学研究证实，心理因素既可致病，也可治病。护理人员情感的表露直接影响着病人的心境。对病人亲切的关心和安慰，周到耐心的护理，不仅增强了病人战胜疾病的信心，而且也会减轻重症患者焦虑、惧怕的心理，从而得到心理上的支持和满足而积极配合治疗。例如，一位因工受伤截去右腿的病人，意外的打击使他失去了生存的信心，在极度心理痛苦及心理危机中，护士给他喂水、喂饭，端屎、端尿、擦身、洗脚，还从家里带来可口的饭菜，病人极受感动。同时，护士还耐心地给病人以心理安慰，启发病人正视困难，在困难中奋争，在困难中崛起，从而使病人重拾生活的信心，重振战胜困难的意志，战胜了颓废与消沉。

护理人员的情感对道德行为的作用是不容忽视的。良好的、高尚的情感，对护理人员的道德行为起着促进和推动作用，对护士整体素质的提高起着促进和推动作用。没有人的情感，就从来没有也不可能有人对真理的追求。护理人员只有具有高尚的情感，才能激励其对病人真挚的关怀和体贴，对护理事业树立浓厚的兴趣和执着的追求；反之，护理人员缺乏护理道德情感，必然对病人态度生硬、冷漠、不负责任，使病人产生不安全感与对护理人员不信任，因而对战胜疾病缺乏信心而影响康复，甚至产生不良后果。这样的护理人员对自己的工作，也会得过且过，不求上进，不爱学习，敷衍了事，容易出现差错。总之，缺乏道德情感的人是做不好护理工作的，也必然直接影响着护理质量和医院的声誉。

因此，护理人员要不断加深对自己职业意义的认识，自觉加强护理道德情感的修养，向白求恩学习，向我国护理前辈学习，使自己成为一个高尚的人，一个纯粹的人，一个有道德的人，一个脱离了低级趣味的人，一个有益于人民的人。

5. 审慎

（1）审慎的含义：审慎，即周密而谨慎。护理道德的审慎是指护理人员在医疗护理行为前的周密思考与行为过程中的谨慎、认真、细心的一种道德作风。审慎是护理人员内心信念和良好的外在表现，也是对病人、对社会的义务感、责任感、同情心的总体表现。哲学家伊壁鸠鲁说过："最大的善乃是审慎，一切美德乃由它产生"。审慎对实践护理道德原则和规范的要求具有重要意义。

护理人员的审慎是指护理人员在为病人治疗护理过程中，在内心树立起来的，行动上付诸实践的详尽周密的思考与小心谨慎的服务。

（2）审慎的内容：护理人员在护理实践的各个环节要自觉做到慎之又慎，这是护理人员必须具备的职业道德素质。在工作中要认真负责，聚精会神，严格"三查八对"，严格无菌操作。即使在无人监督的情况下，同样严肃认真，一丝不苟地按规章制度和操作规程进行工作，以确保病人的安全和治疗护理效果，防止出差错，杜绝事故。遇到复杂病情或紧急救治时，既能敏捷、准确，又能果断、周密。

护理人员的审慎是建立在较强的业务能力和技术水平以及良好的心理素质基础之上的。因此，护理人员必须不断地学习知识，及时掌握护理科学新知识、新进展，对技术精益求精，熟练规范。加强心理素质的自我培养，逐步养成敏锐的观察力、良好的记忆力、灵活的思维能力，以及温柔的性格、坚定的意志、平稳的情绪。

护理人员的审慎还体现在处理人际关系中。护理人员无论与病人、病人家属，还是与本科室、本院的工作人员，或与社会人际间交往，都应表现文明礼貌，言语、行为、举止要得体、大方、庄重。与病人或家属沟通时，要注意语言修养和科学性、严谨性，不该讲的话就不应该随意乱讲。在护理中，不能因言语、行为的不慎给病人心理上造成任何不愉快、不安全感。为病人进行某些特殊检查、为病人保管某些财物、检查病人服药情况时，必须谨慎从事，必要时，由医师、护士长，或上级护理人员陪同进行。

（3）审慎的作用：审慎有利于护理人员养成良好的工作作风。护理人员的工作作风直接影响着护理质量的高低，也反映着护理人员的整体素质。护理人员在审慎的自律过程中可不断加强着责任感，锻炼着自己的作风。

审慎有利于护理人员自觉钻研业务，苦练基本功，从而不断提高知识与技能。临床护理工作中，只有具有丰富的医学科学及护理理论知识和熟练的技能，才能真正做到周密思考，谨慎处理，准确无误地理解病人的各种需要和病情变化。因为任何正确的思想和行为都不是人们头脑中固有的，也不是自然而然就会产生的，必须经过实践-理论-再实践的循环往复以至无穷的过程。知识贫乏、技术低下是绝不可能符合审慎的道德要求的。

审慎有利于护理人员在工作中严格要求自己，以护理道德原则、规范修身养性，不断提高自己的精神境界、道德水平，逐步达到"慎独"的境界，真正做到全心全意为人民的健康服务，为病人服务。

6. 荣誉

（1）荣誉的含义：荣誉是指人们履行社会义务，并对社会作出一定贡献后，得到社会的褒奖和赞许。因此，荣誉与义务是分不开的。

作为道德范畴的荣誉，是对道德行为的社会价值的客观评价和主观意向。客观评价的形式是社会舆论，主观评价则是个人内心的一种感受，一种个人的自我意识，由于履行社会义务而产生的个人道德情感上的满足。荣誉是个人良心中的知耻心、自尊心和自爱心的表现。

荣誉具有社会历史性。不同阶级对荣誉有不同的理解。奴隶主阶级以其高贵的出身和特权的大小来衡量他们的名声，宣扬他们的荣耀；封建地主阶级则以等级、权势和门第的高低作为荣誉的大小；资产阶级以拥有金钱为荣誉；无产阶级的荣誉观则是把对人民、对社会的无私奉献，把献身于社会主义、共产主义事业并作出成绩看成最大的荣誉。

护理人员的荣誉指为病人身心健康贡献自己的智慧和力量，并得到社会的公认和赞扬，个人也得到了良心上的满足。

（2）荣誉的内容：护理人员的道德荣誉是以病人的健康利益为基础的。

护理人员的荣誉观是以全心全意为病人身心健康服务为思想基础的。护理人员应该把自己从事的护理工作看作是社会主义事业的组成部分，与实现四个现代化的宏伟目标紧密联系起来。护理人员热爱护理事业，关心体贴病人，保证护理质量，社会就会以他们在为病人服务中的贡献大小为标准给予适当的评价。绝不能把履行救死扶伤的神圣职责作为猎取个人荣誉的手段，也不能把荣誉作为向领导伸手、向病人索取的资本。

个人荣誉与集体荣誉是统一的。护理人员应把个人得到的荣誉归功于集体的努力。懂得"荣誉从集体来"的道理，懂得离开了集体的智慧和力量，个人的才能再大也是一事无成的，而更谈不上个人的荣誉。当然，集体荣誉也离不开每一名护理人员的努力与贡献。

应鼓励护理人员发挥自己最大的主观能动性为集体多做贡献，为集体赢得荣誉，其中也包含着个人的荣誉。总之，集体荣誉是个人荣誉的基础和归宿，个人荣誉是集体荣誉的体现和组成部分。因此，护理人员要珍惜集体荣誉、同行荣誉、民族荣誉、国家荣誉，绝不能诋毁国家、集体和他人的荣誉。在荣誉面前要想到集体的力量和他人的帮助，保持谦让的态度，继续努力，作出更大贡献。

护理人员在荣誉面前应头脑清醒，谦虚谨慎。古人云"满招损，谦受益"，在荣誉面前，切不可目空一切，居功自傲，忘乎所以。要把社会和病人的赞扬与奖励，当作自己劳动取得成绩的反映和标志。始终保持清醒的头脑，继续努力。当受到贬责时，也要头脑清醒，分析问题发生的原因，吸取教训，振作精神，取他人之长，补自身之短，加强学习，认真实践，使自己得到提高，而不是垂头丧气，怨天尤人或自暴自弃。

（3）荣誉的作用：正确的荣誉观对社会主义精神文明的建设和良好护理道德风尚的养成有着重要的作用。

荣誉是激励护理人员不断进取的精神力量。争取获得荣誉，避免受到耻辱是人们的共同愿望，是进取心的表现，也是护理人员追求道德理想的一个重要方面。护理人员只有树立正确的荣誉观，才会把履行护理道德原则、规范变成内心信念和要求，同时也会将这种信念和要求通过相应的护理道德行为表现出来，从而转化为一种力量，这种力量将催人奋进。

荣誉对护理人员的行为起评价作用。荣誉实际上就是一种评价，护理人员关心荣誉、维护荣誉，本质上就是关心社会对个人和集体工作的评价。社会舆论对护理人员行为的评价是一种无形的力量，从这种评价中得到肯定与奖励，可促使护理人员继续努力，保持荣誉，更好地为病人服务。这种荣誉感一旦成为广大护理人员的共同愿望，对开创护理工作新局面，对护理人员的精神文明建设将产生巨大力量。

7. 幸福

（1）幸福的含义：幸福是指人们在物质生活与精神生活中，由于感受和理解到目标、理想的实现而得到的精神上的满足。

幸福是一种较高层次的道德范畴，因为幸福与人的人生观、世界观、价值观的树立及人生理想与价值的实现密切联系。幸福与义务、良心、荣誉一样，是一定社会的经济关系和社会生活条件所决定的。

幸福具有层次性。不同层次的人其人生观、价值观也不同，因此，也会有截然不同的幸福观。关键的区别在于把幸福建立在利己主义的基点上，还是建立在集体主义基点上，马克思主义伦理学、社会主义伦理学认为后者是道德的，前者是不道德的。

护理人员的幸福是指在为病人健康服务的过程中，以自己辛勤的劳动，实现从事护理事业的人生价值而感受到的精神上的满足。

（2）护理人员幸福观的内容：护理人员的幸福应是物质生活与精神生活的统一。护理人员的幸福不仅包含物质生活条件的改善与提高，而且包含着精神生活的充实。精神生活的满足应高于物质生活的满足。只有用健康的、高尚的精神生活指导和支配物质生活，才能真正感受到人生的意义。护理人员的精神生活主要在为病人服务的平凡而又崇高的工作中，不断进取，以自己的辛勤劳动、精心护理，使病人转危为安，进而恢复健康，并在不断实践中，取得事业的成功，实现护理工作的价值，从而感受到的幸福与快乐。

个人幸福与集体幸福的统一。集体幸福是个人幸福的基础，离开了国家的稳定与繁荣，离开了集体事业的兴旺与发达，护理人员个人的幸福是无法实现的。个人幸福也体现着集体幸福，如果一个部门，一个单位，大家都体会不到幸福，人际关系紧张，纪律松懈，人心涣散，自由主义泛滥，群众疾苦无人过问，个人智慧无处发挥，经济效益每况愈下，试想，在这样的集体中，个人能感受到幸福吗？因此，作为集体中一个成员，尤其是护理管理人员，领导者一定要注意积极关心和维护护理人员的利益和幸福，要积极创造条件，使护理人员能够自由的、心情舒畅的充分发挥自己的聪明才智，为护理事业的发展，为个人理想和目标的实现而不懈努力。

集体幸福要高于个人幸福。当个人幸福与集体幸福发生矛盾与冲突时，要自觉服从集体幸福，当个人幸福需要与他人幸福发生冲突时，要乐于助人，必要时暂时放弃个人的需要与利益。事实上，护理人员为了病人的幸福，为了千家万户的幸福，为了单位及部门集体的利益，不顾自己亲人患病需要照顾，放弃节假日的亲朋、家人的团聚，坚守岗位，尽职尽责，以此为乐，以此为荣，正是高尚幸福观的体现。

幸福是创造与享受的统一。马克思说过"斗争就是幸福"。劳动与斗争是幸福的源泉，与天斗，其乐无穷，与地斗，其乐无穷，护理人员和病人一起与病魔做斗争，也是其乐无穷。没有劳动与斗争，就不会有社会的发展，事业的成功，也没有个人智慧的发挥。只有在改造客观世界的实践中，才能真正体验到自身力量与智慧在集体事业中得以发挥，并有所发现，有所发明，有所创造的欢乐。所以幸福既寓于享受创造的成果之后，也寓于创造与奋斗的全过程之中，这种创造幸福与享受幸福的统一，催人奋进，在不断进取中完成新的创造，再体验新的幸福。因此，创造中的人永远享受着幸福。

护理人员在平凡而又崇高的护理事业中，创造幸福，享受幸福。

（3）幸福观的作用：护理人员树立正确的幸福观，就能将个人幸福建立在理想的追求、人生价值的实现上，就会摆正个人幸福与集体幸福的位置，就能自觉履行道德义务，即把个人幸福溶于救死扶伤、防病治病、全心全意为病人服务的平凡而伟大的护理工作之中，从病人及家属的欢乐中，从社会的评价中得到欣慰，感受到精神上的满足。

树立正确的幸福观，确立正确的人生观、世界观与价值观。在一定意义而言，幸福也是苦与乐的统一，没有苦就没有乐，没有辛勤的耕耘之苦，就难以体会收获之乐。苦与乐也在相互转化，苦中有乐，乐中有苦。护理人员理解了苦与乐的辩证关系，就会自觉的为理想、事业而勇于吃苦，乐于吃苦，勇于奉献，就能正视工作中的困难。正确对待前进中遇到的挫折，能以无私无畏的精神百折不挠，在艰难困苦中看到光明，看到希望。在顺利之时，在成功之际，在成绩面前，也能做到头脑冷静、一分为二，并致力于新的更高的目标，迎接新的更艰巨的挑战。只有这样，事业才能发展，社会才能进步，个人才能在社会的发展与进步中实现人生价值与追求的理想。

思考题：

1. 阐述护理道德原则及实质。
2. 详细叙述护理道德规范的内容。
3. 叙述护理道德范畴的内容。

第五章 护 患 伦 理

护患关系是医患关系的重要组成部分，是护理伦理学的核心内容之一。护患关系的和谐与否直接关系到护理伦理原则的贯彻执行，影响到整个医德医风和护理质量的状况。

第一节 护理人际关系伦理

在医疗护理实践中，护理人员面临各种人际关系，除护士和患者关系伦理在本章第二节专有论述外，这里主要阐述医护、护际（护士之间关系称为护际关系）、护技和护理人员与其他人员关系及其伦理。

一、医护关系伦理

在医务人员的相互关系中，医护关系占有重要的地位。医师和护士虽有分工，但目标是一致的，即为患者提供优质服务。从患者门诊就诊到住院治疗直至康复出院，每一项工作都需护士和医师密切配合、平等协作。护士与医师有职业的分工，但没有贵贱之分，那种认为"医师动动嘴，护士跑断腿"的观点是错误的。作为护士，必须要做到自尊、自爱、自重、自强，不应轻视自己劳动的意义，在业务水平上要不断进取，不断提高。作为医师，应该体贴护士的辛勤劳动，理解护理工作的重要性，支持护士的工作。所谓"三分治疗，七分护理"就是对护理工作的充分肯定。医师和护理人员之间关系处理的好坏直接影响到医疗护理服务质量和服务水平。

在诊疗过程中，医师主要负责对患者疾病诊断并制定相应的治疗方案，护士负责实施医嘱。护士不仅要全面正确和及时地执行医嘱，还要及时地观察和发现出现的问题，提出合理的建议，并及时向医师反映医嘱执行的情况和治疗效果。这就需要护理人员有较高的业务能力和较强的责任感。护士要尊重医师，在患者面前要维护医师的威信，不要在患者面前评头论足，议论医师技术的高低等。医护之间如有矛盾，应在内部解决，不要在患者面前随便议论、责难，甚至露出不满情绪。

随着医学模式的转变，医护关系已由传统的"主从型"医护关系变为新的"并列-互补型"医护关系。所谓"并列"是指医疗和护理的总和构成了治疗疾病的整个过程，医师和护士是同等重要、缺一不可的。所谓"互补"是指医护之间交流信息、互相协作、互为补充。从某种意义上讲，医疗工作就是医护工作互补的过程，医护只有密切配合，真正做到诊治、护理及心理上相互适应与尊重、相互扶持与制约、相互监督与配合，才能形成"并列-互补型"医护关系。

因此，良好的医护关系，不但可以提高工作效率，还为患者创造一个安全、和谐、美好的环境，有利于治疗和护理任务的完成。

二、护际关系伦理

护理人员之间建立良好的护际关系，是圆满完成护理任务、为患者提供优质服务的基础。正确处理护际关系，应以"患者第一"和尊重他人为指导思想，护士之间是同事、同志和姐妹的关系，在工作上应相互鼓励、共同切磋；在生活上要相互关心、真诚相待。

护士之间要维护同行的威信和利益，正确对待彼此的荣誉、困难和差错。有了成绩和荣誉不能骄傲自满、鄙视他人；有了困难，要共同承担，不要拈轻怕重；出了差错，要勇于承担应负的责任，绝不能回避，推卸责任。在工作中，要各尽其责，不同岗位上的护士都应发挥出自己的作用，形成一个护理协作的群体，使护理工作达到科学化、标准化要求，从而达到优质服务的效果。

护士之间应提倡"尊老爱青"。青年护士要尊重老护士，要学习她们宝贵的工作经验和对工作的高度责任心，虚心学习她们献身护理事业的精神和严谨的工作作风。老护士也应注意以身作则，关心爱护青年护士的生活、工作和学习，热情地传帮带，帮助青年护士尽快提高业务水平和道德修养。新老护士之间要教学相长、互帮互学、共同提高，这样才能提高护理质量，促进护理事业的发展。

三、护技关系伦理

护士与医技人员之间是平等、团结协作的关系。为了保证患者得到正确的诊断和及时的治疗，医技科室必须为临床第一线提供及时、准确的依据。护士必须了解各医技科室的工作特点和规律，遵循相互支持、相互配合、团结协作的伦理原则，为临床提供及时、准确的诊疗依据，为不失时机地救助患者而共同协作。

由于护理工作的特点，护士在工作中还应协助医技科室人员把好安全关、质量关。发现有关人员有不称职、不规范或危及患者健康安全的行为时，要坚持原则，采取实事求是的态度，主动进行协商，寻找解决问题的办法，不应让患者跑来跑去，或把怨气发泄到患者身上，这些做法都是不道德的。

四、护士与行政、设备、后勤人员关系伦理

无论医院领导还是职能部门的工作人员，都要树立为临床医疗工作服务的思想，在人员配备、专业培训、设备更新等方面要为第一线着想。护士要尊重行政管理人员，并向其反映正当的需求，即便是一时解决不了的，也要树立全局观念，理解并支持行政管理人员的工作，服从组织领导。

设备与后勤工作人员是医院人事的重要组成部分。他们负责物资、仪器设备、生活设施等的提供和维修，是护理工作正常进行和提高护理质量的保障，也是医院正常运转不可缺少的环节。设备与后勤人员要树立为临床第一线服务的思想，护士应树立尊重设备与后

勤人员的理念，珍惜并爱护他们的劳动成果，共同为病人健康服务。

第二节　护患关系伦理

一、护患关系内容、特征及其模式

护患关系指的是医疗、护理活动中，护理人员与患者之间的关系，它包括护理人员与患者、患者家属、陪护人、监护人、单位组织等的关系。

护士在医疗活动中担当着重要的角色。护士所具有的社会功能，往往是医师所不能代替的，因为护士同患者的接触更为密切，护士常常成为医院与患者相互联系的桥梁，可以有效地促进医师与患者的沟通接触。

（一）护患关系中连接双方的纽带是医疗和护理，围绕医疗和护理的双方主要是技术性护患关系和非技术性护患关系两个方面：

1. 技术性护患关系　指护患双方在诊治、护理技术活动中的行为关系，如患者提出主诉、反映治疗效果、病情变化等，护士给予注射、发药、换药、心理和生活护理等。在这种技术关系中，护理人员起主导作用，是服务主体，患者是服务对象，是服务客体。技术关系极为重要，是非技术关系的基础。

2. 非技术性护患关系　指护患双方由于社会、心理、经济等多种因素的影响，在实施医护技术的过程中形成的道德、利益、价值、法律和文化关系。护患关系的非技术方面是护患关系中最基本的、最重要的方面，两者是双向的、平等的关系。社会舆论上对护理人员所提供服务的满意程度，给予的各种处置、护理的操作及熟练程度等要求更高一些；患者也把注意力放在护理人员是否耐心、是否抱着深切的同情心、是否尽了最大的努力去做好护理工作方面。

（二）护患关系模式

美国学者萨斯·荷伦德曾根据医护人员与患者的心理方位、所发挥主导作用的程度将护患关系划分为三种模式：

1. 主动-被动模式　是指护患关系的心理方位上呈显著差位，突出护士的主导作用，其主要特征是，护士居主动地位和权威性，通常以"保护者"的形象出现在患者面前，为患者提供必要的支持和帮助；患者则处于完全被动的地位，一切听任护士的处置和安排。这种模式适用于：①患者意识丧失，或无行为能力，精神疾患及婴幼儿；②麻醉、急性严重创伤、昏迷、重症病人。

2. 指导-合作模式　是指护士和患者都具有程度不同的主动性，护士相对处于心理上位，对患者起着指导作用。其主要特征是：护士具有相对的主动地位和一定的权威性，但必须建立在患者充分信任和良好合作的基础上；护士通常以"指导者"的形象出现在患者面前，为患者提供必要的指导和咨询；患者则处于相对被动的地位，接受护士的指导和咨询，并予以合作。

3. 共同参与模式 是指护士与患者建立在平等关系的基础上，共同发挥着各自的主动性。其主要特征是：护士的主动性突出地体现在引导患者的主观能动性方面，通常以"同盟者"的形象出现在患者面前，为患者提供合理的建议和方案；患者能处于积极主动的地位，对自己的疾病治疗护理过程有较强的参与意识和行动，能主动寻求与护士的沟通，并采纳护士给予的各种合理化建议等。这种模式突出了以患者为中心，以护患平等为基础，双方相互依存、相互作用，有利于提高治疗与护理的效果，有利于疾病的康复。

三种护患关系模式中，在一般情况下我们提倡护患的共同参与。护士要尊重患者的意见和权利，但又不能在治疗和护理上轻易放弃自己的正确意见，听任患者放任自流。在认真听取患者反映的情况后，要给予患者正确的指导，充分发挥护士和患者的双向积极性，达到治疗和护理的最优和高效的目的。

（三）护患关系特征

护患关系是护士与患者在特定环境中交往互动所形成的一种特殊的人际关系。在护患关系的形成过程中，护士处于相对主动地位，护士的态度和行为对护患关系的建立与发展起决定性的作用。护患关系的特征为：

1. 护患关系是一种工作关系 对护士而言，建立良好的护患关系是护士职业职责，护士与患者的交往是一种职业行为，具有一定的强制性。通俗地说，不管护士是否愿意，或患者的年龄、身份、职业、素质如何，护理人员都必须接纳并应努力与患者建立良好的关系。

2. 护患关系是一种信任关系 护患关系应该是一种信任关系，患者把自己疾病治疗护理权利托付给护士，这是对护士的极大信任，所谓信任关系就是护患之间相互尊重和彼此信赖。信任关系是护士完成护理工作的必要条件。

3. 护患关系是一种治疗关系 调查研究表明，良好的护患关系，能有效地减轻或消除患者来自环境、诊疗过程及疾病本身的压力，有助于疾病的康复。因此，护理人员必须清楚，护患关系是一种特殊的、应谨慎执行的治疗性关系。

二、构建和谐护患关系的伦理准则

随着社会的进步和医学模式的改变，护士职责范畴不再局限于作为医师助手进行治病救人的工作，已转向促进健康、预防疾病等方面，"南丁格尔誓词"已不能够完全代表护士应有的伦理准则。因此，国际护士协会在1953年制定出新的护士伦理准则，并于1965年、1973年两次修改。21世纪人类疾病谱发生根本变化，医疗卫生服务的人群有了更广、更高的目标和要求，作为护士所担负的责任和使命也更为艰巨。各国护理界对护士的伦理准则纷纷进行修订，以适应时代的需求。

结合我国的护理实际情况，提出以下护患关系伦理准则：

（一）护理工作要"以患者切身利益"为中心

"以患者切身利益"为中心表现在许多方面：首先，体贴是爱的表现，在行为上，主要体现在能理解患者的痛苦和感受，设身处地为患者着想，了解和满足患者的需要。体贴既容易做到，也难以做到，因为体贴需要爱心，需要细心地观察、了解患者的需要；其次，由于现代医学科学的发展，护理学从单纯的对疾病的护理发展为对患者身心的全面护理，这就需要护理人员不仅要有扎实的护理学基础理论，还需要掌握新技术、学习新知识，不断进取，精通护理专业，做到技术上精益求精；再次，由于护患双方接触最多，关系密切，患者不仅希望从护士那里获得医疗技术服务和生活方面的照料，而且还希望得到护士的尊重和爱护，获得精神支持和心理安慰。每个护士都应关心爱护患者，尤其对那些处境困难、身心痛苦、生命垂危的患者给予特殊的关心、同情和安抚。

（二）护理人员要尊重患者的基本权利

护理人员要尊重患者的自主权、知情权、自主选择权、隐私权及其他权利等。

1. 自主权　有行为能力的人是有理性的人，涉及个人的问题如健康、生命、结婚、生育、避孕方法的选择等由个人作出决定，对自己的行为负责。由于我国的社会文化特点，在许多情况下患者与其家庭关系密切，医疗决策往往通过医师、病人、家属之间的协商作出，而最后决策者是患者及其家属。另一方面，对于某些疾病的治疗方案也往往与患者的配偶密切关联，这种协商更为重要。

2. 知情同意权　为了维护患者利益及尊重他们的自主权，在有关治疗护理方案上医师护士必须取得他们的知情同意。实行知情同意是医护与患者（有时包括其家属）之间相互交流、协商，有时包括耐心说服的过程。这个过程完成得好，能够维护患者的利益，同时也有利于医护履行其责任，构建良好的医患、护患关系。

3. 保密、隐私权　医护人员有更多的机会接触患者的隐私。隐私包括两方面：一是患者的身体，另一是有关患者的隐密信息。保护隐私也有两方面：①医护人员检查及护理患者身体必须得到本人的同意，如果女患者不允许男医师检查身体，应该更换女医师检查，同时检查患者身体不允许无关人员在场；②患者有些隐密信息，往往与性有关，在涉及这些个人隐私问题上，医护人员也应为患者保密。

4. 健康权和医疗权　当患者就医时，他就具有：①获得为治疗其疾病所必需的医疗服务权利；②获得尊重的权利，对医护人员来说，尊重患者是一个绝对的无条件的道德义务；③获得公正的医疗服务的权利，这里讲的公正是指医疗资源分配上的公正和获得相应公正的医疗服务；④获得节省医疗费用的权利等。

当患者的自主权与医疗权之间发生冲突，比如患者拒绝治疗，就是在行使他的自主权。在这种情况下，对其疾病转归过程分析之后，我们通常要说服患者放弃决定，甚至在不得已的情况下进行强制性治疗。但是，对于不愿增加和延长自身痛苦的临终患者，我们还是应当尊重患者的意愿。当然，尊重并非纵容或听之任之。对某些不讲理、行为有损于他人的患者，应采取合理的、非对抗性的方式加以劝导、制止。

（三）讲究护患之间的沟通、互信的技巧

沟通（communication）是指人与人之间的信息交流过程。它是人类社会交往的基本形式。在护患沟通过程中，护理人员的言谈举止、表情姿势等不仅仅是信息的传递，而且展现了护士对患者的态度、责任心等，是护士整个精神面貌的反映。因此，在临床护理工作中，护理人员应该注意自己的一言一行。

沟通方式可分为语言沟通和非语言沟通。在人际沟通中，双方的站姿、坐姿，常常体现了双方的关系，也展示了个人的情感状态。在临床上，护理人员说话的语调和语气，常常是患者借以判断护士态度的重要线索。因此，工作中护理人员要讲究沟通、互信的技巧，言谈举止大方、表情姿势自然，说话柔声细语，这有助于获得患者良好的印象。

真诚是一种态度，表现为真心实意地帮助患者，真诚能够赢得患者的信任和理解。在临床护理工作中，患者会提出各种各样的要求，有与健康相关的，也有私人性质的；有些合理，有些不合理。对于患者的这些要求，当护士认为这是有利于健康的或合理的，则应提供最大的帮助；是不利于健康的或不合理的，护士则应真诚、坦率的婉言谢绝并讲明理由。

（四）灵活、准确地实施保护性医疗制度

保护性医疗制度是指在一些特殊情况下为了避免对患者产生不良影响，从而向患者隐瞒部分病情，为患者病情的恢复创造良好的条件的一种医疗制度。在诊疗活动中，医护人员在如实向患者交代病情、说真话时会遇到一个两难的问题：一方面获知自己病情的真实情况是患者的权利，医护人员理应如实讲病情、说实话；另一方面保护性医疗制度又要求为了避免对患者产生不良影响，从而向患者隐瞒部分病情。此时，医护人员不可机械地执行，应灵活、准确地实施保护性医疗制度，目的是维护患者利益。我们认为，除非医护人员有足够的理由确定告诉一位晚期绝症患者真实情况会损害他的利益时，则可以隐瞒病情，但还要看患者对病情的态度和接受程度，一切尊重患者意愿，稳妥处置。

案例：患者王某，男，60岁，其母死于直肠癌，患者本人因患直肠癌住院手术。患者性格开朗、乐观。术后恢复较快，不久生活已可以全部自理。术后半年自觉不适，来院复诊，复查结果为直肠癌转移肝。考虑到疾病的严重程度，及对患者可能造成情绪的负面影响，院方只将结果告知他唯一的儿子。他儿子再三叮嘱不要告诉他母亲，也不告诉他父亲。但是，患者本人却表现出渴望知道真实病情的急切心情，多次与护士提出了解病情。终于，患者在与护士探讨了许多生死问题后突然问护士："我是不是已经转移了？"面对患者突如其来的提问，护士只能否认，但患者表示，"我应该有权利知道真实的病情！"，并解释了他需要时间来安排后事。患者没有要求护士正面回答，只是提出如果"是"，就什么也不表示；如果"不是"，就摇头，并保证仍然会积极治疗。最后，护士什么也没有表示。患者郑重地向护士说了声："谢谢"。三天后患者出院，二周后患者再次入院，一周后安详去世。护士的理由：无法抗拒一个人对生命——自己生命的选择权利，无法也无权为患者最后的时间做主。

（五）患者要尊重、维护护理人员的基本权益

临床护理工作在深化"以患者为中心"的服务理念，提高护理质量和护理专业技术水平的同时，全社会特别广大患者要尊重、理解护理工作，维护护理人员的基本权益。"以患者为中心"的护理模式，使护士工作从单纯的执行医嘱转变到为病人提供生理、心理、社会和文化的全方位服务、人性化的服务。这种全方位的护理是复杂而具创造性的工作，需

要护士付出更多的劳动和精力。可是目前国内大多数医院护士严重缺编，使护士处于超负荷工作状态，生活不规律，造成心理高度紧张和身体疲乏。有研究显示，护士压力最主要来源依次为害怕出现护理纠纷、护理工作得不到重视、工资待遇比较低等。所以广大群众特别是患者要尊重护士的劳动，理解他们的艰辛，维护护理人员的基本权益。

第三节　护患关系的紧张因素及其防范

护患冲突是指护理人员与患者或其家属对医疗护理及管理过程中的问题存有不同看法并发生争执，它不仅对医院整体服务质量与服务水平的提高有影响，而且还直接或间接地涉及双方的权益以及有关道德、法律责任问题。近年来，随着医疗卫生体制改革深化以及人们自我保护意识、法律意识的不断增强，护患矛盾、护患冲突已引起卫生界和社会高度重视。

一、护患冲突

护患矛盾存在于临床诊治护理工作的全过程中，护患矛盾不能及时解决会酿成护患冲突或医疗纠纷，临床护理实践中护患冲突、护患纠纷主要表现在：

1. 护理人员服务态度恶劣造成护患纠纷　表现为护士对患者冷、硬、顶，所谓"脸难看、话难听、病难看"。有的护理人员对患者缺乏基本的尊重，说话生硬，态度粗暴，有的为了满足私欲，拉关系甚至变相索要红包等，这些行为都严重地损害了护理人员在患者中的形象，使护患关系恶化。

2. 医疗事故和医疗差错的出现　在医疗工作中，护理人员由于责任心不强或因技术经验缺乏，以致发生医疗工作上的错误，造成患者组织器官损伤并导致功能障碍或病情加剧甚至死亡等不良后果称医疗事故。没有导致严重不良后果者称医疗差错。医疗事故与差错是导致护患纠纷的重要原因。技术性事故容易被患者谅解，而责任性事故常常引起患者及家属的高度不满，从而产生医疗纠纷。

3. 护理服务不能满足患者的需求　包括：①患者的要求合理，护理人员也有条件满足患者；②患者的要求虽然合理，但护理人员没有条件满足患者；③患者的要求既可以满足，也可以不满足，例如，患儿患轻度感冒咳嗽，服用普通的感冒药物即可，但患儿家长却要求给患儿点滴抗生素或服用进口药物；④患者的要求不合理也没有条件满足，属于患者的过分要求。

综上所述，作为服务于患者的护理人员，原则上应尽可能满足患者的合理要求，在不能满足时应耐心、充分解释。即使是不合理的要求，也要反复说明不能满足的原因，尽量做到不激化矛盾，不引起护患纠纷。一旦矛盾产生，如果的确是患者或患者家属的问题，院方领导或科主任、护士长应出面处理。若确为护理人员的责任，则必须对其批评教育，并对患者赔礼道歉，适当赔偿。

二、护患关系的紧张因素

护患关系的紧张因素除社会大环境如现实社会存在着的道德下滑、人际关系紧张、社会诚信度不高等因素对医疗卫生战线的冲击外，就护患双方的因素主要有：

（一）护理人员方面因素

1. 知识结构 目前，我国护士的知识结构不太适应现代护理发展的需求。随着科学技术的发展和医学模式的转变，护理学研究的范围也逐渐扩大，护理模式从以疾病为中心转变为以整体的人的健康为中心。护理模式的转变表明护理的对象是人，人的整体包括生理、心理、精神、社会等各个方面。护理工作研究和服务的对象是具有自然和社会双重性的人，不仅要有自然科学（如数学、物理、化学、生物医学等）方面的知识，还要有人文社会科学（如心理学、美学、伦理学、法学、行为学、宗教信仰等）方面的知识，这样才能很好地为病人提供恰当的、优质服务。

2. 职业素质 护士应具备良好的道德素质、心理素质、业务素质、身体素质。四种基本素质缺乏其一就会使护患关系紧张，甚至发生冲突。当面对需要急救的患者时，护士如果没有良好的心理素质，就可能自身处于紧张状态，手忙脚乱，不知所措；若缺乏业务素质，也不可能让患者得到及时的抢救，很可能使患者家属感到护理人员在患者身边没有起到作用，甚至延误了抢救时间；若缺乏良好的身体素质，在连续的抢救过程中，由于护理人员的体力不支，也会影响整体的抢救工作，就可能使护患关系紧张。因此，职业素质在整个抢救过程中，每时每刻都体现在护士的言行上，并且在医疗工作中起着极为重要的作用。

3. 角色冲突 医护人员的工作特点是要求严格、压力大、自由度小，需要相互合作程度高，面对的服务对象复杂而工作责任又重大，常常表现力不从心。护士虽素以"白衣天使"著称，它象征着纯洁、高尚和崇高。然而"天使"也是普通人，她们也有着普通人的酸、甜、苦、辣。在中国从事护士专业的大多数为女性，对职业女性来说，既要在工作上获得成绩，又要在家中扮演妻子、母亲或女儿的角色，很容易发生角色冲突，因此，当个人的情感等方面的波动影响到具体工作时，免不了有态度生硬或言语不妥，就会引起患者的反感，护患关系必然紧张，甚至可能发生冲突。

4. 人际关系 在医院，医师、护士、临床医技科室人员、患者及患者家属都有着密不可分的关系，都扮演着不同角色，护士常常处于角色丛中，他们都有一个共同的目的，就是尽快减轻患者的病痛，让患者早日康复。护士扮演着重要的角色，处于医师和患者之间、医技科室人员与患者之间，有着特殊的中间位置，而护士又受多重领导，起着重要的连接作用。护士若处理不好上述人际关系，也是影响护患关系紧张的又一因素。

5. 潜在因素 护患之间服务与被服务的关系有潜在的冲突因素。首先，护士与患者优先权的冲突，人患病后往往考虑自己多一些，对护士提出的各种要求也高，而护士的缺编不足使护理工作量超负荷。患者多、护理任务重，就要做全面的安排，要根据病情需要和专业需要安排先后顺序，有些患者不理解，就会产生不满情绪。其次，患者及家属与专业人员对疾病的严重状况、治疗效果、预后等的认识不同，患者（或家属）往往过高或过低地估计病情，提出这样或那样的要求，如得不到满足也会导致护患关系紧张。

（二）患者及其家属的因素

1. 患者心理　患者心理问题是指患者疾病本身及医疗环境、医疗活动所引起的心理反应。一个人从健康者转变为患者，其社会角色发生了变化，不能按患者角色作相应改变：患者住院后，心理负担加重，有的将自己的烦恼、愤怒，向周围的病友、家属、医护人员毫无理智地发泄。但随着时间的推移，患者逐渐适应医院的医疗环境，习惯了患者的角色，就不愿变换，当病愈出院时就表现为不愿出院。患者从入院到出院整个过程中发生的心理活动，都可导致医患、护患关系紧张。

2. 患者及其家属因病情、经济负担等原因，并对当前"看病难、看病贵"怀有不满情绪，说话语气刻薄、行为过激，甚至无故迁怒于护理人员，引发护患冲突。患者及其家属文化、教育水平及素质参差不齐，他们对问题的认识和处理态度不同，又不愿听医护人员的解释，有的容易行为过激，从而引发护患冲突。

3. 患者及其家属对护理工作的重要作用缺乏正确认识，对护理人员缺乏必要的理解和尊重，有的会忽略或轻视护士的辛勤劳动。患者及其家属缺乏必要的法律知识，尊法、守法意识不强，对医院各项规章制度不甚了解，有的对护理服务质量要求过分，尤其是在患者出现病情恶化或猝死时，家属不管死因、不分对错，均向护理人员问责，导致护患冲突的发生。

三、护患关系紧张因素的防范

（一）从护理人员自身建设上

在护理工作中如何防止护患关系紧张呢？南丁格尔很早就提出过理想护士的标准："一个护士必须十分清醒、绝对忠诚、有适当的信仰、有奉献自己的心愿，有敏锐的观察力和充分的同情心，她需要绝对尊重自己的职业，因为上帝是如此信任她，才会把一个人的生命交付在她的手上。"南丁格尔为实现自己的理想，将毕生的精力献给了护理事业，为我们树立了榜样。

1. 护士应遵循护理伦理规范，严格要求自己　护理伦理规范是在护理伦理基本原则指导下，协调护士与患者、护士与其他医务人员、护士与社会之间关系应遵循的行为准则和具体要求，也是培养护士道德品质的具体标准。1973年国际护士会章在"护士与同事"一节作了如下论述："护士应与同事和其他工作人员保持合作关系，当同事和其他工作人员危及对患者的照顾时，护士应以适当行动予以保护。"这就明确了护士与同事的关系，所有医务人员都要以患者为中心，一切为患者服务。在工作中，护士应尊重患者，一视同仁、体谅患者，尊重患者的生命价值，尊重患者的权利。

2. 护士应具备良好的职业素质　良好的第一印象在认识过程中起着非常重要的作用，并且往往成为以后交往的基础。因此，护士应注意仪态和服饰，不应浓妆艳抹，不应佩戴影响工作的首饰等。并注意自己的言谈举止、风度，给患者留下良好的第一印象，为以后护患关系良好发展打下基础。构建良好的护患关系主要是满足患者的需要,因此,护士应该具备奉献助人的职业道德,自觉自愿、竭尽全力地去为患者解除痛苦。处理问题、解决问题要以真挚的同情心从患者的利益角度去考虑,并随时与患者沟通,满足其需求。还要增强自我控制能力、独立工作能力、与人和睦相处的能力以及创造性地开展工作的能力。总之,提升护士素质、增强能力是对护士的基本要求,也是处理好护患关系的基本保障。

3. 加强沟通,讲究语言技巧 护理人员要主动与患者打招呼或作自我介绍。语气要自然、柔和、热情,要讲礼貌,要求患者合作时,要诚恳、认真,谈吐要文雅,不得生硬或直呼床号或代号。在护患关系中,倾听对方讲话比说更显得重要。倾听可提高护士的敏感性,从中对患者病情、治疗状况可直接得到反馈。语言的沟通能加深护患之间的了解,使不必要的紧张化为理解与谅解,建立起友好合作的护患关系。护理人员应该尽可能说服,而不是以强迫的方式。说服是以合理的方式,有目的的、成功的影响他人的行为,使患者自愿地接受护士的观点。例如,护士通过耐心细致解释,告诉不愿服药的患者药物的作用、服药的重要性与不服药的不良后果,最终使患者不再固执,自觉自愿吃药。

(二)从管理制度上

1. 加强管理体制建设,杜绝管理漏洞 护理管理与护理质量、医院整体医疗水平、服务质量都密切相关,良好的管理体制,可有效提高服务质量,从而降低护患冲突发生的风险:①充分加强护理管理部门与各科室的日常交流与沟通,共同建立起完善的护理管理体制及制度;②根据国家医疗卫生相关法律、法规及技术标准,并充分结合医院具体情况及护理工作的特点,制定可行、有效的护理技能操作及护理人员行为的规章制度,做到人人知晓、人人遵守,使护理人员的日常护理服务工作有章可循、有据可依;③护理管理部门应定期开展监督、抽查活动,及时发现问题并提出整改措施,对不恰当护理行为提出批评,纠正其错误,并制定完善的"奖优惩差"的激励措施。

2. 加强护理技能及职业道德培训 护理人员护理技能不过硬、不规范,以及职业道德感不强是造成护患冲突的重要因素。因此,我们在日常工作中应注意以下几点:①加强护理人员业务素质及技能的培训,可通过定期开展专题讲座,提高其工作能力,熟练掌握常规护理、监护、药物给予等方面的规范化操作,也可通过推荐护理人员去高级别医院进修学习来实现;②加强护理人员人文医学知识的培训,将人文医学知识与临床护理实践相结合,学会人际沟通、护患沟通,提高护理人员与患者及其家属沟通的能力,对常见容易引起护患冲突的原因进行分析与研究,以有效避免其发生;③重塑全新的护理理念与职业观,大力推行人性化护理服务,充分尊重患者各项权利,树立全方位包括生理、社会、心理与精神上为患者健康服务的理念。同时,要适应护理技术的飞速发展和广大人民群众对健康需求的不断提高及护理工作职责范围在拓宽的新形势,加强护理专科化及人才培养建设。

(三)从法制建设上

1. 国家正在加强卫生法制建设,《基本医疗卫生法》是医疗卫生工作的大法,这项立法工作正在进行中,包括《医疗纠纷预防与处理条例》等也正在抓紧修订,旨在从营造健康有序的就医环境、维护医(护)患双方权益出发,根本上解决医(护)患矛盾、冲突与纠纷，构建和谐的医患关系和护患关系。另一方面我们要加强医护人员的法制教育，强化法律意识，不断提高医护人员的依法行医理念，遵守国家医疗卫生各项法律、法规和规章制度的自觉性，更好地履行职责，为病人提供优质服务。

2. 要有效加强患者及其家属的法制学习、宣传与教育，引导他们学法、尊法、守法，自觉遵守国家关于维护医院正常医疗秩序的法规，自觉遵守医院各项规章制度，尊重医护人员的辛勤劳动，尊重医护人员的权益，维护医护人员的尊严和人格，提高尊医行为，杜绝包括医闹在内的各种不文明行为和现象的发生。

思考题：

1. 护患关系有哪些特征？
2. 构建和谐护患关系应遵守哪些伦理准则？
3. 医护关系伦理要求是什么？
4. 应如何防范护患关系紧张的发生？

第六章 基础护理和专科护理伦理

随着医学科学和护理专业的发展，使护理学科在护理理论、护理技术、护理体制上得到了不断更新和发展。现代护理观扩大了护理工作的领域和功能，与此相适应的护理伦理的内涵和外延也在发展深入，护理伦理领域不仅研究基础护理和专科护理伦理中的新课题，还要探讨伴随护理专科化发展应运而生的专科护士及其护理伦理要求，这是时代发展的必然要求。

第一节 基础护理伦理

一、基础护理伦理

（一）基础护理概念

基础护理包括护理基本理论、基本知识和基本技能，是各专科护理的共同基础，也是从事护理工作必须掌握的基本专业技能。通过护理措施达到目标是：①提供安全、舒适的治疗或休养环境；②保证人的基本需要——足够的睡眠，合理的营养，正常的排泄；③减轻病痛，不增加痛苦；④满足心理需要；⑤对疾病的检查、治疗、护理准确并及时有效，要有完整的记录。

此目标是根据人的全面需要提出的。当人的某一部分受到干扰或异常时会对整个人体产生影响，这种影响包括机体反应和心理反应。护士必须十分清楚人体局部与局部之间、局部与整体之间，以及人与人、人与环境之间的关系，护理工作都要从这个基本观点出发。这是符合现代的生物-心理-社会医学模式的，即把服务对象视为生物的、心理的、社会的、发展的人，给予适合不同需要的个人护理。

（二）基础护理工作的意义

基础护理在人的康复中占有重要地位。护理质量的优劣，护理人员的服务意识及操作技术好坏直接影响医疗质量和治疗效果。根据护理目标，基础护理有很多内容，如常规的生命体征测量是判断病情转归的可靠资料，这些资料无论是日常的治疗还是危重抢救都是极其重要的。又如，对排泄物的观察和采集标本，在循环、内分泌、泌尿、消化等系统疾病诊断中常常作为明确诊断的依据。再如，由于给药途径不同，同一种药物作用各异，硫酸镁注射有解痉、降压、利尿的作用，口服则能导泻，一定浓度的溶液湿敷又能起消除肉芽水肿的作用。因此，一个人在康复、治疗过程中不仅需要正确的诊断和治疗方案，还要有实施这些方案的护理措施。作为护理措施的实施者，护理人员应要重视基础护理，这是做好临床护理工作的根本保证。

（三）基础护理伦理规范

护理伦理规范是从事护理专业的人应遵守的道德要求，而基础护理伦理规范是针对基础护理特点而言的。

1. 热爱专业，无私奉献　护理工作是高尚的、平凡的而不引人注目，护理人员必须认识到其职业的特殊性，它不仅仅是谋生的手段，而是意味着更多的责任和奉献。护士对职业高度热爱，是做好护理工作的基础。面对患者，护理人员只有树立热爱护理，乐于奉献的理念才能够在繁忙与劳碌的工作中保持良好的态度，时刻让患者感受到关怀与温暖，赢得患者的信赖，彰显护理专业的价值。

2. 弘扬"慎独"，高度负责　护理人员对患者的生命安全负有重大责任，工作中应以高度负责的态度进行各种治疗、护理。护理工作通常是一个人单独进行的，在这种无人监督的情况下也能高度负责、自觉地遵守各项操作规程，我们称它为"慎独"精神。如在无菌技术操作中，无菌物被污染要及时更换处理，对不能表达意愿的婴儿及昏迷患者操作必须一丝不苟，出了差错首先想到的是患者的安危，要及时报告、及时救治。

3. 钻研业务，不断进取　医疗卫生是随着社会文明和科技进步而发展的，医疗护理必须适应社会需要，特别是现代生物-心理-社会医学模式要求对患者进行整体护理，操作时要有相应的措施。因此，护理人员要不断地学习，刻苦钻研，掌握最新的护理理论和先进的护理技术，满足患者的需要。如为患者插各种导管应先考虑此时患者的需求，讲明这项操作的目的和过程，双方密切配合才能使痛苦减到最小，疗效最好。

4. 团结协作，密切配合　医疗护理工作具有集体工作的性质，需要众多人参与，共同努力才能完成。基础护理工作要与许多部门的工作人员有直接联系，不仅与医师、医技科室人员工作关系密切，还和配餐员、卫生员等许多后勤人员打交道，无论那项工作都与患者的康复有关。在工作关系上都是平等的，应相互尊重、理解和支持，切忌在患者或家属面前暴露工作中的矛盾，甚至相互争吵，对患者造成不好影响。

第二节　专科护理伦理

专科护理伦理是指临床各专科特有的基础护理知识和技术及其伦理规范。主要包括老年科、妇产科、儿科、传染科和精神科护理及其伦理规范。

一、老年科护理伦理

据国家民政部统计，截至2014年底我国60岁以上老年人口2.12亿，占总人口15.5%以上。按国际惯例，60岁以上的老年人占人口比例达到10%以上则进入老龄社会。按此标准，中国已正式进入老龄社会，老年人口的高龄化会给社会经济发展和人民生活的各个领域带来广泛而深刻的影响。社会老龄化对当代医学提出了一系列挑战，当前突出的、迫在眉睫需要解决的问题是加强从社区到家庭对老年人群的医疗和护理工作。护理人员要深入了解老年科患者的生理、心理变化，遵循老年护理伦理规范，才能更好地为老年患者提供护理服务。

（一）老年科患者的生理、心理变化

1. 生理变化

（1）视力障碍：老年人水晶体的调节能力随年龄的增加而减弱。老年人常见的视力障碍有老年性白内障、糖尿病性白内障、视网膜动脉硬化、青光眼等。

（2）听觉障碍：60岁以上的老年人，中音部（500~2000Hz）和高音部的阈值同时上升，有的影响日常谈话，造成老年性耳聋。

（3）心、脑、肺变化：随着年龄增加，心脏储备力降低，每搏量下降，最大负荷时老年人的每搏量可比青年人低10%~20%。冠状动脉硬化随年龄增加逐渐加重，脑部的改变主要为脑萎缩、脑硬化、脑沟变宽，性格、人格多变等。老年人支气管壁纤维化，细支气管、肺泡囊扩张，胸廓改变，导致肺功能下降。

（4）消化、泌尿系统变化：由于胃液、胰液及胆汁等消化液分泌减少，胃肠蠕动减弱，消化功能降低，以致经常出现便秘。老年人肾功能随年龄的增长而降低，最常见的泌尿系统障碍是前列腺肥大症、膀胱颈部痉挛、膀胱括约肌硬化等，可出现排尿困难、尿频、液尿增多、残尿感。

（5）骨关节变化：人到老年后骨小梁减少，骨皮质也相应变薄，力学强度下降，因而易患骨质疏松症。

2. 心理变化

（1）恐惧：老年人患病时常对疾病产生恐惧，听到同事、病友因病死亡，容易联想到自己，造成心理上的负担。

（2）坚持己见：缺乏客观冷静地听取他人意见的宽容性，喜欢周围的人恭敬他、服从他。自我控制能力差，老年患者情绪受客观因素的影响，容易激动，有的不易与医护人员合作。

（二）老年科护理伦理规范

1. 理解关心，认真对待　老年人的身体逐渐衰退，致使全身各器官功能的减退，对许多事情已力不从心；老年患者由于听力、视力下降，与外界交流能力下降，普遍存在肢体活动受限的问题。在医院和家庭护理中，护理人员应理解老年患者这种生理性衰退，他们需要更多的帮助，所以护理人员要做到主动关心、及时询问，对于他们提出的各种要求和建议，耐心倾听，认真对待，尽可能满足他们生理和心理的需要，使他们感受到家庭般的温暖。

2. 尊重爱护，一视同仁　尊重老年人是中华民族传统美德。老年人为家庭和社会辛辛苦苦奉献了几十年，他们应该受到全社会的尊敬。护理人员对待老年患者应该向对待自己的长辈一样，尊重和爱护他们，称呼要恰当、言行要礼貌、举止要文雅，不论他们的职位高低，都应一视同仁。护理人员还应主动关心老年患者，耐心倾听，认真对待，使老年患者产生安全感、舒适感和信任感。

3. 严密观察，细致入微 老年人由于组织器官衰老、功能退化、感觉迟钝，常会掩盖病情，如老年人患急性炎症，其症状要比青年人严重，但因为知觉迟钝或有轻度意识障碍反而有时感觉不明显或表达不清楚，所以有时病情会突然恶化。护士必须细心地观察病人，尤其对长期卧床的患者，不要放过任何疑点和微小变化。老年人易发生药物不良反应，应严密观察用药后的副作用或变态反应，并采取相应措施。

4. 重视交流，讲究技巧 老年患者对疾病的焦虑感、患病后的孤独感、疾病带来的痛苦、行动上的不便、对家庭的牵挂、对子女的想念等，都会使他们迫切地需要与他人交流和沟通，需要获得他人的关心和帮助。护理人员要考虑到老年人心理和身体的需求，积极主动、及时地与他们采取多种形式的交流，有效的语言交流就显得非常重要，要讲究沟通技巧，应注意：

（1）护理人员应该熟悉助听器及正确使用方法。

（2）护理人员应鼓励老年患者多与他人交流。

（3）在与病人进行语言交流的同时，还可以采用接触、眼神、面部表情和肢体语言等方式与病人交流信息，减轻和消除他们的焦虑感和孤独感，使病人感到亲切和温暖。

二、妇产科护理伦理

妇产科学是直接为妇女健康服务的一门临床医学，它的任务是保健、预防和治疗疾病，保障妇女健康生活。妇产科护理不仅在妇科疾病防治、产科临床及妇女卫生保健中具有重要作用，而且会影响到子孙后代的健康。所以，从事妇产科的护理人员应重视并遵循其伦理规范。

（一）妇产科护理工作的特点

1. 孕产妇保健工作要求高 孕产妇保健工作是妇产科学中的一个重要组成部分。随着科学文化知识的普及，人民生活水平的提高，孕产妇对保健的需求越来越高。优生、优育提高人口素质的基本国策对孕产妇保健工作也提出了更高的要求。

2. 围生儿保健工作要求严 产科学是保障孕产妇和胎儿、新生婴儿健康的一门科学。胎儿、新生婴儿的保健、护理是产科护理的重要组成部分。随着卫生科技事业的发展，围生期保健不仅要做好母体为中心的医疗保健，而且要做好围生儿的保健、护理工作。因此，对妇产科护理人员的要求更加严格。

3. 新知识新技术对护士要求全面 目前，妇产科内镜、腹腔镜、宫腔镜、羊膜镜等已成为诊断与治疗中不可缺少的工具；胎儿监护仪、超声多普勒听诊仪在产科中已成为不可缺少的仪器。为此，护理人员要学习并全面掌握新知识、新技术，对孕产妇、患者进行全方位护理，使其能接受和配合各种检查和治疗，做好检查和治疗的术前准备、术中配合和术后护理。

（二）妇产科护理伦理规范

1. 高度负责，做好孕产期保健 孕产期保健工作的质量，直接关系到母婴健康与安全。妊娠期保健应从早期妊娠开始，妇产科护理人员应以高度负责的精神重视对孕妇进行优生、产前检查及妊娠期营养、烟酒和用药对胎儿的影响等卫生知识宣教工作，指导孕妇进行自我监护，积极防治各种并发症。孕妇生产时，护理人员应严格执行消毒隔离和无菌操作以防感染，产褥期做好保健指导，防止病理变化的发生。降低孕产期并发症、合并症及难产的发病率，降低孕产妇死亡率、围生儿死亡率和病残率。

2. 加强语言修养，注重沟通艺术　妇科患者患病部位均为生殖系统，涉及身体的隐私部位，因而易产生心理反应。例如，患者常因害羞不去检查，而延误诊断治疗加重病情。初产妇由于对分娩有较大的顾虑，生产过程中精神过度紧张，常导致病理情况发生。因此，护理人员要针对不同的心理反应，恰当地、灵活地运用不同方式，加强语言修养，注重沟通艺术。例如，对功能性子宫出血、更年期综合征等患者，应讲解一些科普知识和体贴关心病人的话；对待产妇阵痛时的呻吟，应耐心安慰、鼓励产妇，消除其恐惧和紧张心理；对未婚先孕或反复流产的病人，应体贴入微、耐心劝导。

3. 冷静果断，有条不紊配合抢救　妇产科病情变化比较快，特别是产科疾病存在着紧急性及危险性，关系到母婴生命安全。妊娠合并心脏病会突然发生心力衰竭，先兆子痫可能会突然发生抽搐，分娩时会瞬间发生羊水栓塞，正常胎心会意外改变而发生胎儿窘迫……。因此，妇产科护理人员应具有冷静、果断的作风，一旦发生紧急情况应果断地、有条不紊地配合医生抢救。

4. 慎之又慎，对患者与对社会负责　妇产科工作涉及两代人的生命安危以及多个家庭和社会的稳定。因此，在治疗和护理中必须十分谨慎，任何疏忽、拖延或处理不当，都会给母婴、家庭以及社会带来不良的影响。在妇科患者的手术治疗中，对未婚和未孕妇女，除危及生命必须废除生育功能时，均应尽力保存生育能力和性功能。因各种原因必须废除生育能力时，一定要做好患者的思想工作，解除思想顾虑，使患者心情舒畅地接受手术。护理人员必须自觉地意识到自己对病人责任与对社会责任的高度一致性。

三、儿科护理伦理

儿科护理的对象是体格和智力均处于不断生长发育过程中的儿童，其解剖、生理、病理、心理、营养、代谢等方面均与成年人不同。儿科护理人员要针对患病儿童的生理和心理特点尽职尽责，为此对儿科护理人员提出了有更高的伦理要求。

（一）患病儿童的特点

1. 抵抗能力低　儿童的免疫能力均比成人差，病情变化快，易感染疾病。急性感染时，还可引起暴发性的疾病，甚至猝死。因此，儿科门诊应严格执行预诊和分诊制度，儿科病房应严格执行探视制度、陪住制度、消毒隔离制度。

2. 不能准确地表达病情　婴幼儿的智力和语言能力差，不能主诉病情，常常以哭闹的形式表现他的不适感。啼哭往往成为疾病发生和变化的最早征兆。

3. 自我保护能力差　儿童缺乏自我防护能力，特别是婴幼儿没有独立生存的能力。儿童生性好动，在病房里东摸西碰，好奇心强，常常造成摔倒或坠床等意外伤害。

4. 儿童心理承受能力差　患病儿童离开他熟悉的家庭环境和父母，来到医院这个陌生的环境，加上疾病引起的痛苦，常常会产生紧张、恐惧的心理，心理承受能力差，不愿与医护人员合作。

（二）住院儿童的心理特点

儿童对住院的反应与成年人相比有较大的差异性，当患儿与父母分开，产生分离性焦虑。分离性焦虑可分为三个阶段：①抗议期：有攻击性的行为或言语，难以安抚的哭闹；②绝望期：有明显抑郁、沮丧，对周围事物丧失兴趣，退化到早期的行为；③否认期：患儿表面上会表现出已适应住院，实则有威胁性的感受。针对住院患儿的心理特点，护理人员要积极创造患儿适应的环境，做好心理疏导，努力减轻患儿的陌生感，让儿童尽快适应住院的环境。

（三）儿科护理伦理规范

1. 慈母般爱心，抚慰患儿　儿科工作既辛苦、又琐碎。各种生活护理、医疗检查、对外联系都需护士亲自完成，工作量大，频繁琐碎。儿童需要母爱，而在患病的时候他们更需要母亲的关心、照顾。当儿童离开自己的亲人，来到这个陌生的医院时，就更应该得到医护人员的关爱。护理人员要以慈母般爱心关心他们，使儿童在医院里看到亲切的面容，听到和蔼的语言和真情抚慰，使之感到亲人般的温暖。

2. 精益求精，担当责任　护理人员对工作精益求精，对患儿责任表现在：①儿童患者因不能主诉病情，且病情变化快，故应根据患儿临床症状特点密切观察病情、精心护理，同时对观察结果进行分析，以供医师及早正确诊断；②婴幼儿免疫机制尚不成熟，易发生交叉感染。因此，要求护理人员要以高度责任感严格执行消毒隔离制度；③遇到危急患儿，儿科护士应不惊慌，沉着冷静，运用过硬操作技术，减少患儿的痛苦，提高护理质量；④患儿特别是婴幼儿不具备自我保护能力，因此，在护理过程中应注意患儿的安全，如及时固定床栏、防止异物吞咽、防止烫伤和摔伤等。

3. 治病育人，对社会尽职尽责　患儿身体智力都处在发育阶段，对护理人员的语言和行为缺乏监督、评价能力。儿童好学、好模仿，成人的言谈、举止、行为、作风对儿童起潜移默化的影响。这就要求：儿科护理人员在日常工作中自觉注意自己的行为表现，处处为人师表，随时运用儿童心理学、教育学的知识去教育培养患儿，使他们在健康成长发育的同时，道德行为也得到良好的熏陶，护理人员要尽到治病育人的社会责任感；②儿科护理还有一个不容忽视的问题，就是护理人员不仅要面对患儿，每天还需要面对多位患儿的家属，一个孩子生病一定影响着其家长的心情和工作，护理人员应反复地向家属交代病情和各种注意事项，使患儿和家长从心理上得到支持和安慰；③对临终患儿，应以减轻痛苦提高生存质量为主，在保证生存质量的前提下，尽可能减轻痛苦使他们无痛苦地度过最后时刻，这样做也是对家属的一种安慰。

四、传染科护理伦理

传染病是由各种致病性病原体如细菌、病毒、立克次体、支原体、原虫等，通过各种途径侵入人体而引起的传染性疾病。传染病除了使患者身心所受痛苦折磨更甚于一般疾病外,又可迅速传播流行,严重危害广大人民群众的健康和社会的安全。因此,在传染病护理中,对护理人员提出了特殊的伦理规范。

(一)传染科护理特点

传染科护理根据其独特的传染性、流行性、季节性、规律性和临床症状特异性等,有其特点:

1. 消毒隔离要求高 传染病医院(科)是各类传染病集中的场所,每一个传染病患者都是传染病源。为了控制传染病源,切断传染途径,保护易感人群,护理人员在门诊和病房都要严格执行消毒隔离,包括患者入院时衣物、生活用品以及分泌物、排泄物等的消毒;对患者要严格进行隔离,不允许互串病房;防止将传染病房内的污物、污水传播到社会;要严格执行探视制度等。

2. 心理护理任务重 传染科患者的心情错综复杂,心理压力较大,常见的心理问题是失望与自卑、孤独与罪恶感、不安全感与无所谓等。此外,不同年龄、性别、职业、病情等的患者还有个性表现,如:急性期传染病患者,常因发病急骤、思想缺乏准备而进入隔离病房,易产生焦虑情绪;慢性患者,常因恢复较慢而悲观失望,或情绪随病情变化波动。因此,护理人员为使患者处于最佳的心理状态接受治疗和护理,心理护理是一项重要任务。

3. 社会责任重大 在传染病护理中,护理人员不仅对患者个体负责,而且要对他人、社会人群负责。如果护理人员工作不负责,消毒隔离制度不严格造成院内感染,在一定条件下会引起传染病的暴发流行,从而造成严重社会后果。当前艾滋病作为特殊的传染病,如不抓紧健康教育、预防检测及综合治理,都会造成性传播疾病的流行,对社会、人群危害极大,应引起社会的高度重视。

(二)传染科护理伦理规范

根据传染病以及它的护理特点,护理人员在传染病护理中应遵守以下伦理规范:

1. 热爱专业,勇于奉献 由于传染疾病具有传染性等特点,护理人员刚进入传染科工作时难免会有顾虑,护理人员和传染病患者朝夕相处,在抢救危重患者特别是接触和清除具有传染性的分泌物、呕吐物和排泄物等时,受感染的机会要比其他科室医护人员多。如在北京市防治非典型肺炎过程中,由于早期对该病认识不足、在防护不到位的情况下,和患者接触的时间最早、距离最近、频率最高的医护人员成为早期感染比较多的人员。然而,护理人员出于对护理工作的热爱,怀着为患者解除病痛的人道主义精神,把热爱自己的专业同责任感、事业心紧密结合起来,表现出无私奉献的高尚道德情操奋斗在治疗一线。同时,他们严格执行消毒隔离制度,遵守操作规程,做到科学防护,切断传播途径,终于战胜了非典型肺炎,赢得了全社会的尊重。

2. 尊重患者,注重心理护理 传染科护理人员要设身处地为患者着想,充分体谅他们、理解他们的苦衷,尊重他们的人格和权利。同其他患者相比,传染科患者的心理压力较大,心理需求也较多,护理人员应千方百计创造条件并以自己的高尚道德情感,运用多学科知识,针对不同患者的心理问题,做好心理护理。如:对有孤独感的患者,护理人员要向患者讲清隔离的道理,使之认识到隔离是防止传染病传播的重要措施,隔离只是暂时的，需要其主动配合医护人员。对忧虑担心的患者，应向他们讲清传染病的传播方式及预防措施，以科学的态度对待传染病。对于自卑患者，护理人员应主动亲近他们，温和而热情地开导并帮助他们解决生活中的困难，使他们在心理上得到宽慰。总之，使患者处于良好的心境下，接受治疗和护理，以便达到尽快康复的目的。

3. 预防为主，对全社会负责

（1）普及宣传健康教育知识，做好传染疾病社会预防工作：新中国成立以来，党和政府为防治传染病提出并贯彻了"预防为主"方针，经过多年的努力使不少传染病得到消灭或减少，传染病已不再是威胁人类健康的主要疾病。但是，必须看到有些传染病还有上升趋势，特别是早已被消灭的性传播疾病又死灰复燃，肝炎等传染病也有蔓延的趋势。因此，要树立"大卫生观念"，动员全民重视传染病的防治。为此，护理人员要积极主动参与预防接种，做好儿童的计划免疫工作；向人民群众普及传染病知识，如传染途径、早期症状、防治方法，使人们了解到不文明、不健康行为可以导致传染病的发生。

（2）采用积极预防措施，防患于未然：医护人员战胜"非典"的大无畏精神，是值得我们继承和发扬的。我们提倡医护人员勇于奉献的精神，但不要做无谓的牺牲。护理人员除发扬这种精神外，日常工作中应积极采取预防措施，如标准化预防措施，对普通患者或未确诊传染病患者要加强消毒隔离、采取标准防护措施，预防交叉感染。避免由于对传染病潜伏期或症状隐匿患者隔离防护措施的疏忽造成疾病传播，做到采用积极预防措施，防患于未然。

（3）做好终末处理，对社会负责：在传染病的防治工作中，医护人员既有治疗、护理患者的义务，又有控制传染源、切断传染途径和保护易感人群的责任。做好传染病患者的严格管理和可疑患者的隔离观察，严格执行各项规章制度，要按照卫生标准做好灭菌消毒工作，防止院内交叉感染和病源外流。护理人员应配合卫生员、后勤人员对病房内的污水、污物进行妥善处理；认真执行医疗废物分类处理规定，做好终末消毒，做到对社会负责。

五、精神科护理伦理

精神疾病是大脑功能发生紊乱所致，患者在感觉、记忆、思维、感情、行为等方面表现异常。与其他疾病相比，精神患者有程度不等的自制力缺陷，往往对自己的精神症状丧失判断力，不承认自己有病，甚至拒绝治疗及其他异常行为等。因此，精神科护理难度大，不但需要较高的护理技能，而且需要高尚的护理道德情操。

（一）精神科患者护理特点

精神科护理特点是由精神患者的特点决定的，具体有：

1. 人道性与开放性　18 世纪以前，由于人们对精神病缺乏认识，加之迷信、宗教的影响，把精神患者视为"鬼魂附体"或"犯罪后神给予的惩罚"等，遭受非人道待遇。直到 18 世纪法国大革命后，法国医生比奈尔（1754—1826）提出："精神患者绝不是罪人，绝不应该惩罚他们，而必须给予人道待遇。"此举可称精神病学上的一次革命。今天，精神科护理人员把精神患者已视为更痛苦的人，深刻理解他们的痛苦和不幸，因而实施人道性与开放性的治疗护理，使患者尽早接触社会。如在康复期开展丰富多彩的文体、劳动、学习等活动，尽量满足患者的兴趣和爱好，解除了他们的陌生感和恐惧感。

2. 自觉性与主动性　急性或严重的精神患者，由于精神活动的失常，不可能正常地反映客观事物，有些患者还可能出现因意识障碍而难以感知周围的事物的症状。因此，患者对医护人员的工作难以进行监督和恰当的评价，全靠医护人员自觉、主动工作。如有些患者生活不能自理，对饮食无主动要求，不知饥饱，全靠护理人员的自觉、主动关照，否则会影响患者的康复。因此，自觉性与主动性是精神科护理的特点。

3. 理智性与安全性　精神患者的症状复杂多样，有的患者受"钟情妄想"的支配，表现出对异性医护人员的追求；有的患者因价值观倒错而你我不分；有的患者受幻觉、妄想的支配而发生冲动，有自伤、伤人、毁物行为。对此，护理人员要理智地对待，以严格的规章和措施保证患者的安全。即使是恢复期的患者，由于他们对工作、生活、学习缺乏信心，也可能发生自杀行为，护理人员对此不可放松警惕。总之，理智性与安全性护理应当贯穿在精神科护理的自始至终。

（二）精神科护理伦理规范

根据精神科护理的特点和 1977 年第六届世界精神病学大会制定的《夏威夷宣言》的精神，精神科护理人员应遵循以下伦理规范：

1. 理解患者，尊重人格　精神科护理人员要尊重患者人格，维护其对生命和健康的自主权利。护理人员要理解精神科患者的怪异思维、无礼的言语、粗暴的行为是精神疾病所致的病态表现。精神科患者表现出幼稚、愚蠢、粗鲁、怪异等行为，护理人员不能嘲笑和愚弄患者，更不能按患者的特征或某些症状给患者起绰号、侮辱人格，或斥责患者、拿患者的病态表现作为谈笑话题。我国著名的精神病学专家粟宗华教授说过："内外科病人的病史是用笔墨写的，而精神病人的病史是用血和泪写的。"这反映了老一辈精神病学工作者对精神患者的不幸和痛苦的深刻体会。护理人员要像对待其他患者一样尊重精神患者的人格，理解疾病给患者造成的痛苦，对精神患者表现出同情与关怀。同时，护理人员还要维护患者的权利，正确地对待他们提出的问题和要求。如：对于合理的要求应尽力满足，不合理的要耐心地婉言解释，而不能认为是"病态"不予理睬；答应患者的事一定要办到，办不到的要解释清楚，不能哄骗患者。此外，对患者不能轻易使用约束，更不能作为威胁、恐吓、报复患者的手段，即使病情和治疗需要也要慎用，要为患者提供最佳的护理与治疗。

2. 保护隐私，恪守慎独　精神科患者的病情复杂，与个人经历、家庭教养、社会环境及各种因素影响有关，病史往往涉及患者隐私。因此，保护隐私是医护人员必须遵守的职业道德规范。在尊重患者人格的基础上，护理人员要严守保护性医疗制度，绝不能向任何无关人员泄露患者病情隐私。同时，护理人员不能在患者面前泄露医院内部情况，不能谈论医护人员家庭问题，或将私人地址电话告诉患者，这是保证医护人员安全以防意外的需要。

精神科护理的自觉性与主动性特点，要求精神科护理人员恪守慎独观念，自觉、定时、准确地完成护理任务。护理人员要认真执行对约束患者的定时巡视，及时发现患者活动造成的约束过紧，避免意外伤害；严格执行查对制度，避免造成差错事故等。护理人员不能因精神患者自我保护意识差、"糊涂"而疏忽大意、马虎从事。

3. 作风正派，正直无私　精神科的护理人员应保持良好的护患关系是做好护理工作的关键，但这种关系是同志式的工作关系。由于患者受病态思维影响，不能正常控制自己的情感和言行，护理人员应当注意自我保护。护理人员与患者交往时要举止端庄稳重、态度自然大方，不要过分打扮，要保持自尊、自爱、自重，避免诱导患者产生误解。精神科护理人员正直无私，不能利用异性患者的"钟情妄想"和"价值观念倒错"满足个人私欲；对患者的冲动行为要冷静对待，做到打不还手、骂不还口，更不能寻机报复。

4. 保证安全，环境温馨　精神科护理的安全性特点要求精神科护理人员遵守安全的管理制度，定期巡回病房，检查病房有无刀、剪、绳、带等危险物品，密切观察和了解患者的心理；对兴奋躁动、冲动的患者，要沉着、大胆地处理发生的意外；对电抽搐治疗、胰岛素治疗及进行约束的患者，要注意不良反应和并发症的发生等。总之，要严加防范，保证患者的安全。

精神科护理的开放性特点，要求精神科护理人员动脑筋想办法，创造一个温馨的环境，使患者在住院期间感到家庭般的温暖，以利于加速患者的康复。同时对一些恢复期的患者做好心理护理，解除他们的种种顾虑和精神负担，帮助患者制定预防措施，教会患者处理矛盾的方法等，使之早日回归社会。

5. 普及宣传，营造环境　精神科患者是"人"，同样拥有人的尊严与权利，精神科患者是更痛苦的"患者"，需要更多人的关心、帮助。精神科护理人员要做好精神健康知识普及宣传工作，提高人群对精神疾患的认识，号召全社会的人来尊重、同情、关心精神科患者，扭转少数人对精神科患者的错误观念和对精神科患者的歧视、侮辱和虐待的现象。我国《精神卫生法》早已出台，要按照法律规定办事，一方面宣传普及精神卫生知识，关心、重视精神科患者治疗护理，另一方面要营造良好的舆论氛围与社会环境，使精神科患者及早得到医治，感受社会大家庭的温暖，使之尽快康复。

第三节　专科护士的出现及其伦理规范

早在 20 世纪初，美国就开始在临床许多专业培养高质量的专科护士，以提高临床护理实践水平。现在美国已经有包括 ICU 护理、急救护理、糖尿病护理、造口护理、癌症护理、临终护理、感染控制等 200 多个专科护理领域，培养了 10 万余名专科护士，这些高素质的护理人才在医疗机构、社区保健、家庭护理以及护理科研等方面发挥着重要作用。

随着我国医疗、护理技术的飞速发展和广大人民群众对健康需求的不断提高，护理工作的职责范围也在拓展，护理专科化发展已经成为临床护理发展的方向。培养专科护士以提高护理人员的专业理论与技术能力，为患者提供更科学、更严谨的专业服务，这不仅是医学发展和患者的需求，更是落实国家护理发展规划的要求。我国将在发展专科护士培训的专业化、规范化、标准化方面作出更多努力，以促进护理专业技术水平的提高和我国护理事业的发展。原卫生部已组织中华护理学会及有关专家，针对临床护理技术性较强的 5 个专科护理领域，研究制定了《专科护理领域护理人员培训大纲》，以指导各地规范开展专科护理领域的培训工作。这五个专业是：重症监护（ICU）护士、手术室护士、急诊护士、器官移植专业护士、肿瘤专业护士。《专科护理领域护理人员培训大纲》明确指出：专科护士是护理专业化发展的方向，它具有时代的必然性。

一、专科护士的概念

专科护士（nurse specialist）及临床护理专家（clinical nurse specialistor，CNS），是指在某一特殊或者专门的护理领域具有较高水平和专长的专家型临床护理人员，也可以理解为高级专科护理师。在本章节仅以"专科护士"作为此类人员的代名词。

专科护士是受聘于某些特殊护理工作岗位，有专门工作职责、必须具有专科资格培训证书方可从业的高级临床护理工作者。现在有的医院由专科护士开设"护理门诊"，如糖尿病门诊、PICC 管门诊、伤口造口门诊等，旨在提升患者的生活质量。专科护士的出现为广大临床护理工作者提供了可持续发展职业生涯的路径。

二、专科护士的伦理规范

（一）热爱护理，乐于奉献

专科护士对职业高度热爱，是做好专科护理工作的基础。面对患者，专科护士只有树立热爱护理，乐于奉献的观念才能在繁忙与劳碌的工作中保持乐观向上的精神状态，时刻让患者感受到关怀与温暖，赢得患者的信赖，彰显自身的价值。当今，我国已经陆续出现了糖尿病护士、腹透护士、艾滋病护士、造口伤口护士、血友病护士、康复护士、疼痛护士、PICC 护士、重症监护护士、急诊急救护士……专科护士对患者而言既是健康咨询顾问、心理治疗师，又是宣教培训师，对医生而言他们是临床、科研、教学的得力助手。有的专科护士出门诊，也有"处方权"，当不同的科室面对一些不能解决的专科护理问题会请专科护士进行会诊。专科护士既要完成病房、门诊的工作，又要利用闲暇时间外出会诊，还要了解国际专科护理的进展，查资料、写文章、做科研，不断充实自己的专科护理理论知识等。没有热爱专科护理的信念和乐于奉献的精神，是很难完成这项艰辛工作的。

（二）乐于传授，扎根临床

专科护士具备本专业较强的临床观察、评估和处理能力以及专业理论基础和专科操作技能，并运用护理理论和丰富的临床经验及人文、社会科学知识向患者提供整体护理，制定并实施周密的护理计划，提高患者的生活质量和社会适应能力。因此，专科护士必须坚守临床工作岗位，扎根临床，将所学的知识、技能回馈给护理事业。例如糖尿病护士利用糖尿病专科知识和护理经验，在糖尿病专科门诊和病房里担当着临床护理者、管理者、教育者、研究者等多元化角色功能，在患者群体、护理专业及卫生保健三大领域内发挥重要作用。作为临床护理者，糖尿病专科护士的核心能力在于通过实施专业护理改善患者症状、确保患者安全，提高患者遵医行为，保证治疗的顺利进行；作为管理者，糖尿病专科护士对控制血糖、减少糖尿病患者急诊入院次数、提高随访率、缩短住院时间、提高患者自我管理能力等方面均有积极作用；作为研究者，糖尿病专科护士要对医护人员开展糖尿病专科知识及技能培训与研究，提高护理团队整体水平，提高护理质量；作为教育者，糖尿病专科护士要运用糖尿病专业知识对各个阶段的患者进行宣教。这些工作都需要专科护士具有乐于传授，扎根临床和脚踏实地的工作作风。

（三）勤于钻研，促进学科发展

专科护士作为高级临床护理工作者，要具备本专业较强的理论基础知识及临床观察、评估和研究的能力，需要独立判断患者病情、给予指导；要具有熟练的护理专科操作技能，确保患者得到周密妥善的护理；要有认真负责和"慎独"的工作作风以及爱护患者、关心患者的良好的职业素养。为此，专科护士需要不断学习，熟练掌握并善于总结临床护理经验，主动发现、分析和解决复杂的临床护理和患者关键的问题，对潜在的危险性护理问题能采取适当的预防措施，具有识别和处理患者所出现的常见和不常见反应的能力，能作出评估及处理的措施，并能预见护理措施的短期和长期的效果。专科护士要认识到护理科研是专业发展学科进步的动力，只有勤于钻研、积极开展护理科研，专科护士的知识技才能得以不断更新、拓宽和提高。某医院开设了 PICC 管门诊，每周提供一次专门的服务。因为 PICC（经外周穿刺中心静脉置管术）管换药的专业性比较强，有的患者有皮肤过敏，有时患者自己不注意，所以出现问题需要的帮助与指导。又由于 PICC 导管价格比较高，为了避免失败，减轻患者的痛苦、方便患者，专科护士刻苦钻研、反复模拟试验，该院护理部派专科护士外出学习并引进了彩超引导下置入 PICC 导管穿刺技术，大大提高了患者 PICC 置管的成功率。

思考题：

1. 基础护理伦理规范是什么？
2. 老年护理伦理规范是什么？
3. 妇产科护理伦理规范是什么？
4. 儿科护理伦理规范是什么？
5. 专科护士伦理规范是什么？

第七章　整体护理与心理护理及医学工程应用护理伦理

第一节　整体护理伦理

随着健康观念和现代医学模式的转变，近年来提出的整体护理是我国护理学科出现的新课题。探讨整体护理中的伦理问题，有助于整体护理的完善和发展，有助于为病人提供优质服务，有助于护理事业的振兴。

一、整体护理概念

整体护理是以患者为中心，以护理程序为基础，对患者进行身心整体护理。整体护理视患者为生物的、社会的和有心理活动的人，重视整体人的健康。这种新的护理模式使护理观念得以更新，护理工作从过去以疾病为中心的功能制护理转变为以患者为中心的身心整体护理。

整体护理是以护理程序为基础，根据患者生理、心理需要解决的护理问题，制定计划、执行计划并及时评价护理效果、进一步修订护理计划……，是一个动态的、连续的、有反馈的完整过程。工作的全过程以解决患者需要为目的，进行有效的护理。

整体护理是护理工作的一项重大变革，将会使我国护理学科有一个质的飞跃。护士的角色由操作的执行者转向围绕患者最关心、最担心的问题进行健康宣传和指导的教育者；护士的职能由被动执行医嘱转向根据患者实际需要主动安排工作内容；患者由过去被动的服从护士转向主动参与，成为对自己健康负责的主体。整体护理不仅改善了护患关系，调动了护理人员工作的积极性和勤于学习的主动性，而且充分运用护士的专业知识从多方面提高护理质量，推动了我国护理专业发展。

二、整体护理特点

1. 护理的整体性　护理的整体性一方面表现在护理工作中应把患者视为生物的、心理的、社会的人，健康的人应达到身心的统一、人与环境的统一。在重视人的共性的同时也要注重人与人之间存在的差异性，实施个性化护理。整体护理强调以患者为中心，根据患者实际需要主动安排护理工作内容，解决患者的整体健康问题。另外，整体护理的开展是护理行政业务、护理管理、护理制度、护理科研、护理教育等各环节的整体配合，共同保障护理整体水平的全面提高。

2. 护理手段的科学性　整体护理强调以护理程序为框架，对患者进行身心整体护理。

护理程序提供了动态的、连续的、有反馈的科学工作方法，是护理工作中以患者为中心的具体体现。动态指把静态的关系引入动态的运行中，根据患者整个病程的各个阶段，因患者需求的变化采用不同的护理手段；连续是指护理程序虽然分评估、计划、实施、评价和修订计划等阶段，但整个护理过程围绕患者进行护理工作，使护理工作有根有据、有条不紊、有始有终地进行；反馈是通过采用护理措施后经过评价来决定下一步护理决策和措施，对患者提供更高质量的服务。实际上就是 PDCA 工作循环，即计划、执行、检查、处理，这个工作循环是一个螺旋式上升的过程，是护理工作程序科学性的体现。

3. 护理对象的参与性　整体护理强调护理对象的主观能动性，认为患者有实现身心健康和适应环境的要求，有树立对自己健康负责的意识并认识到自己在战胜疾病中的主体地位，才能以积极的心态对待疾病，才能主动积极地与医护人员密切合作。而要达到充分调动患者主观能动性的目的，护理人员就需要指导患者积极参与、掌握必要的医疗卫生知识和自我护理方法，正确认识疾病、消除顾虑，自觉纠正不良的卫生习惯，同危害健康的因素做顽强斗争，促使整体护理取得理想效果。

三、整体护理伦理规范

1. 独立思考，主动护理　整体护理明确了护理的职责和范围，提供了护理人员解决人的健康问题的工作方法。例如，在护理评估中对资料的收集和处理过程中，要针对不同对象的年龄、性别、文化程度、职业、知识结构、信仰、生活习惯、发病过程、社会环境等内容，结合患者的身心状况进行独立的综合思考、具体分析、提出护理问题。除此，护理人员还要考虑疾病治疗以外的（包括存在的或潜在的）、能用护理方法独立解决的健康问题，要求护理人员善于运用整体护理的理论和思维方式主动地独立思考、判断，做出护理诊断。然后要按照患者的需要，以舒适和安全的原则采取护理措施：首先需要针对患者最迫切的、最紧要的护理诊断给予积极主动的护理，其次再进一步有计划、有步骤地按照护理计划落实各项护理措施，满足患者的健康需要、为患者提供高水平的服务，这都需要护士的独立思考，主动护理。

2. 更新观念，学无止境　整体护理的开展为我国护理学科的发展带来了质的飞跃，是护理观念的变革。一个新事物的开展以及观念的转变，往往不是一朝一夕就能完成的，由于几十年传统护理观念的束缚，护理工作常常会按照传统观念思考问题、处理问题。因此，开展整体护理时需要不断学习，更新护理观念，使新的护理观念渗透到思想中，以指导护理工作。

整体护理是一种新兴的护理制度，使护理工作的范畴外延扩展、内涵加深。它要求护理人员不断充实和扩大知识领域，使平面型的知识结构变成交叉立体型的知识结构，为护士知识更新提供了足够的动力，也为护士才能的发挥提供了平台。

3. 团结协作，密切配合　整体护理的开展，涉及与护理有关的方方面面的工作，如行政领导的支持、医师与其他人员的参与和支持、护理管理系统的相应变革、医技科室的配合、后勤系统的保障、护理教学同步、护理科研的开展等，都是做好整体护理，使之坚持下去的必要条件。为此，医院护理部及各级护理人员要主动与上述部门团结协作、密切配合，得到他们的大力支持与帮助，形成一种合力支持整体护理的开展，为患者提供多方位满意的服务，有效地提高护理质量。这样，才能有力地推动整体护理健康发展，促进我国护理事业的发展，这也是医疗卫生体制改革和医院工作的出发点和归宿。

第二节　心理护理伦理

随着医学模式的转变，人们越来越认识到心理因素与疾病的关系。现代医学科学证明，心理致病是通过人的中枢神经、内分泌、免疫等系统作为中介起作用的。不良心理刺激影响中枢神经系统，使内分泌系统紊乱，并降低免疫系统的作用，从而引起心身疾病；而愉快的心理状态也可以使各系统得到有益的调整，提高健康水平。如果护理人员能够通过心理护理和干预，为患者提供促进行为改变的方法，帮助和指导患者如何对待疾病、培养良好的生活习惯和生活方式，就可以在不同程度上促进患者康复。因此，探讨心理护理及其伦理规范也是我们的一项重要课题。

一、心理护理的概念与特点

（一）心理护理的概念

心理是客观现实的反应。患者生病住院对其疾病诊治护理中会产生心理反应如感觉、知觉、思维、想象以及情感、意志等变化，而护士与患者面对面接触最密切，这就为心理护理提供了客观现实的基础。护理人员以心理学理论作指导，通过其言语、行为、表情、态度和姿势等去影响或改变患者的心理状态和行为，帮助患者建立起有利于治疗和康复的最佳心理状态，这就是心理护理。

心理护理的根本任务在于根据患者的心理活动的发生、发展与变化，探索患者的心理活动规律，以最佳的心理护理措施来影响患者心理活动，使之有利于疾病的康复。因此，心理护理在医疗工作中不但不可缺少，而且非常重要。心理护理有利于调动患者的主观能动性，有利于避免不良刺激，有利于疾病的转归与康复。

（二）心理护理的特点

1. 心理护理的常态性　患者生病、就医、住院治疗的过程中，心理变化会有一定的规律。一个健康人转入患者角色后，心理活动中的认知、情感、意志、性格等方面都会产生某种变化，进而又产生了心理需要和心理问题。掌握了这个规律就可以使心理护理贯穿于各项护理常态工作中，随时随地对患者实施心理护理，包括对患者的入院接待或者仅仅是一次接听患者的电话问询；护理人员端庄的仪表、温和的话语、亲切的表情、尊重与接纳的态度会使患者感到温暖、产生安全感和信任感；心理问题的解决会使患者以最佳的心理状态接受诊治护理等。

2. 心理护理的多样性　心理护理的多样性包括信息方式的多样性和患者心理护理的个体化。护理人员进行心理护理可以通过言语、表情、行为、态度等各种方式来传递信息。

心理护理具体到某一个患者，则由于性别、年龄、病种、病情不同，以及文化背景、社会经历、职业地位等因素，出现的心理问题和心理需求也是不同的，对每一个患者都需要做具体分析，细致工作。这就使得心理护理具有多样性的特点。

3. 心理护理的严格性　心理护理集科学性、艺术性于一体，是有规律可循的。心理护理要求护理人员不仅具有较扎实的护理学基本理论和心理学知识，还需要伦理学、教育学、社会学、美学、管理学、行为科学等人文科学和社会科学知识；更需要护理人员在实践中不断探索、总结如何应用这些理论和人际交往的艺术。这就决定了心理护理对护理人员知识水平和素质严格要求性的特点。

二、患者的心理需要和心理问题

（一）患者的心理需要　人生病以后，心理状态就会发生变化，由此决定了他多种多样的心理需要，主要的心理需要有：

1. 安全感的需要　初次就诊的患者对医院的环境感到陌生，容易心情紧张、急躁，但是由于迫切需要对疾病的治疗而又依赖于医院，安全感的需要成为最突出的问题。主要表现在：担心医院环境不干净而交叉感染；担心 X 射线等放射检查对身体有害；担心药物副作用；担心医护人员的水平不高影响对自己的诊治；担心发生意外事故等。急诊患者和危重患者更明显地担心他们的疾病甚至生命是否得救，治疗方案是否能够成功⋯⋯ 因此，护理人员做好心理护理，消除患者的顾虑是十分必要的。

2. 被认识与尊重的需要　患者就医后都希望被认识，愿意让医护人员知道他是谁，希望得到重视与尊重，希望得到更好的治疗与关照。有的患者常有意无意地透露或表现自己的身份，从而希望引起医护人员对自己的尊重；也有人通过和医护人员搞好关系，从而使自己获得特别关照。另外，有的患者自尊心会有病态增强现象，医护人员的言行稍有不当，他们就会感到人格受辱致使情绪波动。

3. 被接纳与友好的需要　患者住院后，改变了原来的生活环境，接触的都是陌生人，患者有在新环境中尽快与周围病友建立感情和友谊的需要。因此，当护士带领新入院的患者进入病房时，应当把新患者与病房的病友进行双向介绍，引导病友热情地接纳，以便今后在住院生活中相互关照、相互帮助，使患者感到温暖和关怀，减少患者的孤寂感。

4. 社会支持的需要　社会支持是人的基本需要，对患者来说更为重要。住院患者可以从医护人员、病友、家属、工作单位或组织等取得社会支持，社会支持的内容包括：①提供信息，包括了解病情和诊治方案等；②做出预期，包括了解医治疗效、预后情况及医药费用开支，做好心理预期等；③指引方向，包括如何配合医疗、如何康复促进、如何发挥战胜疾病的主观能动性等；④自我增强，指如何正确自我评价，树立生活目标和生活信心，增强自我价值等。

5. 舒适、美感的需要　对舒适的期盼、对美的追求是人的较高层次的需要。患者住院治疗需要病房的舒适和优雅，因为病房环境直接影响到疾病的恢复与健康。保持优美舒适、空气新鲜、清洁安静的病房环境，不断美化医院环境，会给患者一种愉快、舒畅的心理感受，有利于疾病的转归与康复。

（二）患者的心理问题

一个健康人转入患者角色后，心理活动中从认知、情绪、意志、性格等方面都会产生程度不同的变化。

1. 适应障碍 患病之初，患者一般难以适应"患者"角色，仍按以往习惯常规行事，不能按照患者角色做出相应的改变，不安于患者身份，不适应医疗对他的各种要求。这种患者行为不能与病情严重程度相适应，或未进入患者角色的状态又可称为"角色缺如"。

2. 主观感觉异常 一旦得病，患者就会把注意力转向自身，甚至对自己的呼吸、心跳、胃肠蠕动都能察觉到，感受性提高，不仅对声、光、温度等环境刺激敏感，对自身体位姿势也觉察的很清楚。主观感觉在直觉上的变化表现在时间知觉和空间知觉出现错觉，常有住院度日如年的感觉，进入监护室出现思维紊乱甚至幻觉等。

3. 焦虑心理 焦虑是预期要发生不良后果时的一种复杂情绪反应，其主要特征是恐惧和担心。患者的焦虑心理一般可分四类：①期待性焦虑：常见于尚未明确诊断或初次住院的患者，由于不了解自身疾病性质和预后，期待尽快确诊、了解更多自己所患疾病的信息而产生的焦虑反映；②分离性焦虑：住院患者与亲密的人和环境分离，如与家属、亲友、同事、工作单位分离，便会产生分离感而伴随产生焦虑情绪反应，特别是依赖性较强的儿童和老年人；③角色冲突性焦虑：患者虽然住院治疗，但是对家庭、对工作单位或社会职务负有极强的责任感，自身的多种社会角色与患者角色发生冲突与矛盾，造成患者痛苦、焦虑不安等情绪反应。当这种焦虑导致患者不顾自己疾病的治疗与预后，而从事不应承担的活动，出现患者角色减退；④阉割性焦虑：这是一种针对自我完整性的破坏或威胁而造成的心理反应，常见手术切除某脏器或肢体的患者。

4. 退化心理 或称幼稚化，这种心理状态的患者行为表现与年龄、社会身份不相称，可以退回到幼儿或学龄前儿童时期的模式。主要表现有：①自我中心加强：一切以自我为中心，以一切事物和人际关系是否有利于自我存在为前提；②依赖性加强：患者生活自理能力丧失和降低，需要依赖医护人员帮助、照料；③兴趣狭窄：只关注自身机体，对以往曾感兴趣的事物表现冷淡，更无增添新兴趣的愿望。

5. 猜疑心理 猜疑是一种消极的自我暗示，是缺乏根据的猜测，会影响到人对客观事物的正确判断。患者因住院加重了猜疑心理，听到医护人员低声细语，就以为是在议论自己的病情，觉得自己的病情加重甚至不能医治；对别人的好言相劝也半信半疑，甚至曲解别人的意思；总担心误诊、怕服错药、胡思乱想。

6. 愤怒心理 患者往往认为自己得病是不公平的，加上疾病的折磨或对自己不能自理生活而恼火、愤怒。患者的愤怒心理可转向周围的人甚至向医生、护士毫无理智地发泄。愤怒还可以转化为自闭和抑郁。

7. 孤独心理 与分离感相联系，患者易感孤独。患者离开家庭和工作单位住进病房，接触的是陌生人，不仅容易产生孤独感，而且还会有被遗弃感，总希望有人陪伴、对话，以求得心理上的宽慰。

8. 期待心理　期待是指向未来的美好想象的追求。人生病后，心理上期待得到同情和支持，得到认真的诊治和护理，急切盼望早日康复。期待心理是一个人渴望生存的精神支柱，是一种积极的心理状态。有所期望、寄希望于治愈，这有助于患者调动主观能动性，与疾病做斗争。

9. 习惯与惰性心理　习惯性是一种心理定式，患者得病之初，虽然承认自己有病，但仍然以健康人自居，尚未进入患者角色。经过一段时间住院生活后，已经习惯了治疗、护理行为模式，总认为自己需要治疗和休养，即使躯体已经完全康复，但心理上总感到"虚弱"，该出院时不愿意出院，能上班也不愿意上班，这是习惯了患者身份的惰性表现，又叫惰性心理，是角色行为强化的表现。

上述九点大致可以概括常见患者心理问题，但具体到某一位患者，则由于性别、年龄、性格、病种不同，以及文化背景、个性特征、社会阅历等因素，在不同病程中的表现可能是其中的一种或几种。总之，患者的心理是复杂多样的，对每一个患者的心理状态都需要进行具体分析、具体对待。

三、心理护理伦理规范

（一）完善自我，服务患者

护理人员首先要学习心理学及相关知识、技能，不断完善自我，使自身具有较高的心理健康水平。护理人员要接纳自我和热爱护理职业，树立豁达、乐观的人生观，培养愉快和稳定的情绪，保持健康的心理状态；以正确的观点、良好的态度、饱满的精力和耐心服务于患者，影响、帮助患者解决心理问题，达到改善患者心理状态，促进健康的目的。

2008年1月31日国务院颁布的《护士条例》指出："护士在职培训计划，并保证护士接受培训。护士培训应当注重新知识、新技术的应用"。据此，护理人员在从事护理职业生涯中不断学习、更新知识，掌握心理护理的新业务、新技术，不断调整知识结构，提高自身业务素质和心理护理的专业技术水平，也是保证心理护理工作质量、保障患者的心理健康和生命安全的需要。总之，不断完善自我，更好地服务于患者，这是时代发展的需要。

（二）一视同仁，尊重患者

马斯洛需要层次理论中尊重与自我实现是较高层次的需要。随着社会健康观念的转变，护理的价值也从治疗护理逐步转向减轻痛苦、尊重生命、维护尊严、尊重患者权利等理念上。护理人员为患者提供护理服务都要建立在尊重患者生命、尊严、权利的基础上，在进行心理护理的过程中要注重维护患者的尊严与权利，尊重患者的价值观、信仰及风俗习惯，对不同种族、肤色、年龄、性别、政治与社会地位的患者都要给以充分的尊重，一视同仁。通过心理护理使患者感受到自身的价值被重视、被尊重，进而主动配合治疗，最终达到维护、促进患者健康的目的。

（三）换位思考，理解患者

当一个人患病住院时会产生焦虑、孤独、愤怒等不良情绪和各种心理变化，有些疾病更会产生不良的神经、精神症状，此时患者更加希望得到亲人、医护人员的关注和照顾。

住院患者希望了解更多与健康有关的信息，在信息不足时会产生疑惑、误解，护理人员应当理解患者，及时为其提供恰当的信息，如治疗护理的安排与配合方法及疾病的相关知识等。在医护配合下，应让患者充分知情，以增强患者对治疗和战胜疾病的信心。护理人员要通过换位思考，在理解患者的基础上进行心理护理，可以帮助患者适应医院环境和各种人际关系，改变患者的一些不良习惯，调动患者的主观能动性，使其树立战胜疾病的信心，促进康复。

（四）严于律己，保护患者

心理护理是通过密切护患关系来实现的，而护患关系是建立在良好情感基础之上的，这就对护士的道德情感提出了更严格的要求。在进行心理护理过程中，护理人员会深入地了解患者更多内心深处的问题和隐私，有些可能与常理相悖，护理人员要尊重患者的意愿，保守秘密、保护患者隐私。心理护理可以使护患有更多的交流和了解，护理人员在言谈举止方面也要严谨有度，保持恰当的护患关系，不利用与患者建立的良好关系谋取利益。当护理人员进行心理护理过程中发现有威胁患者生命的严重心理问题时，应在进行心理护理的同时积极、主动地与医师、家属密切合作，积极采取措施，确保患者的生命安全。

（五）营造环境，有利患者

努力为患者创造一个整齐、清洁、安静、舒适、安全的病房环境，对患者的心理调节有重要意义，它有利于精神和身体的康复，增强治疗护理效果。清新的空气能沁人肺腑，使人心旷神怡；适宜的温度、湿度使人舒适、恬静；通风和适宜光线使病人感到舒服、宁静。护理人员有责任保持病房空气新鲜、洁净，无特殊气味，湿度、温度适宜。同时，护理人员针对不同病种病情尽量使病房及走廊的色彩相适宜。为了使患者有一种朝气蓬勃、新颖别致的舒适感，病房和走廊可放置鲜花、绿色植物或盆景。这样不仅给患者造成一个雅致宁静的环境，也可促使患者产生愉快舒适的心理状态，促进医护质量的不断提高，有利于患者的康复。

第三节　医学工程应用护理伦理

一、医学工程的应用

现代科学技术的飞速发展，使自然科学的大量研究成果迅速地应用到医学领域中，产生了医学工程。医学工程在疾病的检查、诊断、治疗、护理等方面发挥了重要作用，是现代医学不可缺少的重要组成部分。研究医学工程应用及伦理问题是我们探讨的一个新课题。

（一）医学工程及其应用

1. 医学工程　医学工程又称生物医学工程，是综合应用现代自然科学和工程技术的理论和方法深入研究人体的生理、病理、形态变化，利用计算机逻辑判断和记忆大量数据的功能，根据取得的信息加以处理做出判断，为临床诊断提供依据。目前医学工程着重两个方面的研究，即基础研究和应用研究。基础研究有生物控制系统、生物信息及处理、生物医学材料等；应用研究主要是研制诊断、治疗、护理设备。医学工程的应用对探讨病因、提高确诊率、缩短疗程、提高医疗质量和护理水平有很大的推动作用，同时也为人们增进健康、延长寿命提供了新的手段。

2. 医学工程的优势及应用　医学工程主要采用物理、化学、生物的尖端技术和设备为临床医疗护理服务。医学工程的优势：①研制无创性或尽量微创的诊断、医疗设备；②研究医疗设备的计算机化，使诊断、治疗更方便、快捷、准确；③为人工脏器提供新材料。

医学工程的临床应用主要有五个方面。

（1）诊断：计算机体层扫描（CT）能从冠状、矢状两方面观察人体，形成图像，测定病变部位，对人体组织的分辨率高，且定位准确。磁共振（MRI）于 20 世纪 80 年代开始用于临床，能使各种组织呈现不同程度的黑白颜色，属非射线成像，无创无害，对心、脑血管病的诊断效果最好，临床已逐步推广使用。核医学应用方面有放射性核素计算机断层扫描仪（ECT）、放射免疫测定、吸^{131}I 测定等，目前有一百多种诊断和治疗方法。超声成像技术有二维超声显像仪、超声显微镜、超声内镜等电子扫描装置，还有全息摄影和脑磁图仪等。这些先进的诊断设备和技术为人们提供清晰的图像，这些图像是研究病情、决定治疗方案、进行科学研究的宝贵资料。

（2）防病、治疗、监护：医学工程为人类对疾病的防治开辟了新的途径，如心血管监护系统能为人们提示心脏损害程度，预测可能出现的问题。在人们没有明显感知的情况下，用信号提醒人们及早采取防范措施。目前临床普遍使用的心电监护仪、重症监护仪、起搏器、输液泵和各种报警装置均属此类。激光医学在切割、烧灼、凝固等方面具有独特的功效。激光纤维内镜在检查、治疗消化道疾病、泌尿系统疾病方面也是必不可少的。这些高科技产品的应用挽救了众多人的生命，如对安装心脏起搏器的病人观察发现，此类病人平均寿命已接近同龄组的正常人。

（3）恢复形态及提高生理功能：近些年，许多人工组织及器官都是用与人相关组织有生物可溶性的高分子材料所制成，如人工皮肤、人工瓣膜、人工关节、人工血管、人工脏器（人工肾、人工肺、人工肝等）。具有一定功能的假肢、人工耳、人工眼等，这些产品的应用不仅改变了器官的病理形态，同时也提高了生理功能，很多患者借助于高科技产品恢复了正常的生活和工作。人工传感器能把人体发出的难以察觉的信息转换成电子信号，远远超出生物感官功能，有可以弥补残疾人生理缺陷，提高他们的生活质量。

（4）医疗护理的科研管理：人类社会进入 21 世纪后，电子技术将越来越广泛地应于临床工作，实现医院管理自动化。医院各种数据的统计、人财物管理、资料检索、医院信息系统（HIS）及护理信息系统（NIS）的运转、医院办公自动化、工作程序化、管理科学化，这些现代化医院的标志都离不开医学工程。

（5）医疗护理用品原料：目前，国内外医学领域已广泛应用以高科技产品为原料的医疗护理用具，这些物理、化学、生物制品为医疗护理的发展提供了物质保证。例如，普遍使用的一次性医疗用品（有输液器、注射器、胃管、尿管等）是高分子聚合物制品，软硬度适用于人体，刺激性比较小，便于消毒，可以降低交叉感染和二重感染的发生率，增加病人的安全感，提高医疗护理质量。

（二）医学工程的作用与价值

1. 提高医疗保健水平　医学工程技术及其设备最大特点是迅速、准确、无创或微创，已成为当前医疗中不可缺少的部分，特别是对心、脑血管疾病的诊断、预防具有十分重要的价值，它的应用提高了医疗保健水平，推动了人类健康与医学的发展。

2. 优化生命质量　医学工程的应用提高了人的生命质量。它不仅使面临失去生活和工作能力的人又维持了生命和正常生活，而且使许多进行器官移植的人延长了寿命，肾移植的病人生存十几年已不是罕事，体外授精为不孕者提供了后代，角膜移植给盲者带来了光明。

总之，医学工程的应用能使健康者更健康，病患者恢复健康或维持最佳状态，极大提高了人的生命价值，有益于家庭幸福和社会稳定，是社会文明发展的必然结果，是对人权的最大尊重。

二、医学工程应用护理伦理

（一）医学工程与护理工作

现代医学工程与护理工作有密切联系。根据现代医学模式——生物-心理-社会医学模式的内涵，护理工作是对"整体的人"进行"整体的护理"。人体不是简单地由各种器官加上各自的功能所构成，人体是一个有机的整体，是一个大系统。人体这个大系统又包含许多子系统，各系统之间均有相互联系与制约，如同蛛网一样牵一点则动全局。任何外来的刺激对人体都是一种压力，无论大小都会导致循环、体液、生化、神经活动各方面的变化。尤其是应用医学工程做检查、治疗的患者，面对庞大的仪器，神秘的声光刺激，都会出现心跳加快、精神紧张、出汗等不同的反应，这些改变往往直接影响检查和治疗效果，这就给护理工作增加了新内容。护士不仅要做好医学工程应用中的各项操作准备，同时还要随时了解病人心理状态，及时给予说明解释，解除其思想顾虑，保证各项检查治疗顺利完成，确保结果的准确性，这是现代护理工作的新内容。

（二）医学工程应用护理伦理规范

1. 体贴患者，加强交流　医学工程的应用促进了医学的发展，也给护理工作带来了新的变化，它虽然能迅速准确地提供检查结果，预测和防治某些疾病，但医学工程的高度自动化，会使医护人员与患者距离越来越远，接触越来越少，出现护患关系"物化"的趋势。护理人员要同情、体贴患者，要尽可能地利用操作机会与患者交谈，倾听患者主诉，进行面对面的交流。这样能减轻其孤独感、恐惧感，特别是儿童，应经常给予其身体的抚摸，解决"皮肤饥饿"感，做到身心整体护理。

2. 精益求精，不断进取　医学工程技术的快速发展，使所有护理人员都面临着新的考验，要勤奋学习、不断进取、刻苦钻研，学习医学工程理论，掌握现代电子技术，熟悉各种现代化仪器的使用与保养，对高科技产品的应用有较强的适应能力与创造力。这样才能做到技术上精益求精，实践中得心应手，尽快适应临床医学的快速发展，胜任医学工程应用中的护理工作。

3. 实事求是，通情达理　医学工程的应用为解决医学难题起了很大的推动作用，是不可否认的。然而，也容易造成人们迷信于高科技产品的作用，甚至过分依赖，有的患者提出过多的、不恰当的医学工程检查要求；有些患者对使用医学工程进行检查有顾虑而不愿做，医护人员要以认真负责的、实事求是的态度，向患者讲清检查的适应证，耐心解释检查的各种利弊。基于全面考虑，凡能通过常规生化、B超检查的尽量不用CT，避免射线给患者带来的损害和不必要的经济负担，对检查方式的选择医护人员有责任向患者及家属提出建议并介绍此项检查的意义。

4. 高度负责，避免误区　在医学工程普遍应用的今天，医护人员应避免盲目依赖高精尖仪器而忽略对患者身体的检查与观察。应明确高精尖仪器固然好，但都有其局限性，并非是万能的。对疾病的诊断治疗除了必要的仪器外，还要依靠医护人员的高度责任心和精湛医术。在医学工程的使用中，医护人员要练就过硬的基本功，耐心细致地观察必须与临床实际情况紧密结合，有目的地选择使用，重视实践，避免误区，这样才能真正发挥医学工程应有的作用。

5. 积极探索，敢于担当　世上任何事物都是一分为二的，医学工程也不例外。它的出现对于人类医学发展确是起了巨大的推动作用，但它的应用也带来很多伦理问题，如医学工程应用费用较高，怎样分配这种资源才符合公正效用原则；生物制品大量上市如何使之不滥用，保证病人身心不受损害；如何避免或减少X射线、放射性元素、计算机病毒对身体的危害和环境的污染等。这一系列伦理问题如不能很好解决，势必给医学工程的应用和发展带来阻力，这些问题的解决就要面对现实，积极探索，必须敢于担当，既对病人负责又要对社会负责，并将对病人负责与对社会负责有机统一起来，这是解决问题的重要伦理原则。

思考题：

1. 整体护理伦理规范是什么？
2. 心理护理伦理规范是什么？
3. 医学程应用中的伦理规范是什么？

第八章　临床实践中其他各领域护理伦理

临床护理实践中日常大量的其他各领域如门诊护理、急诊护理、危重患者护理、普通手术护理和护理管理伦理及其规范也是我们研究和探讨的重要课题。

第一节　门诊护理伦理

医院为广大人民群众健康服务的窗口，是对患者进行早期诊断、早期治疗、医疗保健的第一线，是保证医疗质量的重要环节。门诊护理工作能否给来院就诊患者留下第一印象，直接影响医院在广大民众心目中的形象，影响到医院医疗、教学、科研和预防保健的工作质量，并关系到患者的生命安危。由于门诊工作和患者的特殊性，使门诊护理明显区别于病房护理。门诊护理服务水平在某种程度上体现了医院医疗工作整体质量，良好的门诊护理人员职业道德修养，是维护医院声誉、提高护理服务质量的保障，对维护患者的生命健康具有积极意义。

一、门诊护理工作特点

（一）组织管理任务重

门诊患者数多、流量大，患者就诊多集中在上、下午高峰时段，对护理人员的管理工作形成很大压力。此外，还有大量的患者家属和其他人员，造成门诊拥挤、嘈杂，相互之间也容易发生矛盾。为了保证就诊环境和就诊秩序、满足患者就诊需求，达到门诊系统的整体协调和有序状态，门诊护理人员承担着繁重的组织管理任务。

1. 环境管理　安排医生工作的诊室，保障诊室内电脑、仪器、设备正常使用，保障诊室各种纸张充足等。

2. 患者管理　对患者预检分诊、安排就诊、维持就诊秩序，指引患者进行化验、检查、取药、注射、处置及观察病情等。

3. 信息管理　进行卫生宣教，随时咨询问答、登记和传递各种患者资料及电子信息等。

4. 感染管理　落实门诊各种预防交叉感染的措施。

（二）交叉感染难度大

门诊患者来源广泛、人群流量大、密度大、病种繁杂，是否患有传染性疾病或携带传染源不可预测，难以及时鉴别和隔离。加之患者抵抗力低，容易发生交叉感染，因此，门诊预防交叉感染的难度较大。预防交叉感染，一方面从整体上采取措施，如医疗废物的分类处理、污水无害化处理、发热及传染患者的分流，空气和物表消毒等；另一方面则有赖于护理人员在具体操作中遵守无菌操作，做好手卫生等。同时做好疫情报告和确诊（疑似）病例的隔离，这是控制疫源、预防交叉感染必不可少的一部分，具有保障社会安全的重要责任。

（三）协调性工作多

门诊护理不但有治疗性技术工作，而且有大量服务性、协调性工作。如：对初诊患者，护理人员要回答咨询、安排诊室、指导就诊以及交待复诊时注意事项；对危重患者，护理人员要积极协调、及时安排就诊；对步履艰难的老年患者和残疾患者，护理人员要搀扶帮助；对婴幼儿患者，护理人员要进行预诊，除对患儿父母进行解释和安慰，还要设法劝阻哭闹的患儿保持门诊安静；对妇产科患者，护理人员要进行孕期和妇幼卫生宣教；对传染患者，护理人员要做好预防交叉感染和进行家庭、社会的预防宣教；对特殊患者如肿瘤患者、性传播疾病等患者，护理人员要做好安抚工作等。同时，护理人员还要做好医生间、科室间和与部门间的协调工作。

（四）医患矛盾多发

门诊就诊患者多、人员流量大，每一位患者都希望在短时间内得到诊治。患者在急切地等待中会出现情绪烦躁等焦急心理，对医护人员的语言、态度等比较敏感。如果医护人员工作中出现语言生硬、态度冷淡怠慢、安排就诊不当、服务不周等，很容易产生医患矛盾，而且这种矛盾容易泛化成医护人员与多个患者的矛盾，会影响正常诊治工作的进行。因此，医护人员应避免发生医患矛盾，一旦出现矛盾要冷静对待、恰当处理，不要使矛盾扩大或泛化，以保证大多数患者顺利就诊。

二、门诊护理伦理规范

（一）热情接待，主动服务

门诊护理人员应主动、热情地问候诊患者，介绍门诊的环境和布局、有关的规章制度和候诊、复诊须知，对需要预约检查和特殊治疗的患者要耐心地说明目的、方法和注意事项，便于患者就诊。门诊护理人员要主动询问患者就诊的目的及症状，根据病情做好预检、分诊工作，并按挂号的顺序安排相应的医生诊治，尽量满足患者连续诊治或易诊的要求；耐心、细致、地解答患者的疑问，以消除患者的紧张、恐惧心理；对危重、年老、残疾以及行动不便的患者应主动地给予帮助，协助患者做好诊查前的准备，使他们得到尽快的诊治。

（二）尊重患者，保护隐私

对患者的尊重和关爱是一切护理活动的出发点。门诊护理人员要尊重患者，做到文明礼貌服务，举止端庄、语言文明、态度和蔼，对待每一位患者都保持同样的热情与主动，不能由于患者的民族、性别、职业、体貌、衣着等因素而有所不同。在患者就诊时，门诊护理人员应主动向患者介绍就诊流程有关注意事项，保持诊室内一医一患，避免患者病史、症状、体征、家族史及个人嗜好等隐私外泄。在为患者进行治疗或查体时应避免过度暴露患者身体，使用必要的遮挡设施。不随意泄露患者就诊资料内容包括就诊登记记录、检查化验结果、病历等。

（三）合理安排，维护公正

门诊护理人员在维持就诊秩序时需要公正对待每一位患者，合理安排门诊医疗资源，不随意更改患者就诊顺序和就诊医生。加号的患者需待常规挂号患者就诊后方可就诊，如遇特殊紧急情况须调整就诊顺序和更换医生时，需向患者耐心说明并征得同意，在公正的原则下给予合理安排，避免引发误解和纠纷。另外，向患者介绍就诊流程，提前做好准备，如查体前需脱掉大衣，妇科患者查体前应先排尿，利用候诊的时间让患者做预先与医生商定好的常规化验，给患者量体温、血压、脉搏等等，指导患者合理安排时间，以减少患者等候，提高工作效率。

（四）严谨认真，团结协作

门诊护理人员作风严谨、准确无误是提高护理质量、保证患者安全的重要环节。为此，护理人员的一切治疗操作都要遵守查对制度、操作规程，对治疗、护理中患者的病情疑点或出现的治疗反应及意外都不要轻易放过，做到审慎从事、严谨认真，对患者负责。门诊是一个整体，各科室之间以及医生与护理人员之间密切联系、加强协作，可以发挥门诊的整体效应，从而有利于患者的早诊断、早治疗、早康复。护理人员要与门诊各科室团结协作，减少误会和矛盾，防止推诿患者，使患者尽快得以诊治。

（五）保持环境，预防感染

保持门诊环境的优美、安静、舒适，有利于减轻患者的焦急感，也使医务人员产生稳定、愉快的情绪，从而提高工作效率。清洁的就诊环境和达到标准的预防措施可以有效减少交叉感染，保护易感人群的同时也保护了门诊医护人员。在维护门诊环境的工作中，护理人员应注重细节，为患者提供细致入微的照顾与方便。如在就诊等候区设立出诊医生电子公示牌，明确告知患者要去的诊室编号、位置；设置诊疗路线指引标志，提供患者取阅的就诊流程图和宣教资料；在卫生间里设置标本放置架，便于患者留取尿便标本时放置；治疗室和处置室内明确区分清洁区与污染区并设立明显的标识等。

现在已进入数字化医院和数字化门诊时代，患者挂号交费等候时间大为缩短，医生接诊效率大为提高，医患都觉得很方便，同时也给门诊护理及其管理带来了新变化，朝着简便、快捷和科学化方向发展。但是，以患者为中心、人性化服务始终不变，上述护理伦理规范依然具有现实意义。

第二节　急诊护理伦理

急诊科（室）是医院抢救突发、紧急、危重患者的重要场所，多数急诊患者的病情急剧、危重、复杂，为了快速有效地救治患者，护理人员应针对急诊护理工作特点，履行相应的伦理责任。

一、急诊护理工作特点

1. 随机性　前来急诊科（室）就诊的患者大多发病突然，来诊时间、人数、病种、病情危重程度等难以预料，具有很大的随机性。急诊护理人员要做好随时应变的准备，常处于"备战"状态，包括器材、药品、呼叫系统、应急处置流程及人员调配预案。要摸索急诊种类与时间、季节变化等客观环境之间的规律，做好相应准备，以应对各类急救患者和突发事件。

2. 时间性　急症患者起病急、病情变化快对抢救要求争分夺秒，如心脑血管意外、心脏骤停、各种中毒、严重创伤等，有时患者本人和送诊人员不能提供详细的病史，病史收集、检查化验等工作常不能按部就班，往往需要边抢救边进行，以争取宝贵时间抢救生命。因此，急诊护理必须突出一个"急"字，护理人员必须机敏、镇静地运用专业知识和经验，密切配合医生，争分夺秒、全力以赴地挽救患者生命。

3. 风险性　急诊患者或送诊人常不能提供详细病史，由于时间紧迫，医护人员也往往不能按部就班地进行各种检查就立刻投入抢救。由于患者病情危重复杂多变，往往一种疾病涉及多个系统、多个器官同时发生病变，容易发生并发症，甚至突发多脏器衰竭，抢救成功的概率难以预测，风险很大，增加了医护人员抢救成功的难度。

4. 协作性　急诊患者病情复杂且变化迅速，常涉及多个系统、多个器官同时发生创伤或病变，往往需要多个学科、多个专业的医护人员协同抢救。护理人员需要在配合医生抢救的同时严密监护、细心观察患者的病情变化，为医生诊治提供依据。

5. 主动性　遇到危急情如各种中毒、出血不止、严重创伤、心脏骤停患者，在医生未到达之前护理人员应边呼叫医生边主动处置，以免贻误病情。所以，主动性是急诊护理工作的重要特点。

二、急诊护理伦理规范

（一）急患者所急，奋力抢救生命

急症患者起病急、病情变化快，对抢救要求争分夺秒，急诊护理人员要牢固地树立"时间就是生命"和"抢救就是命令"的强烈观念，要做到急患者所急，尽量缩短从接诊到抢救的时间，全力以赴地抢救生命。急诊护理人员要做到坚守岗位，随时做好抢救准备，果断采取措施配合医生积极抢救，及时开通急救绿色通道与相关科室医护人员取得联系，密切做好病情观察、记录。急诊护理人员的冷静、敏捷、果断、准确的工作作风会使患者和家属产生信任和安全感。

急诊科（室）常常会有这样的情景：一个电话打来，抢救室工作人员立即熟练、快速地做好了抢救物品的准备、调试好仪器，迅速地进入急救车停靠处等候。当急救车急速驶来，医生护士迅速、准确地为患者开放气道、接通呼吸机，进行心肺复苏、电除颤，建立静脉通路、给药……迅速地奋力抢救，争分夺秒，把一条条生命从死亡的边缘拉了回来，充分地体现出护理人员"急患者所急"的情感和敬业精神。

（二）敬畏生命，弘扬人道精神

救死扶伤是每个医护人员的重要职责。急诊护理人员在患者病情危急、通知医生不能马上到场的情况下，应本着生命至上的救护原则立即实施必要的紧急救护，在尽最大可能挽救患者生命的同时，尽量避免对患者造成伤害。面对一些酗酒、斗殴致伤等特殊的患者，急诊护理人员同样要予以积极救治，对患者不能歧视、挖苦和讽刺。对待自杀的患者，医护人员应不埋怨、不责怪，反而要以深厚的同情心和救死扶伤的人道主义精神积极抢救患者生命，给患者亲切的关怀和悉心照料，以高尚的情操、耐心的劝导，使他们振作精神，重新点燃生活的希望。遭受意外伤害的患者和患者家属，常常容易表现出惊慌失措，也容易把急躁的情绪转移到医护人员身上。此时的护理人员不仅要对患者积极救治，还要充分理解患者家属心情，原谅他们可能过激的言行，用最快的速度做出准确判断，争取抢救时机。对意识不清的患者，护理人员要有慎独精神，认真负责地做好各项救治准备和护理工作，周到服务。

（三）维护患者利益，担当社会责任

急诊护理人员要从维护患者的利益出发，灵活主动而不失时机地给患者以救治，不能借口等待医生而耽误患者的救治，要根据患者的病情及时给予吸氧、洗胃、人工呼吸、心外按摩、止血、输液等和做好一切抢救准备。对于症状较轻的患者要做好宣教、劝导工作，使其配合医疗，以免病情变化不能被及时发现，失去留院观察的意义，延误救治。

同时，急诊护理人员还要担当社会责任，从社会公益出发，对可疑之人或有疑问的患者，要及时向医院值班、保卫部门联系，抢救记录要详细、准确，保留注射药的安瓿和患者的呕吐物、排泄物等；遇到交通事故或有法律纠纷的患者，要公正、实事求是地反映情况，不偏袒一方。

（四）积极参与抢救，倡导协作精神

急诊患者的抢救成功，是医、护、技及医院各部门齐心协力配合的结果。急诊科室间、医院各部门间、各专业间密切配合显得十分重要的。大多数急诊患者是综合病、复合伤，病情危急复杂多变，时间紧、风险大，一种疾病涉及多个系统、多个器官同时发生病变，容易发生并发症，甚至突发多脏器衰竭、猝死，病情又涉及多学科、多专业、多部门。急诊护理人员要搞好与多科室、多部门、多专业的协同配合，积极主动参与抢救，并敢于承担责任。如果科室间、部门间、专业间协作不力或发生推诿患者的现象，急诊护理人员应以对患者生命高度负责的精神，向医院领导或有关部门及时反映汇报，坚持首诊负责制，并要根据科室、部门、专业的具体情况予以协调，以免贻误患者的抢救时机。

第三节　危重患者护理伦理

危重患者是指病情严重，随时可能发生生命危险的各种患者。应针对危重患者护理及护患关系特点，对护理人员提出了应遵循的伦理规范。

一、危重患者护理工作特点

（一）护理任务艰巨性

危重患者的护理包含了基础护理、重病护理、专科疾病护理等多个方面，任务艰巨。危重患者的基础护理中皮肤护理除了每天都要做的从头到脚的清洁工作，还要随时注意皮肤的受压状况，采取各种防治压疮和皮肤受损的护理措施；为患者翻身、拍背、吸痰是每一天都要重复很多次的工作。大小便失禁是危重患者常常会发生的，护理人员需要不断地清洗、更换衣物被服，想尽办法保护患者的皮肤。各种管路遍布在危重患者身体的上下，保持管路的通畅和固定良好涉及危重患者的治疗安全甚至生命安全等。危重患者的病情重、变化快，生命体征和病情需要严密的监护，出现异常需要随时进行抢救。重病护理占据了大量的护理人员的精力，尤其在治疗、用药安全等方面，严格执行查对制度、交接班制度、做好文件书写、记录患者病情变化、严格执行消毒隔离制度等，使得护理工作量加大。另外，危重患者还有专科疾病护理的任务，如判断心电图的基本变化；完成血透、血滤；糖尿病患者的血糖管理；对造口、伤口进行妥善护理等，对护理人员的理论与技能提出了更高的要求。除此，关注危重患者安全，防止患者坠床、自行拔管或自伤、自杀等意外事件发生也是护理人员的艰巨任务。

（二）对护理人员的素质要求高

危重患者护理，对护理人员的医学知识水平、护理操作技能、沟通技能和心理素质要求都很高。因为危重患者和家属一般顾虑较多，心理活动复杂，需要加强心理护理，如神志清醒的危重患者心理复杂，危重患者易发怒，会对自己的家属或医护人员发泄不满，甚至谩骂，不配合治疗和护理；危重患者易恐惧，对外界声音、光线刺激及医护人员的言语神态异常敏感，精神高度紧张；危重患者易焦虑，患者常对自己的病情处于失望与期待的矛盾之中，既希望能够尽快好转，又时时被濒死的感觉困扰；危重患者易悲伤，常对疾病的治疗抱有悲观的想法，感到人生凄惨，生不如死。针对危重患者的心理状况，护理人员要做好心理护理，帮助危重患者稳定情绪、树立信心，配合治疗护理。

有些危重患者的家属心理状态不稳定，常常对医护人员猜疑、责难，提出不当或不可能的要求与期望，严重时可以干扰到正常医疗护理工作。护理人员要关注患者家属的心理变化，给予极大的理解和宽容，并以适当的沟通和安抚方式，减少患者家属的心理波动，维护和谐的护患关系。

（三）护理伦理难题多

危重患者护理工作面临诸多伦理难题，主要是：

1. 卫生资源分配与患者实际需要的矛盾　重症监护室的危重患者中，不乏晚期癌症多发转移的高龄老人是以高昂成本维持呼吸心跳，而许多需要接受重症监护治疗但苦于没有床位的危重患者，如何更好地利用有限的医疗资源，这是一对矛盾，也是危重患者护理中的伦理难题。

2. 履行人道主义与经济效益的矛盾　一边是患者生命岌岌可危、需要救助，职业道德要求医护人员必须施以人道主义的救助；另一边是危重患者需要救治但没有足够的费用支撑，在市场经济体制下，医院都需要经济核算。这对矛盾摆在医护人员的面前又是一个伦理难题。

3. 讲真话与保护性医疗的矛盾 "保护性医疗措施"是指在对患者进行医疗救治的同时采取的一切维护患者的身心健康和有利于疾病恢复的隐瞒病情措施。随着社会进步和医学模式的转变，"保护性医疗措施"的内涵也在发生着变化，向患者隐瞒病情与患者知情权就是一对矛盾：不向患者本人说明病情，意味着侵犯了患者的知情权和选择权；为维护患者的知情权而让患者本人承担更大的精神打击和心理负担甚至病情恶化的风险，又是一个伦理难题。

另外还有患者拒绝治疗与维持患者生命的矛盾；安乐死与现行法律的矛盾等等。因此，护理人员有时在危重患者护理上常常处于两难局面。

二、危重患者护理伦理规范

（一）严密监护，敏捷抢救

危重患者病情复杂多变，危险情况常可突然发生。在日常护理工作中护理人员必须头脑机警、细心观察、严阵以待，及时发现患者出现的危险征兆和险情。一旦发现新的情况，要及时报告医生，敏捷地投入抢救工作。针对危重患者的病情重、变化快，生命体征和病情需要严密的监护的特点，护理人员任何时候都不能失去警觉性，对留观的病人也要加强巡视，敏捷地观察病情变化，出现异常情况，立即配合医生进行抢救，这是危重患者护理的基本伦理规范。

（二）持之以恒，连续奋战

由于危重患者的护理任务艰巨性的特点，要求护理人员勤快，做到"腿勤、手勤、眼勤、嘴勤"，时时处处关注患者需要，不怕苦、脏、累，做好各项护理工作。同时，护理工作是一项动态的、连续的工作，这就要求护理人员有连续奋战的精神，不管白天或黑夜，也不管有无人监督，都要保持护理工作的恒定和良好的工作状态，才能使患者得到最佳护理。这是对危重患者护理人员的素质要求，也是危重患者护理的伦理规范。

（三）冷静果断，审慎处置

危重患者的病情瞬息万变，要求护理人员头脑冷静，正确地进行判断，果断地配合医生予以处理，敢于面对风险、承担责任。但是，果断不等于粗鲁武断、贸然行事，而是要审慎行动，做到胆大心细，才能收到良好的效果。即使有些危重患者已度过险关，也不要掉以轻心，仍须细致观察病情，主动预防并发症，以免前功尽弃。如抢救休克患者，虽然血压上来了，但也要注意肾功能的情况。另外，在遇到涉及尚未解决的伦理难题时，护理人员只能在有限的范围内综合考虑，审慎和辩证地进行处理。

（四）周到服务，任劳任怨

不少危重患者缺乏心理准备或心理负担较重，从而心理不平衡。患者家属也多有忧虑、急躁。因此，有时患者或家属可能对护理人员无端指责，甚至发生无理取闹的情况。此时，要求护理人员在繁忙的护理工作中，以冷静的态度理解和谅解患者及其家属的心情和行为，耐心地说服，不使矛盾激化。同时，仍要热情、主动和任劳任怨地继续做好护理工作，特别是对悲观绝望的患者要多加安慰和鼓励，对神志不清的患者做到周到服务，相信最终会受到患者和家属的理解与尊敬。另外，面对危重患者护理中经常会遇到的一些伦理难题，也要抱着充分理解和任劳任怨的态度，认真对待。

第四节　普通手术护理伦理

手术是医疗工作中常用的治疗手段之一，具有疗效快、损伤性、危险性的特点，需要医、护、技等医院技术人员多方协作才能完成。手术在切除病灶部位的同时也造成患者生理结构的损伤或改变，还会对患者的心理、社会等方面造成影响。因此，手术护理有其特殊性和相应的护理伦理规范。

一、手术护理工作特点

（一）严格性

因为手术治疗具有损伤性、危险性的特点，一旦出现失误则不可逆，所以普通手术护理具有严格性的特点。如手术室严格的查对、交接制度和分工职责；严谨的消毒隔离管理、无菌技术操作规范；严格的术前准备、术后观察护理制度等等，以确保手术的成功和患者的安全。严格性是普通手术护理的首要特点。

（二）协作性

手术治疗的顺利进行需要医师、麻醉师与护士以及其他科室医技、后勤工作人员密切配合、彼此协作，任何一个环节都不能缺少。护士不仅在手术过程中需要与多方协作，承担着重要角色，而且在保障手术室正常运转中也发挥着承上启下和协调的重要作用。因此，协作性是普通手术护理的又一特点。

（三）衔接性

普通手术护理包括手术前、手术中、手术后几个阶段，每个阶段的护理都由不同的护士担任，而且通过交接班连续进行。在不同阶段的辗转和接替工作过程中，护士都要主动地介绍患者的情况，以便做好工作衔接。衔接性是普通手术护理的第三个特点。

（四）时间性

手术治疗要求医护人员具有强烈的时间观念，特别是对急诊、危重患者实施的抢救性手术，争分夺秒的时间观念是决定手术成功与否和保障手术治疗效果的先决条件。因此，时间性是普通手术护理的又一个突出特点。

根据普通手术护理的特点和手术护理在不同阶段的要求，提出以下护理伦理规范：

二、手术前护理伦理规范

1. 为患者着想，创造良好的治疗环境　护理人员要了解患者手术治疗方案，做好相应的准备工作，在每一台手术开始之前做好手术间环境的清洁和消毒，按照不同的手术要求准备好所需要的药品、耗材、手术器械、敷料包，还要检查各种仪器是否处于正常工作状态，调试手术台各个体位支架和灯光，为特殊体位手术的患者预先准备好保护衬垫用物等。在完成细致的手术准备工作的同时，要为手术患者提供一个清洁、安静、舒适、安全的治疗环境。术前在与患者沟通、访视中，护理人员可充分运用语言艺术，以及图片、模型和文字等形式帮助患者了解、熟悉手术治疗过程，减轻患者由于环境陌生和不便带来的心理压力。

2. 尊重患者权利，认真履行告知义务 手术对一般人来说都是陌生的，患者不了解手术及相关的细节，知情是患者的权利，护理人员要耐心向患者告知手术的过程和各个环节中如何与医护人员合作，以保证患者在理解的情况下正确配合手术。当需要请患者或亲属签署知情同意书时，护理人员应客观、细致地向其进行说明，充分尊重患者权利、履行告知义务。例如在为手术患者进行蛛网膜下腔麻醉或硬脊膜外麻醉前，取得患者的配合对保护患者安全和保障麻醉成功尤为重要。医护人员通过术前访视向患者说明麻醉的大致情况和操作过程，使患者对麻醉方式和过程心中有数，可以减少或消除由于对麻醉不了解而产生的恐惧心理，使其积极配合。

3. 理解体谅患者，做好心理护理 手术方案确定后患者心情往往很不平静，既盼望手术时间尽早到来以解脱疾病的痛苦和压力，又因惧怕手术带来的疼痛和伤害而紧张不安和恐惧。患者常表现出坐卧不宁，寝食难安。护理人员应设身处地的为患者着想，主动关心，耐心细致地做好心理护理，解除其种种疑虑，最终能使患者以稳定的情绪和乐观的态度接受手术。例如有的女性患者做子宫切除手术前会产生很多心理负担，她们既担心出血、贫血、疼痛、病变等造成的痛苦，有的认为子宫切除后不能再过夫妻生活，心理压力大。这时，医护人员要体谅患者的心情，将手术对解剖结构的改变以及手术预后是否影响到女性内分泌、性生活等内容客观、详细地对患者进行讲解，消除患者不必要的担忧，减轻患者心理负担，积极配合手术治疗。

4. 周密细致，做好术前准备 手术前准备是手术前护理的主要内容，包括让患者洗澡、更衣；手术区域的皮肤准备；根据麻醉方式和手术部位安排禁食时间及肠道准备；保证患者术前有充足的睡眠；按医嘱给患者术前用药等等。护理人员要周密细致、认真负责地落实各项准备工作，避免疏漏或返工。这是保证手术顺利进行的基础，也是手术成功的必要条件。例如护理人员在为患者做灌肠准备时，灌肠液配制的浓度、温度、灌肠桶悬挂的高度，患者体位的舒适、置管时的力度、深度，导入灌肠液的速度等都需要护理人员细致、耐心地完成才能够达到手术要求，稍有一点马虎和懈怠都会给患者带来不必要的痛苦。在手术准备的同时还要关注患者的生理和心理反应，及时发现患者病情变化，确保障患者手术顺利进行。

5. 积极参与手术方案讨论，做好手术准备工作 手术特点中的协作性决定了手术方案的制定不仅仅是医生单方面的工作，护理人员也要积极参与。尤其是新、特、难的手术，在手术方案制定讨论过程中，护理人员应分析手术配合工作的细节，积极提出疑点和难点，通过讨论确定解决方法，并做好一切准备工作。例如在配合新的手术术式或特殊手术前护理人员需要参与术前讨论，了解手术对患者体位，如果体位摆放时衬垫不当会影响患者循环呼吸或导致压疮发生，约束带过紧或上肢过度外展造成神经受压。所使用的器械与特殊耗材等与手术所需不符，都会影响到手术的顺利进行。

6. 认真仔细查对，保障手术安全　当接患者前往手术室时，护理人员应认真做好查对与交接工作。核对患者的基本信息和手术部位、术前用药、病历资料和特殊用物等，避免差错，保障患者手术安全。手术室易发生差错事故及护理缺陷的环节很多，一旦失误就会影响患者治疗、延误手术时间，造成时间与物品的浪费甚至会使患者致残、致死。例如在接患者手术的核对过程中，由于患者术前紧张或应用镇静剂，往往不能正确回答问话，容易发生将患者放错手术间的情况；在手术前体位安置不当也可能导致手术部位左右侧混淆的事故；术前、关闭体腔前和体腔后，器械、敷料、缝针等手术器具的清点有误会造成再次探查而给患者造成不必要的痛苦，甚至是体内遗留异物的危险。这一系列问题解决得好都需要护理人员认真做好每一项查对与交接工作并有相应记录，以保障手术成功。

三、手术中护理伦理规范

1. 严格环境质量，确保手术安全　现代的手术室管理有极严格的环境要求，涉及从建筑设置、空气净化系统、医患进出路线设置、清洁区域与污染区的划分等问题，而在达到手术室硬件设施建设标准的同时，环境质量控制与工作流程管理是维护手术室环境安全必需的保障。在手术室环境安全方面，护理人员应做到严格遵守手术室更衣（鞋）制度、无菌操作技术规程，并严格监督其他医务人员；抢救药品要准备齐全，而且位置固定、标签清晰；各种手术器械、仪器都要认真检查，确保功能完善和安全运转；氧气准备要充足且不漏气；保持手术室内清洁、温湿度适中；手术体位摆放所需的护具完好、合理使用等。在手术室保持肃静方面，护理人员要做到使用专业术语与其他医务人员协调工作，说话要轻声，不谈论与手术无关的话题，以保持手术室内的严肃和安静；当手术中出现用物准备不充分、物品损坏或仪器出现故障时，应保持冷静，沉着应对，积极采取补救措施。

2. 关心体贴患者，缓解紧张情绪　手术室护理人员可以通过手术前访视的形式使患者了解手术室环境及麻醉和手术过程中需要患者配合的方法和注意事项等，可以帮助患者减轻或消除对手术的焦虑和紧张情绪，使患者保持稳定的情绪和良好的状态。患者进入手术室后，往往比较紧张，甚至浑身颤抖，对医护人员有"生死相托"的心情。护理人员要换位思考，理解、关心患者，做到体贴入微。通过对患者进行陪伴、使患者清楚地知道有护士对他专门照顾，使患者以较好的情绪配合手术，并在温暖的关怀中度过手术。如：热情扶助患者上手术台；按照手术要求显露患者躯体并注意其他部分的遮挡和保暖；束缚四肢时向患者解释清楚、动作轻柔、松紧得当，并告知患者保护性约束的意义；手术中密切观察患者的情况，随时对患者给以抚慰，术后为患者拭净皮肤、穿好衣服等。

3. 恪守操作程序，配合及时准确　在手术过程中，护理人员要全神贯注，熟练敏捷地进行各种操作，在操作中严格执行各项操作程序，认真执行无菌操作；配合手术要眼明手快、准确无误；对于手术器械、器材和敷料等要认真负责地做好各项查对、清点工作；任何环节出现问题或疑点都要及时报告，不能存在侥幸心理或疑点，更不能故意隐瞒；技术操作准确无误，如静脉穿刺、导尿等争取一次成功；传递器械眼明手快、准确及时；手术结束时，物品、器械要认真清点核对，核对无误后再让术者关闭切口；护送患者到病房后，要认真向病房护理人员交班，对患者手术中的病情变化、特殊用药等内容要特别说明，以供制定术后护理计划。另外，手术标本组织的病理诊断是对患者病情明确诊断的最终标准，护理人员要对手术标本组织明确区分、认真登记、及时送检等。

4. 服从手术全局，相互支持协作　手术是手术医师、麻醉师、器械护士、巡回护士等人员的一项综合性技术活动，手术中需要团结协作形成一个有机整体，护理人员要从患者的利益出发，一切服从手术全局的需要。因此，护理人员要与其他医务人员互相尊重、互相支持和密切配合。比如，手术室护理人员针对不同医生具有不同的手术物品准备要求和手术工作习惯，制作了手术医生配合卡，标明医生所需要的手套大小、习惯使用的器械型号等内容，以保证任何一位护理人员与医生配合时都能较好地了解他的个人特点，使手术能够更顺利地进行。在手术开始之前，护理人员要协助麻醉师对患者进行麻醉，在手术开始之前要与麻醉师、手术医生三方共同核对手术患者的姓名、性别、年龄、疾病诊断及手术部位等内容，作为保障为患者正确实施手术、避免手术部位差错的最后一道防线。在手术进行中，更是台上台下团结协作、密切配合，从患者麻醉状态的控制、手术器械的使用、手术器具的传递、仪器的应用到敷料的清点、灯光照明的调整，都需要全体医护人员的密切配合。

5. 理解家属心情，通报手术情况　患者进入手术室后，除了医护人员在手术台上下的紧张工作之外，患者家属也在为患者手术中的安危担心。患者家属对手术进展状况十分关切，急于了解有关情况。护理人员要理解患者家属的焦急心情，及时向患者家属通报手术进展和需要商讨的问题，态度和蔼、耐心回答他们提出的问题以解除其忧虑和不安，特别是手术不顺利或时间过长时，应多向家属提供手术进展有关信息并给以宽慰，从而得到家属对医护工作的理解和支持。

现在已进入数字化医院和数字化手术时代，手术进展情况在手术等候区后通过电子视频显示出来，患者家属一目了然，医患都觉得很方便。但是这也并不能代替医患和护患当面沟通交流，以患者为中心、人性化服务始终不能缺失。

四、手术后护理伦理规范

1. 严密观察，勤于护理　手术后护理人员要为患者进行护理的具体内容很多：护理人员在手术患者返回病房前需做好术后护理准备，预先换好被褥单，准备好必要的药品、器械；患者手术后返回病房，护理人员要按照手术类型、创伤的程度和护理级别对小、中、大型手术患者按不同频次测量、观察患者的生命体征，发现异常应及时报告医生，并协助处理；对切口及引流管的护理要观察切口有无出血、渗血、渗液及感染征象，敷料有无污染或松脱，对少量渗血可加压包扎，敷料污染或松脱应及时更换，大量出血及切口感染应报告医生并积极协助处理；患者身上留置的引流管应妥善固定保持引流通畅，经常观察和记录引流液的性状和量，发现异常应报告医生并协助处理；按时更换引流袋，适时协助拔管等，密切观察患者生命体征、积极预防术后并发症，发现异常情况及时告知医生，积极协助处理。同时，要做好患者的口腔卫生、皮肤清洁等生活护理，使患者顺利地度过术后阶段，这都需要护理人员严密观察、勤于护理，以保障患者的安全。

2. 减轻疼痛，促进康复　手术后的伤口疼痛、身上的各种插管以及活动、饮食受限等都会给患者带来痛苦，有的患者还会因手术失去某些生理功能而产生焦虑、忧郁等心理问题。对于手术后患者疼痛的护理，护理人员应遵照医嘱按时给予镇痛药，并指导患者咳嗽、翻身或活动肢体时，用手按压切口部位以减轻疼痛的方法，以减少切口张力刺激引起的疼痛；手术后恶心、呕吐常为麻醉反应，可自行消失。早期腹胀多因胃肠道蠕动受抑制气体不能排出所致，一般 48 小时后肠蠕动恢复，腹胀消失，护理人员应对患者的不适给予重视、对患者进行抚慰，对于恶心、呕吐、腹胀反应明显的患者应考虑有无颅内压增高、糖尿病酸中毒、尿毒症、电解质失衡、急性胃扩张、肠梗阻或腹膜炎等，及时告知医生查明原因，积极配合、对症处理。护理人员应指导手术后患者早期活动，争取在短期内起床。早期活动可以促进手术患者早日康复，其意义是：①增加肺通气量，有利于肺扩张和分泌物的排出，减少肺部并发症；②促进全身血液循环，有利于切口愈合，防止压疮和深静脉血栓形成；③促进肠蠕动，增进食欲，防止腹胀和肠粘连；④有利于膀胱收缩功能的恢复，防止尿潴留。

第五节　护理管理伦理

一、护理管理的涵义

提到护理管理，很多人会联想到护理部主任、护士长，似乎与护士工作关系不大。事实上，护理管理是以提高护理质量作为主要目的的工作过程，是每个护士都必须参加的活动。世界卫生组织（WHO）对护理管理定义："护理管理是为了提高人们健康水平，系统地应用护士潜能和有关其他人员或设备、环境和社会活动的过程。"护理管理的内容可分为行政管理、业务管理和教学管理三个部分，它的任务是研究护理工作的特点及其规律，对护理工作的诸要素运用科学的理论和方法进行管理。其根本目的在于提高护理质量，提高护理工作的效率和效果，对病人实施正确、及时、安全、有效、完善的护理。

二、护理伦理在护理管理中的作用

（一）护理伦理是搞好护理管理的重要保障

护理管理必须依靠全体护理人员良好的护理道德做保障，护理人员对事业的忠诚和奉献精神、对病人的尊重和热情、对工作强烈的责任感，会使护理管理具有强大的动力。护理伦理可以提高全体护理人员的责任心，因为护理伦理是基于对职业价值的深刻认识，护理人员具备良好的伦理修养就会积极主动地履行自己的职责，为病人提供最好的护理服务，就会积极参加管理，自觉地维护各项管理制度，使各项管理井井有条，有利于医疗和护理工作的正常进行。

护理管理的基本任务是把不同岗位、不同职责的各类护理人员协调到同一目标，一切为了病人的利益。而护理伦理贯穿于护理管理这条主线的始终，是完成这一基本任务的重要保障。

（二）护理伦理是促进护理质量提高的有力保证

护理人员树立了良好的护理伦理观念，就会以高度的责任感对待各项工作，以高尚的道德情操对待病人，用优质服务促进病人康复，增进人群健康。护士意识到了职业的平凡与伟大，才会具有奉献精神，才能做好工作。护士有很多时间都是自己值班工作，对工作可以实实在在地做好，也可以敷衍，尤其是现在主要以功能制护理为主，由于多人轮换值班，服务效果的好与坏都没有直接的负责人，对患者的服务有时是被动的。因为人们的思想水平不同，在失控的情况下，服务质量就失去了保障。所以奉献、慎独精神显得更重要。而护理人员树立高尚的护理伦理观念会促使其自觉地忠于职守，主动服务，严格遵守各项规章制度，防止和避免护理差错和事故的发生，不断提高护理质量。

（三）护理伦理是建立新型人际关系的重要基础

护理伦理在建立新型医疗关系中起着重要的协调、凝聚作用。现代化医院是一个多系统、多层次的有机整体，现代护理管理中护理人员要与患者、医师、各类医技人员、管理人员、后勤人员进行交往并建立新型的人际关系，特别是护患关系中患者从过去被动的服从到今天的主动参与，成为对自身健康负责的主体，形成共同参与型护患关系。医院各部门的工作都要围绕着为满足患者需要运转，尤其是护理人员通过治疗、护理、观察等工作充当医师与患者、医技人员与患者的中介，起着密切联系、协调一致的作用，而良好的护理伦理是建立相互平等、尊重、协作、配合的新型关系的基础。

三、护理管理伦理规范

（一）以患者为中心，建章立制

护理工作的服务对象和任务决定了护理管理要体现以患者为中心、提高护理质量为目的。护理工作质量的优劣直接关系到患者生命的安危和整体护理的水平，所以护理管理的伦理思想应把加强护理人员护理道德修养作为重要内容，德才兼备、精诚并施，才能有效为患者健康服务，才能调动和发挥护理人员的积极性，才能提高医院的管理水平。而护理管理伦理思想的落实就要以患者为中心，建章立制，规章制度是规范和组织全体护理人员为患者提供优质服务的保障，护理管理人员只有时刻想到患者利益，制定规章制度时才能把以患者为中心的伦理要求落在实处，才能增强服务意识、改善服务态度、把方便让给患者，执行规章制度时才能更自觉、一丝不苟，才能有强烈的责任感和严肃认真的工作作风。

（二）以患者利益为重，兼顾两个效益的统一

随着全面改革的深入和发展，医院的管理体制也在变革，这也影响着护理管理从注重

护理服务质量管理向兼顾社会效益和经济效益相统一转化。首先，在经济管理中必须以患者利益为重，不能以损害患者利益为代价来片面追求经济效益，护理伦理应体现在为患者提供优质、高效、低耗的护理服务中，反对"一切向钱看"单纯追求经济效益而不顾患者利益的倾向；其次，护理管理坚持兼顾经济效益和社会效益的统一，以社会效益第一的原则，这是由我国的社会主义制度和贯彻党的卫生工作方针决定的。护理工作中必须体现"救死扶伤，防病治病，实行社会主义人道主义，全心全意为人民健康服务"的伦理原则。用科学的护理管理降低成本、减少消耗、厉行节约、优质服务，满足社会和人民群众对医疗服务日益增长的需求。在提高社会效益的同时也会使经济效益得到提高，医院的社会效益和经济效益不是对立的，而是相辅相成、辩证统一的关系。

（三）创造良好环境，消除有害因素

随着社会进步、现代科学的发展，人们生活质量有了很大的提高，人们对健康的需求更加迫切，同时对护理服务也提出了更高的要求。创造舒适安全的医疗环境、创建优质服务病房，避免一切对患者健康有威胁的不良刺激，是为患者提供优质服务的组成部分。护理管理要以护理伦理基本原则为指导，塑造白衣天使美好形象，加强护理人员自身修养，要有庄重大方、整洁朴素的仪表，饱满热情的精神面貌，文明得体、谦和礼貌的语言修养，娴熟的业务、精湛的技术，严谨认真、有条不紊的工作作风为患者提供优质服务。同时，为患者创造优美舒适、空气新鲜、清洁安静的病房环境，不断美化医院环境，给患者愉快、舒畅的心理感受，消除医院内感染、护理差错和事故给患者带来的有害影响，既体现了护理管理水平，又彰显了护理管理伦理的意义。

四、护理领导者的伦理规范

医院的护理副院长、护理部主任、科护士长、护士长在护理管理中负有不同的领导责任。她们可以运用创造力和影响力改变护理人员的行为，使之积极主动和满怀信心地共同有效完成护理目标，为病人提供优质服务。这除了护理领导者的能力、知识业务水平、领导艺术外，领导者的伦理素质至关重要。对一个优秀的护理领导者的伦理规范是：

（一）心底无私、秉公办事

护理领导者的权威绝不是谁能任命和赋予的，只有具备无私的品德才能取得群众的公认。无私，才能有对护理事业的忠诚和热爱，它是全心全意为病人健康服务的具体体现；无私，才能以身作则，吃苦在前，不谋私利，树立"领导就是服务"的观念；无私，才能出以公心，秉公办事，严格按政策处理问题，不徇私情，赏罚分明，使护理集体中正气凛然，气氛融洽和谐，才能形成强大的凝聚力。

（二）宽容大度、任人唯贤

宽容大度、任人唯贤是护理管理者应有的美德。宽容是对人关怀、爱护、体谅与包容的高尚品质，具有宽容大度精神的领导善于同别人实行"心理位置交换"，使下级感到领导的理解、亲切、温暖和友善，获得心理上的安全感，增强领导者与被领导者之间的团结，提高心理相容的水平。护理领导者只有具备宽容精神，才能团结一切同志，不讲个人恩怨，胸怀大志，任人唯贤，知人善任，把具有真才实学的人放在关键岗位上，充分发挥每一个人的潜力。

（三）勤于学习、精通业务

在科学技术日新月异发展的情况下，护理领导者要学无止境，努力使自己成为精通业务的"内行"，并能在掌握知识和技能水平上领先一步，成为学科的带头人，才能带领大家不断攀登护理科技的高峰，缩小我国护理工作与国外发达国家护理工作存在着的差距，使我国护理专业与国际接轨。

（四）坦诚相待、团结协作

护理领导者要处理好各种人际关系，坦诚相待、团结协作是必备的道德要求。一个优秀的护理领导者，在处理护际关系、医护关系、护技关系及与行政管理和后勤人员的关系时应态度诚恳、襟怀坦白；处理问题时应从大局出发，以患者利益为重，团结协作，互相支持，密切配合，争取达到最佳效果。

思考题：

1. 门诊护理伦理规范是什么？
2. 急诊护理伦理规范是什么？
3. 危重患者护理伦理规范是什么？
4. 手术护理伦理规范是什么？
5. 护理管理的伦理规范是什么？
6. 护理领导者的伦理规范是什么？

第九章　社会公共关系护理伦理

随着医学模式的转变及护理学理论的发展，特别是新医改方案的贯彻落实，护士的社会责任愈来愈明显，护士与社会的关系愈来愈密切，尤其是社区卫生、家庭病床、健康教育及社会重大灾害救助已成为护理走向社会化的重要标志。因此，研究并解决护士与诸多社会公共关系伦理及护士肩负的社会责任已成为是当今护理伦理学研究的重要课题。

第一节　护士的社会责任及关怀伦理

一、护士的社会责任

护士作为医务人员的重要组成部分，从事一项维护人体健康、提高生命质量的医疗卫生服务工作，这项工作具有明显的社会性和公益性特点，赋予大量的社会责任，大体可分为以下四个方面：

（一）面向全社会的预防保健责任

护士的职责不仅是在临床护理技术方面，而且还有社会预防保健方面的责任。

1. 在处理与患者的关系时，要尽可能考虑到社会公益，不能违背社会利益。对现已存在的滥用抗生素、开大处方、乱开检查单等损害社会利益的现象，要坚决抵制与斗争。

2. 不仅要重视对患者的医治，还要重视疾病的预防与保健。在临床护理中，宣传普及健康促进知识，提高全民的自我保健、自我护理能力。

3. 要不断适应生物-心理-社会医学模式和当今社会快速发展引起的精神、心理压力比较大的现实，在医治患者躯体疾病的同时，也有责任加强心理护理和心理健康指导，提高人们的心理健康水平和适应社会的能力。

（二）发展护理科学的责任

为了增强人体健康，战胜疾病，不断满足人民群众日益增长的身心健康的需求，护士有责任探究护理新理论和新技术，逐步与国际接轨，把护理科学提高到新水平。近年来出现了专科护士，他们既做治疗护理又可以做科研和教学，也可出门诊，有"处方权"，也进行会诊，还做心理护理，安抚、疏导病人情绪，同时又承担着大量对患者、实习生、低年资住院医生的宣传和培训工作，大大提高了治疗、护理效果。专科护士的出现是现代化医院发展的需要，也是培养护理高级人才的需要，为发展护理科学指明了方向。为此，我们要扶持、推进专科护士这一新生事物的健康发展。

（三）承担社会重大灾害紧急救助的任务

对于社会重大灾害的紧急任务如地震、水灾、传染病及疫情流行、工伤事故、社会暴乱等，护士应闻风而动，踊跃报名参加抢险医疗队奔赴第一线，发扬 2008 年汶川抗震救灾的精神，不怕牺牲、奋力抢救，履行其社会责任。除此，像派往国外执行紧急任务的各种医疗队和支农支边以及开展社区公共卫生的健康教育与健康促进等活动，都是护士的义不容辞的社会责任。

（四）积极参与、模范地遵守卫生法规政策

护士要以科学发展观为指导，认真学习贯彻《中共中央国务院关于深化医药卫生体制改革的意见》，积极投入新医改中，为实现医改新目标而努力。与此同时，护士要模范地遵守、执行卫生法规和各项卫生方针政策。诸如护士应带头模范地执行计划生育政策，带头搞好爱国卫生运动和环境保护，倡导健康文明的生活方式和生活习惯，同一切不文明、不卫生的行为作斗争等，负起社会责任。

二、护士职责与关怀伦理

（一）关怀伦理学与护理的关系

美国护理学会强调，现代护理实践的四个基本特征之一是建立和促进健康和治愈所需要的、体现关爱的关系。关怀伦理学是伴随西方女性主义运动发展出现于 20 世纪 70 年代的，建构于女性主义视角之上，强调人与人之间的责任、情感、关系以及相互关怀的一种伦理理论。护理工作起源于女性对家人的照顾，而且一直以女性为主，而关怀又是女性的特征之一，因此，关怀伦理学与护理有着特殊的内在关系。美国心理学家 C·吉利根 20 世纪 80 年代初所创立的《关怀伦理学》指出："关爱是人类生存、健康和提高病人适应能力及促进康复的重要因素。提供以人为本、关爱生命价值的护理服务是护理人员必备的最有价值的品质"。护士应注重护理实践与关爱行为的结合，以患者为中心，遵循安全、舒适、人性的原则，针对不同患者、不同需要提供合适的关爱，尽量满足需求、促进康复、提高满意度。

（二）姑息护理是关怀伦理学的发展与深化

WHO 提出，姑息护理是对患病后无法治愈者的一种积极的、功能整体性的护理，主要是控制疼痛和其他症状，处理心理、社会、精神等方面的问题，达到提高患者及其家属生活质量的目的。姑息护理是随着临终关怀活动而逐渐产生和发展起来的一种全新的护理方式，是关怀伦理学在临床护理特别在临终关怀的体现。近年来，随着癌症等疾病的增加及人们对生命质量要求的提高，人类对姑息护理的需求日益增长。姑息护理由于时间跨度大等特点，使社区成为其实施的重要场所，并逐渐被纳入到社区卫生保健的范畴内。姑息护理的目标与焦点不仅在于维持与延长病人的生命，更重要的是提高他们及家属的生活质量。姑息护理作为一种全新的护理方式，充分体现了对人类生命的尊重。完整的生命过程本身就包含着死亡过程，在我们为新生命的诞生而欢欣鼓舞时，不应忽视对人类生命最后历程的关心与尊敬，"优生"与"优死"共同体现着对生命完整的尊重。因此，发展适合我国国情的社区姑息护理，提高全民族的生命质量，是医护人员不可回避的义务与职责，尽管治疗上可能有局限性，但是关怀从来都是没有限度的。

（三）中医护理是关怀伦理学的体现

中医护理以中国传统文化为背景，是在中医基本理念指导下的辨证施护、预防保健、养生康复的护理方法。中医基础理念、中医饮食调护、中医护理技术、中医养生保健、中医情志护理共同构成中医护理体系。中医护理体系是关爱生命、医治疾病与关怀伦理相结合的体现。它在养生保健、疾病护理、康复护理等方面具有独特优势，这些都与社区的健康需求相一致，贴近生活，已被社区人民认可和接受。中医护理技术具有简、便、廉、验、效的特点，在我国经济基础薄弱的背景下，中医护理在社区开展具有得天独厚的优势。中医护理的服务功能对于健康人群，以预防保健为主；对于伤残、疾病后遗症、术后人群，中医护理的服务功能以康复护理为主；对于急、慢性病人（主要是慢性病人），中医护理的服务功能以疾病护理为主。无论中医护理针对何种人群，发挥何种护理功能，都同时运用到多种中医护理理论、知识与技能，即调动整个中医护理体系，为广大群众防病治病服务。

第二节　社区卫生护理伦理

一、社区卫生护理概念及特点、职责

（一）社区卫生护理的概念

社区卫生护理一词源于英文 community health nursing，也可称为社区卫生护理或社区保健护理。社区卫生护理是在政府领导、社区参与、上级卫生机构指导下，以基层卫生机构为主体，合理使用社区卫生资源，以妇女、儿童、老年人、慢性病人、残疾人、低收入居民为重点，负责居民的治疗、护理、预防保健，以满足其基本卫生服务需求。在新医改的指导思想中突出了加强基层社区卫生工作，强调"小病在社区，大病到医院，康复回社区"。社区卫生护理主要包括家庭病床、健康教育与健康促进、公共卫生救助、妇幼保健、老年病和康复护理等，它集治疗、护理、预防、保健、康复、健康教育、计划生育技术指导为一体，提供有效、经济、方便、综合、连续的基本卫生服务。

（二）社区卫生护理的特点

1. **群众性**　社区卫生护理是维护居民健康的第一道防线，是居民健康的"守门人"，对居民、家庭、社会进行全程卫生服务。它是以居民群众为对象，居民充分参与、支持与合作为基础的，因而具有广泛的群众性。

2. **预防性**　社区卫生护理重点在预防，通过开展健康教育、预防接种、计划免疫、妇幼保健、爱国卫生和改善环境等，贯彻预防为主方针，提高社区居民的健康意识，改变其不良生活方式和生活习惯，降低发病率，具有预防性的特点。

3. **经济性**　社区卫生护理的实践表明，门诊病人和治疗后的慢性病人中多数可以在社区得到医治和护理，实现病人的合理分流转诊，节省大量的医疗费用，具有经济性的特点。

4. **全程性**　人从出生到死亡的全过程都需要得到科学护理，社区卫生服务是对社区人群提供终身保健服务，旨在提高居民的身心素质，因而社区卫生护理具有全程性的特点。

（三）社区卫生护理的职责

为贯彻落实《中共中央国务院关于深化医药卫生体制改革的意见》精神，全国各省市都根据地区不同特点制定了社区卫生服务医务人员的岗位标准和职责，如北京市明确了社区护士的岗位职责如下：

1. 参与社区居民健康档案和医疗保健合同的建立与管理；按期为社区居民体检。

2. 参与社区诊断，根据本社区主要健康问题制定、实施护理计划；提供以人群为对象的护理服务。

3. 正确执行医嘱，熟练掌握各项护理技术操作；开展上门护理服务和家庭临终关怀护理服务。

4. 针对社区居民需求，进行促进健康、预防疾病、防止意外伤害等健康教育工作；对患者家属进行必要的护理技术指导。

5. 参与社区老年护理、社区康复、社区精神卫生、社区慢性病预防与管理、社区传染病预防与控制、社区营养指导、社区居民生殖保健服务等项工作。

6. 完成社区护理科研、教学工作；参与其他社区卫生服务科研工作。

7. 协调社区内居（家）委会、居民、医务人员、志愿者等各方关系。

8. 完成全科医师交办的其他工作。

二、社区卫生护理伦理规范

社区卫生护理都由护士参与，并在社区卫生服务中起着十分重要的作用。社区卫生护理伦理规范是：

（一）礼貌待人，一视同仁

社区卫生护理是以人为中心，以社区人群的卫生保健为导向，以维护和促进人的健康为目标的公益性事业。社区卫生护士应树立以人为本的理念，尊重、关心服务对象，无论其职务大小、文化高低、财产多少、仪表美丑、关系亲疏、生活方式以及对保健工作的认识如何，都应做到一视同仁，尊重其人格和权利。要学会使用文明礼貌语言，积极热情地提供服务，并搞好人际关系，构建和谐社区。

（二）脚踏实地，淡泊名利

社区卫生护理以预防为主，涉及面广、产生效益的周期长，不像临床医疗有那样明显的治疗效果，也不会像临床病人痊愈后对医务人员的致谢与赞颂。反而有的时候由于工作效益滞后，不容易得到人们的理解以至在工作中还会遇到阻力。因此，社区卫生护士要排除阻力、创造条件，以扎实的工作赢得社会的支持。同时，社区卫生护理人员要脚踏实地、淡泊名利、默默无闻地做好本职工作，有甘当无名英雄的无私奉献精神。

（三）恪守规程，尽职尽责

在社区卫生服务中护士要以认真、严谨的科学态度，恪守操作规程和各项规章制度，尽职尽责，如疫苗接种要及时、不遗漏；技术操作要符合规程；对危重病人及时做好转诊工作；暴发疫情的处理要迅速、果断；对老弱伤残、康复病人要密切观察，强化心理护理与指导，抚慰情绪；卫生保健宣传要科学且生动活泼，注意实效等。除此，参与卫生监督、卫生执法任务的护士更要恪守规程，秉公执法。

第三节 家庭病床护理伦理

一、家庭病床的概念、护理内容及其特点

（一）家庭病床的概念

家庭病床是医院为适合在家庭进行计划治疗和护理的患者而就近建立的病床，它与医院实行双向转诊。它既是医院的有机组成部分，也是社区卫生服务的重要组成部分。家庭病床把医、护、管、家庭联成一体，融预防、保健、医疗、护理、康复为一体，它的主要收治对象是年老、体弱、行动不便或家中无人照顾而去医院就医有困难的病人；经住院治疗或急诊留观而病情稳定仍需继续治疗的病人；需要住院治疗，因种种困难不能住院而又符合家庭病床收治条件的病人等。由此决定了家庭病床护理的内容和特点。

（二）家庭病床的护理内容

1. 认真执行医嘱，及时、准时地到家中进行各种注射、输液、导尿、灌肠等治疗护理。

2. 细心观察患者的病情变化，发现问题及时报告给医师。

3. 宣传防治疾病、护理知识，指导家属做好日常生活护理及简易的技术护理，培养、指导病人的自我护理。

4. 发现传染病及时登记，做好疫情报告，指导家属参与消毒隔离工作。

5. 当患者病情发生突变时，协助其转院治疗；遇有紧急情况，护士可以进行对症处理，并做好记录，及时向医师汇报。

6. 做好心理护理。

（三）家庭病床的护理特点

1. 护理内容繁重 家庭病床护理与医院病床护理相比，前者护理内容全面、繁重，护士除要做辅助治疗以外，又要深入了解病情，与患者、家属谈心，进行心理护理；协助家属改善环境，合理安排患者生活，宣传预防保健、康复知识；向家属患者做护理示教，提高家庭互助保健和自我护理能力，以促进患者的康复。

2. 护患关系密切 建立家庭病床，变患者"登门求医"为医护人员"上门送医"，为形成良好护患关系奠定了基础。家庭病床密切了护患关系，调动了护士的积极性，使其热情、及时地对患者提供技术服务和心理护理；也调动了患者、家属的积极性，使其密切配合治疗、护理，对病情和治疗效果提出意见和要求。因此，这有利于护患之间建立起"指

导-合作型"或"共同参与型"的关系模式，有利于患者康复。

3. 易于开展心理护理　家庭病床能够使护士通过促膝谈心深入了解患者及家属的心理活动，患者的心理需要和心理问题也易于向护士倾诉，从而为做好心理护理提供了有利条件。护士可以针对患者的心理问题有的放矢进行心理护理，并创造宜于患者治疗、护理的舒适环境和富有亲情的气氛，使病人处于最佳的心理状态接受治疗和护理。

二、家庭病床护理伦理规范

由于家庭病床护理的服务对象、内容、形式和环境上同医院有很大的区别，对护士提出以下相应的伦理规范：

（一）关爱患者，舒适护理

关爱伦理学强调人与人之间的责任、情感、关怀，成功的关怀要求关心、照顾、给予关怀、接受关怀四个阶段合为一体。关爱伦理思想源于女性主义的照顾，而且是一直以女性为主，恰好与护理有着特殊内在关系。社区护士应注重护理实践与关爱伦理相结合，以患者为中心，遵循舒适、安全、人性的原则，在家庭病房服务中针对不同患者的需要，提供适宜的关爱与照顾。

（二）信誉至上，上门服务

患者的健康利益是护理工作的出发点和最终归宿。在家庭病床护理中，护士不应以患者的职业、社会地位、经济条件、风俗习惯、居住条件的不同和距离远近而有所区别，均应一视同仁地热情服务。家庭病床的患者地处分散、管理不便，在服务上门时必须按时定点、遵守诺言，决不能以天气、交通等理由贻误治疗和护理，要体现维护患者利益、信誉至上以及全心全意为患者服务的高尚道德情操。

（三）自律慎独，保守秘密

从事家庭病床护理的护士要深入患者家中服务，自律慎独是一项重要的行为原则。在为患者服务中，不仅要求业务技术上过硬，而且在道德修养上忠于职守、遵守纪律、秉公办事，尤其要加强自我约束，自觉恪守各项规章制度和操作规程，努力达到"慎独"境界。由于与患者、家属接触较多，护士可能会了解到患者或家庭的隐私，护士既要注意保守秘密，又要言语谨慎，避免粗鲁或轻佻的语言，以免造成误解。总之，护士要自律慎独，为患者提供优质服务。

（四）密切配合，协调关系

家庭病床的病人病种复杂，常有几种疾病集于一身的情况，而且病情多变。因此，需要家庭病床护士与医院临床各科室的医护人员保持密切联系，密切配合医生工作，加强与病人及其家属的协作，形成目标一致、规范有序的医疗护理秩序。对于无人在家守护的病人或有特殊困难的家庭，护士应建立起信息沟通网络，及时传递信息、协调关系，以便及时地提供医护服务，促进患者早日康复。

第四节 健康教育伦理规范

一、健康教育的概念、内容及任务

（一）健康教育的概念

健康教育是指有目的、有计划、有组织地向人群传播预防保健知识和技术，帮助个人和群体改变卫生观念，自愿地采纳有利于健康的行为活动，以增强自我保健能力和提高人们的健康水平。

（二）健康教育的内容

社区卫生服务机构的医护人员是社区健康教育的主体，要结合社区人群对防病保健的需求，有计划、有组织地进行健康教育。健康教育的内容概括起来有以下几个方面：

1. 对疾病的性质与康复方法的宣教，让患者及其家属了解病因、病情及康复方法和预后，树立信心。

2. 对诊疗处理及其护理措施的宣教，即向患者宣传应做的诊查、医疗处理及其护理措施的目的、内容及方法，以解除其恐惧与疑虑。

3. 对传染性疾病的传播途径、隔离、消毒及预防的宣教，使病人、家属及社区人群学到预防知识，并动员人们共同做好传染病的预防工作，包括积极接受免疫接种等。

4. 对孕产妇、妇幼、中老年保健的宣教，通过宣教使不同对象明确预防、保健、增强体质、健康长寿的措施，并使各项措施落到实处。

5. 对不卫生的生活习惯、个人行为、社会环境与疾病关系的宣教，以提高患者以及正常群体的自我保健意识，自觉建立起良好的卫生习惯，纠正不良卫生行为，改善社会环境。

6. 对机关、工厂、学校、饮食行业有针对性地进行卫生防病保健知识的宣教，既深入浅出、通俗易懂，又言简意赅、朗朗上口，以提高全社会的健康水平。

（三）健康教育的任务

健康教育的对象是社会各类人群。健康教育的目的在于通过健康教育，让人们明确健康责任，以改善、维护与促进个人和整个社会群体的健康状况，提高人民的生活质量和生命质量。

其主要任务是：

1. 建立和促进个人、社会对预防疾病与维护健康的自我责任感。

2. 促进个体、社会采用明智的决策和选择有利于健康的行为，创造一个良好的社会环境以促进某种危害健康行为的改善。

3. 有效地促进社会都来关心疾病的预防问题，特别是要发挥政府在维护、改善和促进健康中的作用。同时，要动员社会中的每个成员积极参与健康教育活动，他们既是健康教育的参与者，又是健康教育的受益者；健康教育既是每个公民的义务，也是每个公民的社会责任。

二、健康教育伦理规范

护士在健康教育中具有重要作用和道德责任，其伦理规范是：

（一）积极主动，开展健康教育

健康教育是一项长期的、经常性的教育活动。护士要充分利用包括病人就诊、候诊、社区服务、家庭病床等机会和场合，广泛向群众宣传健康教育的重要意义。运用多种形式向人群灌输卫生保健知识，指导群众向不良卫生习惯与行为作斗争，让更多的群众了解和掌握自我保健常识。与各地精神文明办公室、宣传、工青妇等部门联手在学校、街道、厂矿等场所利用节假日开展多种形式的健康教育活动，提高全民自我保健意识和保健能力，使健康教育和健康促进深入人心，并逐渐养成人们的自觉行动。

（二）扎根基层，面向农村

按照 2009 年 3 月 17 日《中共中央国务院关于深化医药卫生体制改革的意见》文件精神，将把医药卫生工作的重点放在城市基层和农村，健康教育也应如此。虽然改革开放以来农村和基层卫生工作有了较大变化，但基层群众和农民的卫生知识水平和自我保健水平还比较低，尤其"老、少、边、穷"地区文化落后、卫生条件差。因此，面向广大农村和基层，向农民和基层群众普及卫生保健知识，让群众自己起来保护自身健康，这是广大护士的光荣职责。广大护士要积极参加农村、基层卫生保健工作，并把健康教育和健康促进作为重要内容。

（三）拓宽知识，加强人文修养

为了更好地开展健康教育，护士必须进行自我完善。首先，树立新的健康观，要把人的健康与生物、心理和社会的因素联系起来，即用生物-心理-社会医学模式解决群众的健康问题。其次，要拓宽知识面，护士仅仅懂得生物医学知识是不够的，必须加强人文科学修养，树立以人为本的观念，以仁爱之心维护和促进人的健康，提高人们的生命质量与生活质量。再次，护士在进行健康教育中，还要以科学发展观为指导，运用新理论和新知识解释生命现象，坚决同迷信、巫医、一切不科学现象做斗争。

第五节　社会重大灾害的急救护理及其伦理规范

社会重大灾害的急救是属急救医学、急救护理学的领域。由于社会重大灾害的急救环境的严峻与险恶，护理条件的艰苦与复杂，护理任务的艰巨与繁重，对护士提出了更高、更严格的伦理规范。

一、社会重大灾害急救护理的概念和特点

（一）社会重大灾害急救护理的概念

社会重大灾害是指水灾、火灾、地震、疫病流行、社会暴乱和战争等给社会生活和人员造的严重祸害。社会重大灾害急救护理多发生于社会重大灾害的残酷环境中，护士配合

医生对伤病员进行紧急抢救，照料伤病员，保证抢救工作顺利进行，降低伤病员的死亡率和残疾率，提高治愈率，争取良好的预后，它属于急救医学范畴。

（二）社会重大灾害急救护理的特点

同一般的护理工作相比，社会重大灾害急救护理具有以下几个显著特点：

1. 护理工作强度大、任务重 社会重大灾害急救护理的工作强度超常，任务繁重，伤病员集中、负荷量大，且具有突击性和随机性的特点。灾害来临常常是突发性的，不仅伤员发生的时间集中、数量大，而且病情、伤情、疫情普遍严重。据有关资料表明，火灾的烧伤、水灾的溺死、地震的砸伤、暴乱的毁伤和战争的炸伤等，伤病员常是多部位伤、多脏器伤，短时间内可能发生大量的死亡。水灾和地震灾害后常伴有瘟疫暴发，这就造成大量伤员集中收治入院或预防疫情的发生流行。急救护理要协助医生对重伤员的抢救，搞好伤、病、疫情观察，配合各种手术，做好基础护理和专科护理。此外，护士还参加伤病员的交接和运送工作，这就使得急救护理工作量大大增加，护士处于超负荷、十分紧张状态下，夜以继日地连续工作，护理任务异常艰巨。

2. 护理工作协同性强、难度大 社会重大灾害急救护理要求护士既要从宏观上统筹全部护理过程的各个环节，又要一专多能而从微观上处理好每个伤病员。由于受当时条件限制，伤员是不可能像平时那样自始至终由一个救治机构完成，实行的是分级救治和医疗护理。这种分级救治对急救护理工作提出了必须保持良好的连贯性和协同性的要求，如若在护理某一环节的衔接上出现差错和失误，就会对伤病员的病情转归和生命安危带来不利影响。社会重大灾害急救护理瞬息万变，异常复杂，这就对急救护理工作提出了专业技术上的严格要求。严重的多部位伤较之单部位伤在技术上、护理上难度要大得多，如在颅脑伤、胸部伤、腹部伤和周围大血管伤并存的情况下，其症状和体征常常相互掩盖，不易被发现，给伤情观察和护理带来了极大困难。

3. 护理准备工作量大、任务重 急救护理中救治药品消耗量极大，特别像大输液、血液、抗生素、纱布和绷带等用量更大，大部分要由护士负责准备和安排。此外，医药、器械和护理用具需要的品种和数量比平时明显增加，器械的使用周期短、周转快，消毒、补充等工作量也随之而加重。急救工作环境艰苦、卫生设施简陋，而且伤病员的生活护理工作量加大，任务十分繁重。伤病员送到一线医院后，护士要发放生活用品，帮助伤病员清洁卫生，协助伤病员料理生活，准备途中的饮水和食品。后方医院往往一次接受数百名伤病员，重伤员的比例较大，生活不能自理的为数甚多，生活护理全部由护士来完成，使得医疗护理任务和生活护理交织在一起，增加了护理工作的劳动强度和紧张程度。

二、社会重大灾害急救护理伦理

根据社会重大灾害急救护理的上述特点，其伦理规范是：

（一）恪守职责，发扬人道主义精神

社会重大灾害急救护理本身就是一项崇高的人道主义事业和实践活动。这就要求急救护士发扬人道主义思想，对伤病员要富有同志之爱和战友之情，伤情、病情、疫情越重，越要精心护理和多方照料；要有同情、理解伤病员的情感，尊重伤病员的权利，恪守职责，竭尽义务。在抢救现场上，急救护士要全力进行救治、转移和护理伤员，不让每一个伤病员再遭险情，尽最大的努力减少不必要的伤亡和由于救护技术上的失误造成损失。在残酷激烈的险情环境中，难免有个别人因精神准备不足和过度的心理应激导致精神失衡，个别意志薄弱者表现出的怯懦、惊恐、逃跑等，急救护士也要依据人道主义原则予以积极救治和护理，不要歧视、挖苦他们，做好思想疏导工作，防止出现矛盾激化。在凶险的抢救现场，难免有医治无效的牺牲者，急救护士要尊重死者，安慰生者，尊重死者生前的意愿，尽最大努力做好善后工作。

（二）树立职业责任感，讲究科学态度

在急救现场，普遍采用"阶梯式治疗"和"分级护理"方法，在实践中取得了良好的效果。这种方法的采用，要求各级急救护士要有高度的责任心和科学态度，整个救治和护理过程的每一个环节，都不能有任何的松懈、怠慢和不负责的现象发生，否则就难以保证整个急救过程的连续性。前一级护理要积极地为后一级护理做好准备工作，尽最大可能将伤病员可能发生的情况在最初阶段予以处理和科学预测。后一阶段护理要尊重前一阶段护理的意见和经验，巩固和扩大前一阶段护理成果，以体现护理工作协同性、连贯性的特点和科学态度。在紧急任务的救助护理中不仅要有科学态度，还要周密筹划、冷静部署，重新调整人力，以崇高的职业责任感，为抢救伤病员而不懈努力。

（三）勇担风险，富有献身精神

急救护理工作是在残酷、危险和艰苦环境里进行的，工作条件和生活条件异常艰苦，在抢救现场每个急救护士要勇于克服困难，不怕流血牺牲，最大限度地挽救和护理伤病员，充分发挥自己的专业技能和聪明才智，为减少有生力量的伤亡尽最大努力。社会重大灾害救治现场的残酷激烈环境，会给人的精神和心理带来强烈的刺激和巨大压力，在这种非常环境下，要保持意志顽强、信念坚定，即使在自己安全受到威胁，个人身体遭受磨难的情况下，也不能忘记自己肩负的救死扶伤的神圣使命，要始终把伤病员和广大人民群众的生命安危和伤痛折磨放在首位。在干旱难忍、洪水肆虐、地动山摇、枪林弹雨、疫情暴发时，要求急救护士力所能及、创造性地对伤病员进行紧急现场救护，敢于担风险，敢于负责任，富有自我牺牲的献身精神。

（四）密切护患关系，丰富精神生活

在工作条件和生活条件异常艰苦的抢救现场，急救护士要严肃认真地对待工作，胆大心细，遇事沉着，反应敏捷，操作规范，动作轻柔，同时按照重大灾害心理危机的干预护理的基本步骤，实施心理救助，全方位地为患者提供优质服务，从而使患者获得安全感，对护士产生亲切感和信任感，密切了护患关系。与此同时，协调并促进患者之间的交流与联系，建立友好关系，从而相互沟通、鼓励、支持，对消除恐怖、痛苦、孤独心理，增强战胜伤痛的信心有着重要意义。在抢救治疗现场中，急救战地医院对伤病员可按照伤病轻重情况分别治疗、护理，急救护士要对重伤员积极救助，对那些病情较轻或康复中的伤病员在进行心理辅导的同时，组织他们力所能及地开展文化娱乐活动，丰富其精神生活。

思考题：

1. 什么是关怀伦理？
2. 社区卫生护理伦理规范是什么？
3. 家庭病床护理伦理规范是什么？
4. 健康教育护理伦理规范是什么？
5. 社会重大灾害急救护理伦理规范是什么？

第十章　生命、死亡与临终关怀伦理

生与死是人们思索生命的焦点，古今中外人们从文学、医学、养生学或哲学角度加以探讨与研究，各持己见，著述颇丰。然而，随着社会的进步与文明的发展，特别是现代生物医学和高科技的日新月异，人们愈加尊重生命、敬畏生命，进而站在新的生命伦理高度对生命、死亡及其标准、安乐死与临终关怀等进行深入研究，这已成为现代生命伦理学的核心课题之一。

第一节　生命的伦理价值

一、生命的定义

不同的学科都从不同的角度去研究生命问题，因此，关于生命的定义也是众说纷纭。恩格斯对生命的著名定义是："生命是蛋白质的存在方式"。《新大英百科全书》对生命的定义是："生命是能够完成吞咽、代谢、排泄、呼吸、运动、生长、繁育、对外部刺激作出反应的一些功能"。医学伦理学则给生命下了这样的定义："生命是自觉和理性的存在。其自觉的存在即生物性，理性的存在即社会性"。因此，生命是生物属性和社会属性的统一体，人也是生物学的人和社会的人的统一体。

二、生命伦理观——生命神圣论、生命质量论与生命价值论

生命伦理观包括生命神圣论、生命质量论与生命价值论，三者缺一不可。

1. 生命神圣论　17 世纪以后，资产阶级的启蒙思想家们以"天赋人权"和"人道主义"为基石，提出了"生命神圣论"。其基本观点是："生命是神圣的、不可侵犯的，任何人不得在任何情况下危及生命"。

传统医学伦理学的生命观以维持生命的存在为宗旨，其理论根据就是生命神圣论。生命神圣论把个人的利益放在至高无上的地位，其具有很高的伦理价值，理论生命力很强。但是生命神圣论存在着缺陷，因为它对生命的认识是片面的，只强调了生命的生物属性，忽略了生命的社会属性；只强调了个体，忽视了他人和社会。人具有社会属性，在社会中生存既要实现个人利益，又要实现社会价值。当个人利益与他人、社会利益发生矛盾如何处置，这是生命神圣论所忽略和不能解决的。

生命神圣论是生产力水平低下、科技发展落后、人类认识能力不足的产物。它以义务论作为理论基础，在义务论的指导下，要求医务人员在医疗实践中应无条件地挽救或延长

病人生命，即使明知无医治的希望也要不惜一切代价地去抢救，否则就是没有履行自己的职责，是对生命的亵渎和蔑视。《希波克拉底誓言》、《胡弗兰德医德十二箴》、孙思邈的《大医精诚》等经典医学伦理文献都是以义务论为理论核心的。《胡弗兰德医德十二箴》告诫医师"即使病人病入膏肓、无可救药时，你还应该维持他的生命，解除当时的痛苦来尽你的义务"。"当你不能救他时也应该安慰他，要争取延长他的生命，哪怕是很短的时间，这是作为一个医师应有的表现。"

2. 生命质量论　生命质量论主张以生命质量的优劣来确定生命存在有无必要。生命质量分为三个渐进的层次：第一质量是生存质量，即简单地活着；第二质量是劳动质量，即能从事一般的劳动，可以生活自理；第三质量是发展质量，即能够发挥自己的能力，实现个人价值，并且为社会做出相应的贡献。生存质量是生命存在的最基本条件，是实现劳动质量、发展质量的前提。劳动质量是人存在于社会的必要条件，而发展质量是每个人所追求的根本目标。

评价生命质量，其评价主体有两个：一是个体，二是社会群体。评价标准有两个：一是生物学标准，二是社会学标准。只有将个体和社会群体相结合，将生物学标准和社会学标准相结合，才能对生命质量做出全面、准确的评价。

生命质量论在伦理学体现了功利主义思想。功利主义以效用或结果作为判断行为善恶的标准。按照这种标准，医务人员的目标应是给患者提供最大程度的愉悦，并最大限度地减少患者的痛苦，提高生命质量，凡是有助于实现这一目标的行为就是善和道德的。对不符合生命质量标准的人进行治疗不能给其增加快乐和幸福，无助于减少其痛苦，因此，此时放弃或不予治疗的行为也是善和道德的。这种功利主义思想否认了动机在道德评价中的作用，只按行动的结果来确定行为的正当性。而在医疗实践中，如果忽视了动机，我们很难对某一医务人员放弃或不予治疗的行为做出正确的评价。

3. 生命价值论　生命价值论主张以生命的价值来衡量生命存在有无意义，强调生命对他人、对社会的意义。判断生命价值，主要看生命个体对他人、社会的作用和贡献。生命价值有大有小，一个生命个体对他人的帮助越大，对社会的贡献越大，显然他的生命价值也就越大。

判断生命价值大小的标准有两个：①是生命自身的体力和智力，是生命价值判断的前提和基础，决定生命的内在价值；②是某一生命对他人、社会、人类的意义，是生命价值的目的和归宿，决定生命的外在价值。任何生命价值和医学价值都必须以追求社会公益价值为目标，只有具备社会公益价值的生命才是神圣的，才是人类生存的真正价值。但是强调生命价值不能绝对化，并不是一切没有价值或价值不大的生命都应该被否定。因此，当评价生命价值、决定生命的取舍时，必须保持审慎态度。

与生命神圣论、生命质量论不同，生命价值论关注的主体不是患者个体的生命，而是患者个体的生命对他人和社会的意义，它是以公益论为理论基础的。公益论所要探讨的是如何使特殊的医疗手段和有限的卫生资源得到更合理的分配和使用，更符合大多数人的利益。因为医疗活动已成为一种广泛的社会性事业，它不仅涉及医师与患者，而且与他人、社会密切相关。这就要求医务人员在医疗实践活动中不仅要考虑患者当前利益，还必须考虑人类整体和后代的社会公益。

公益论和生命价值论的提出反映了当代生物医学技术发展的客观要求，进一步揭示了传统的生命神圣论和义务论的局限性，对于促进生命伦理和生物医学技术的健康发展具有重要的意义。

三、新的生命伦理观——生命统一论

20世纪60年代以来，随着器官移植、死亡标准、安乐死、临终关怀等问题的探讨，人们认识到无论是生命神圣论、生命质量论，还是生命价值论，都不能圆满地适应现代生物医学技术发展的客观要求，难以说明并解决具体工作中的伦理问题。

现代生命伦理思想主张将生命神圣论、生命质量论、生命价值论中的积极内容有机统一，故又可称为新的生命伦理观即生命统一论。生命之所以神圣就在于生命是有质量、有价值的；无质量、无价值的生命丝毫无神圣可言。因此，生命的质量和价值是生命神圣的基础。而对生命神圣的敬畏又是捍卫生命质量和价值的内在动因。否则，仅仅以质量和价值来衡量人的生命，有可能把人降低到一般动物的水平，甚至会导致不可想象的后果。在坚持生命神圣的基础上，不断地提高生命质量，执着地追求生命价值，是现代新的生命伦理观的核心。

新的生命伦理观的理论基础是集体主义原则在生命伦理领域的扩展和延伸。首先，现代新的生命伦理观突破了传统生命伦理中医师只对其面前的病人利益负责，在强调病人利益的同时也兼顾集体和社会的公益，体现了生命价值论的要求，与集体主义原则中"集体利益至上"的精神一致；其次，现代生命伦理观在考虑集体公益之时，并非无视病人的个人利益，它反对虚幻的集体利益，不是粗暴地、简单地以牺牲个别患者的生命为代价去换取多数人的潜在利益，体现了生命神圣的宗旨，与集体主义原则中"保障个人利益"的精神相一致；再次，当患者个人利益与集体利益发生冲突时，它既不是盲目地要求个人利益无条件地服从集体利益，也不是简单地牺牲集体利益来确保个人利益，而是将"生命质量"作为二者取舍的标准。

新的生命伦理观之所以能够顺应生物医学技术发展的时代要求，摆脱原有的伦理难题，其关键在于它把患者"个人"看做"社会的人"，强调了个人的社会性。无论生命神圣论还是生命质量论都把患者个人当作了"抽象的人"，忽视了人的社会性。而现代新的生命伦理观从人的自然属性和社会属性相统一的辩证立场出发，实现了生命神圣论、生命质量论与生命价值论的有机统一，从而形成了新的生命伦理观。

总之，人的生命不仅是神圣的，而且质量有高低，价值有大小。传统的生命神圣论以义务论作为理论基础，生命质量论以功利主义的效用论为理论基础，生命价值论则把公益论作为其理论基础。三者的有机结合产生了新的生命伦理价值理论——生命统一论，即人的生命是神圣的，其神圣以一定的质量为前提，以实现一定价值为目的。新的生命伦理观价值理论将医学伦理学提高到新的水平。

第二节　死亡的概念、标准和安乐死的伦理争论

一、传统死亡的概念和标准

死亡是生命活动的终止，是人的本质特征的消失，是不可抗拒的自然规律。长期以来，医学界一直把心跳和呼吸停止作为死亡的定义。1951 年美国的《Black 氏法律字典》把死亡定义为"生命之终结，人之不存在。即在医师确定血液循环全部停止以及由此导致的呼吸、脉搏等动物生命活动终止之时"。我国的《辞海》也把呼吸、心跳的停止作为死亡的重要标准。

然而，随着现代医学的发展，传统的死亡标准在实践中屡屡受到挑战。在临床实践中，有的病人在停止了自主呼吸或心跳几十个小时以后，通过呼吸机或心脏起搏器的作用，重新活了过来。在许多情况下，心跳和呼吸停止时，人的大脑并没有死亡。脑细胞的死亡是在心跳停止搏动后十几乃至几十分钟后才开始的，而这时的肝脏、肾脏、肌肉、皮肤等组织、器官还没有死亡。可见，人体是一个多层次的生命系统，死亡并不是生命的骤然停止，而是分层次的、连续发展的过程。心肺功能的停止，并不一定意味着死亡；心肺功能的人工维持，并不等于生命的继续存在。1968 年 8 月世界医学会通过的《悉尼宣言》指出："死亡是在细胞水平的渐进的过程。"

1967 年 12 月，在南非开普敦市由班纳德医师做了世界第一例心脏移植手术，把一位 24 岁女性的心脏移植到一位 56 岁男性患者的胸腔中，并使之存活了 19 天。在手术的第二天，舆论界就提出了"病人真的死了吗"的质疑。由此便引起了死亡标准的讨论。经过多年的研究与争论，最终由病理生理学证明，脑死亡是不可逆的。从而把人的生命的主导器官由心脏转向了大脑，提出了死亡的现代标准。

二、脑死亡的概念和标准

1. 脑死亡的概念　所谓脑死亡，即全脑死亡，为大脑、中脑、小脑和脑干的不可逆的死亡（坏死）。也就是某种病理原因引起脑组织缺氧、缺血而坏死，导致脑组织功能和呼吸中枢功能达到了不可逆转的消失阶段，最终必然导致的病理死亡。

2. 脑死亡的标准　1968 年以贝彻为主席的美国哈佛大学医学院特设委员会发表了题为《不可逆性昏迷定义》的报告，首次提出了"脑死亡"的概念。认为脑死亡就是整个中枢神经系统的全部死亡，即"包括脑干在内的全部脑功能丧失的不可逆转的状态。"其主要标准：①不可逆的深度昏迷，病人完全丧失了对外部刺激和内部需要的所有感受能力，以及由此而引起的反应功能均全部消失；②无自主呼吸，人工通气停止 3 分钟（或 15 分钟）仍无自动呼吸恢复的迹象，即为不可逆的呼吸停止；③脑干反射消失，瞳孔对光反射、角膜反射、眼运动反射（眼球-前庭、眼球-头部运动等）均消失，以及吞咽、喷嚏、发音、软腭反射等由脑干支配的反射一律消失；④脑电波平坦（等电位）。以上四条，在 24 小时或

72 小时内均反复多次检查，结果无变化，即可宣告死亡。但此标准对于体温过低（<32.2℃）者和服用过巴比妥类等中枢神经系统抑制剂者不适用。

1973 年第八届国际脑波·临床神经生理学会提出了更为详细的脑死亡定义，强调："脑死亡是包括小脑、脑干，直至第一颈髓的全脑功能的不可逆转的丧失"。同时指出："尽管脑死亡患者的其他脏器功能尚可通过人工呼吸、药物疗法、输液、电解质的补充而得以维持，但这种状态绝不能持续长久。一般是脑功能丧失后 1~5 日以内，心脏跳动也随之停止"。

传统的死亡标准着重于人的生物性，忽视了人的社会性。脑死亡标准弥补了传统死亡标准的缺陷，强调了人的社会性。继哈佛标准之后，英国、德国、瑞士、奥地利、日本、意大利、丹麦、加拿大等国陆续制定了数十种脑死亡的标准。尽管各国提出的脑死亡的判定标准各具特点，但归纳起来主要有五条：①深度昏迷；②脑反射消失；③无自主呼吸；④脑电图检查呈大脑电沉默；⑤脑循环停止。目前，脑死亡的概念已被世界许多国家的医学会或政府广泛接受，都把脑的死亡作为生命终结的标准。到 2000 年底，联合国 189 个成员国中，已经有 80 个成员国承认了脑死亡的标准。同时，大多数国家在处理死亡案例时，也通常是 2 种死亡标准共存，以脑死亡作为判断死亡的首要标准，同时结合心肺功能的判断而做出最终判断。我国也采用借鉴 2 种标准共存的方式来确定死亡。这个标准是：①呼吸、心跳停止；②瞳孔放大并固定；③所有反射消失，整个身体呈松懈状态；④脑电图显示脑电波平直。

现代医学研究证明，广泛的脑细胞坏死一经形成，自主呼吸就不可能恢复，即使心跳、血压仍可继续维持，但病人还是要进入脑死亡阶段。把脑死亡作为整体死亡的开始标志，因为它有两个特征：①脑死亡的确定决定了机体各种器官在不久的将来很快出现死亡，这种变化是不可逆的；②当人的脑功能不可逆地丧失时，尽管心跳还在继续，但人的意志、信念等完全消失，作为社会学意义的人已不复存在了。确实，人之为人的根本就在于人有智能、能思维，而脑是人的思维器官，脑的死亡就意味着人的本质属性的消失。

3. 脑死亡的伦理意义

（1）使死亡的概念更加科学化，有利于维护死者的尊严："脑死＝人死"的概念使死亡概念更加科学化。脑是人体的中枢，是思想、意识、情操、智能等个体特征的代表器官。脑死亡的人，即使心跳、呼吸尚存，但是意识的丧失，已经不能主动、自觉地产生人的行为，不能行使一个社会人的权利和义务。因此，脑死亡既是临床死亡，又是社会死亡，是人的整体生命的终结。如果不实施脑死亡，有的人虽然已经脑死亡，但医务人员却还在对他已经死去的尸体进行"抢救和治疗"，让死者死得不安宁，实际上是损害了死者"尊严地死去"的权利。同时也是对患者家属权利的一种损害，再进一步讲，也是对医务人员尊严的损害。

（2）提出了鉴别真假死亡的科学依据：由于服毒、溺水或冻死的患者，特别是服用中枢神经抑制剂自杀造成的假死者，运用心跳、呼吸停止即传统死亡概念作为死亡的标准，不容易用一般的检查方法鉴别出假死状态，往往造成放弃及时抢救或延误抢救时机。而脑死亡标准的确立，为真死与假死的鉴别提出了科学的依据，使假死状态的患者能够得到及时的抢救和治疗，从而更好地维护了人类生命的尊严，这是医学发展史上的重大进步。

（3）有利于器官移植技术的开展：器官移植使很多病人恢复了人的某种功能，它要求从死者身上摘取活的器官，摘取越早，新鲜度越高，移植后的成功率就越高。但传统的死亡标准影响了移植器官的新鲜度，限制了此项技术在临床的广泛应用，很多病人在等待移植器官的过程中死亡。确立脑死亡概念可使移植器官的来源有可靠的保障，更能保证移植器官的新鲜度。医师可以在脑死亡而心跳、呼吸尚能依靠仪器维持的宝贵时间内，从病人尸体上摘取活体器官，从而确保移植器官的质量，提高移植成功率。

（4）有利于节约医疗卫生资源：随着现代医学和科学技术的巨大进步，大批脑功能丧失的人在医疗仪器和技术的帮助下维持心跳、呼吸。这种人工维持下的生命用生命质量和生命价值的观点来衡量，其生命质量是很低的，生命价值很小甚至是负价值的。如果无节制地延长这种状态，其家庭和社会所承担的人力、财力无疑是巨大的，对卫生资源是一种浪费。我们必须提高医疗卫生资源的使用效率，避免将有限的卫生资源浪费在毫无救治希望的人身上。

（5）有利于消除不必要的纠纷和矛盾：传统死亡标准常常带来许多认知和观念上的纠纷与矛盾，难以处理。而脑死亡标准可以厘清错误做法，避免许多不必要的纠纷及矛盾，更好地维护医疗、人寿保险、社会福利、财产继承、刑事责任、家庭义务等方面的合理性，有利于社会的稳定和团结，有利于社会和谐发展和进步，也有利于社会家庭建设和生活质量的提高。

三、安乐死的伦理争论

1. 安乐死的概念、对象、分类和本质　安乐死一词来源于古希腊文 Euthanasia，其原意有二：一是指无痛苦的死亡，二是指无痛苦致死术。17 世纪，英国著名哲学家弗朗西斯·培根（Francis Bacon）在他的著作中多次提出"无痛致死术"。他主张控制身体过程，或延长寿命，或无痛苦地死去。目前，对安乐死的表述有很多种，表述尽管有差异，但有共同特征：①安乐死是借助别人（特别是医师）结束生命的行为；②安乐死的对象是身患不治之症的且不可逆的病人；③实施安乐死不应违反本人的意愿；④安乐死的目的是终止病人难以忍受的痛苦。

从医学伦理学角度，可将安乐死定义为：现代医学不可挽救的严重濒死状态的病人，由于精神和躯体极端痛苦，在本人和家属强烈要求下，经医师鉴定及有关部门认可而采用医学的方法，使病人在无痛苦状态下度过死亡阶段的全过程。安乐死的目的是使临终患者摆脱痛苦，代之以相对舒适和幸福的感受，维护死亡时的尊严。

安乐死的对象大体上有五种：①现代医学无法救治的不治之症，包括濒临死亡而又极度痛苦的晚期癌症、多发性硬化等不治之症；②不可逆昏迷中的病人，即已进入脑死亡者，包括长期救治、恢复无望的"植物性生命"；③病人有意义的生命已不复存在，如严重的全身瘫痪，本人为解除自身痛苦而强烈要求别人帮助其死亡者；④严重精神病症，本人已无正常感觉、知觉、认知等，经长期治疗已无恢复正常的可能者；⑤严重畸形儿，包括严重先天性心脏病、痴呆、严重脑瘫等。对上述对象实施安乐死，一般认为是合乎道德的。

2. 安乐死通常分为主动安乐死和被动安乐死 主动安乐死是指病人、家属和医师在用尽医疗方法也无法挽救病人生命的情况下，采用措施主动结束病人痛苦的生命或加速其死亡过程，使病人安然舒适地死去，又称为积极安乐死。被动安乐死是指患不治之症的病人，包括脑死亡者，虽没有向医师主动提出自愿死亡的要求，但医师仍可以终止维持病人生命的措施，任其自行死亡。

在许多国家被动安乐死尽管不合法，但公众一般采取默认的态度，认为这对病人是一种解脱，而对主动安乐死则从道义上加以谴责。实际上，如果病人、家属或医师一旦决定不再延长一个痛苦的生命，那么主动安乐死比被动安乐死更为可取，因为前者的死亡过程短、痛苦也要小得多。所以对于脑死亡或极度痛苦不愿延长生命的病人，主动安乐死和被动安乐死在伦理学都是允许的。荷兰、瑞士、德国对主动安乐死不按谋杀罪进行处罚。

可以说，安乐死是一种死亡方式，是一种有别于自杀死、他杀死、意外死、衰老死的特殊死亡方式。安乐死的本质不是决定生或死，而是决定死亡时是痛苦还是快乐。

3. 有关安乐死的争论和讨论 20世纪20年代，英国率先展开安乐死大讨论。1936年，英国第一个成立了自愿安乐死协会。1976年在日本东京召开了第一次国际安乐死会议，主题即是尊重人的"生的意义"和"尊严的死"的权利。1976年9月30日，美国加利福尼亚州州长签署的第一个《自然死亡法》（《加利福尼亚健康安全法》）明文规定：对患有不可医治之病的任何成年人，有两个医师证明处于临终状态，使用维持生命的措施只是为了人工延长死亡时间，在确认处于临终状态14天后仍未有病情好转，医师就应当去除维持生命的措施；除非病人反对，否则医师就有失职的罪责。这是第一次使"生前遗嘱"这类书面文件具有法律的权威。20世纪80年代开始的安乐死遗嘱运动，影响遍及欧美20多个国家。1987年，荷兰议会通过了世界上第一个允许医师为患绝症病人实行安乐死的法案。规定凡是申请安乐死者都必须符合5项条件：①病人自己一直要求早日解脱疾病折磨所受的痛苦；②经查实确认申请者已患绝症，无可救治；③患者身受极端痛苦达到有损人的尊严的程度；④除负责医疗的主治医师同意外，应争得其他多数医师的同意，并提请院长批准；⑤执行安乐死前，主治医师必须填写一式三份有28项内容的体检表，证明患者确已身患绝症，并因无法忍受痛苦而主动提出安乐死。这三份表格，一份交法院备案，一份留医院存档，一份给患者家属。此外，还有一些其他附加条件，全部符合方允许执行。据统计，荷兰全国每年实施安乐死的人数达5000人。

实行安乐死是否道德？有无妄杀生灵之嫌？半个世纪以来，这是伦理学上长期争论不休的问题。

否定派认为：人的生命是神圣的，受到法律保护，任何人包括权利人自己都不能任意处理。尤其是基督教派的成员，更是激烈反对安乐死。因为它违背了第六条圣戒"你不能杀生"。医学界的一些人士因此从医学伦理角度支持反对者，认为：①救死扶伤是医师的崇高职责，赐人以死亡与这一职责是不相容的。医师应该延续病人的生存，而不是决定病人什么时候死亡。医师对病人施行致死术，实际上是变相杀人、仁慈杀人；②只要有生命现象，就有生存的可能。医学科学的研究目的就是揭示疾病的奥秘，并且逐步攻克。从医学发展史看，真正的"不治之症"是不存在的。一切暂时的"不治之症"都可以转化为可治之症，而且这种转化往往是通过不断延长患者的存活期来逐步实现的。如果安乐死得以承认，那么那些所谓的"不治之症"者将被杀死，更有可能形成有意杀人、借医杀人，将极大妨碍医护人员对顽症、绝症的医治和护理的主动性，无益于医学的进步；③不可逆的诊断不一定正确。安乐死可能导致错失三个机会，即病人可以自然改善的机会；继续治疗可望恢复的机会；有可能发现某种新技术、新方法使该病得到治愈的机会。

肯定派认为：①生命是生物属性和社会属性的统一。一个生命质量很低的人，没有自我意识和独立生存的能力，生命价值也极其微小。医师对其进行支持治疗，虽然维持了生命，但并没有救人；②个人的生命属于个人，个人有权处理自己。人有生的权利，也应有死的权利，即不限定时间和方式的死亡权利，人人有权去选择"体面的舒适的死亡方法"以求善终；③安乐死符合病人自身的利益。对于一个生命垂危、同时遭受难以忍受的痛苦的病人来说，死亡并不是坏事。安乐死是帮助病人结束痛苦的死亡过程，是一种人道的行为；④安乐死符合病人家属和社会的利益。家属可以从两难困境中解脱出来。对社会来说，与其把有用的医疗资源用在无望的病人身上，不如让他平安地死去，可以促进卫生资源的合理分配与使用，也有利于提高人口质量。

还有一些人对上述两种观点持折中态度，主张把安乐死分为积极和消极两大类，前者应禁止，后者则应允许实行。

我国对安乐死的讨论较晚。1986年我国陕西省汉中市一名医师应一位肝硬化腹腔积液、昏迷不醒患者的子女要求，对该患者实施安乐死。后因其子女遗产分配不均，将医师以杀人罪告上了法庭，经过六年的漫长审判，汉中地区法院终于驳回了"故意杀人罪"的指控，宣判被告无罪。这是我国报道的第一例关于安乐死的纠纷。1987年8月《民主与法制》以"安乐死与杀人罪"为题，报道了这一事件，引起了社会各界的广泛关注。1988年7月在上海召开了第一次我国首次"全国安乐死的社会、伦理和法律问题学术讨论会"。来自全国17个省市的专家、学者对安乐死这一问题，作了一定深入的理论研究，对安乐死所涉及的医学、法学、社会学、伦理学问题进行了广泛的研讨。讨论结果倾向于安乐死可行，但必须持积极谨慎的态度。近几年，我国各界人士对安乐死的讨论日趋激烈，归纳起来也是肯定、否定和区别对待三种意见。在我国，由于传统观念和认识的限制、束缚，人们在心理上还难以接受安乐死。但是随着医学的发展、社会的进步以及观念的更新，对待安乐死的态度正在发生变化。1986年中国社会科学院邱仁宗教授等对武汉、北京等地进行的调查表明，赞成安乐死者达62%以上。虽然赞成安乐死的人士愈来愈多，但具体实施仍然存在困难。1992年、1994年、1995年、1996年有的全国人大代表曾四次联名要求对安乐死立法，但各议案均未获得通过。

安乐死涉及社会资源的分配。一个国家对于卫生保健事业的投资是有限的，尤其在经济尚不发达的国家（包括我国），这个问题就更加尖锐。目前维持"植物性生命"的医疗费用极其昂贵。与此同时，在相对欠发达地区，一些尚可挽救的生命却因医疗资源的匮乏，得不到及时的救治而令人惋惜地离开了人世；另外，一些基础医学科学和临床研究由于资金短缺而不能进行。医疗卫生保健资源的分配，必须符合有利和公正原则。安乐死的实施在医疗卫生资源的分配上符合的原则：①有利原则，安乐死有利于病人的最佳利益；②公正原则，把不足的资源过多地用于这类病人而其他病人得不到应有的治疗，是不公正的；③而安乐死有利于医疗卫生资源的合理应用，是公正的。

人的生命之所以神圣，就在于它是有质量的和有价值的。将不可逆的植物性生命和晚期癌症、严重畸形儿等视为安乐死对象，在其本人或家属知情同意的情况下，早日审慎地结束其生命是仁慈之举，应视为道德的。这不仅符合人道主义，对病人及其家属和社会也是有益的，对提高人口质量和民族素质、卫生资源的合理分配等都具有重要的意义和作用。

第三节 临终关怀与尸体料理护理伦理

近年发展起来的临终护理和临终关怀使传统的护理内容有所丰富，护理的范围有所扩大。它突出了以病人为中心的护理特点而不是以疾病为中心。通过对临终病人的各种关怀、照顾和护理，使人道主义能够更加科学化地得以实现，这是人类文明进步的标志。

一、临终关怀的概念、内容、特点和现状

1. 临终概念　生老病死是自然规律，生和死是生命的开始和结束。当生命活动趋向终结，死亡尚未到来时，此时的生命状态称为临终状态。临终状态可以是几小时，如各种原因所造成的重要器官的严重损害或急性病的发作，也可以是几个月，甚至更长时间（如慢性消耗性疾病）。目前，有部分学者认为当病人被诊断为危及生命的疾病，并预计其生存期少于6个月者，称为临终病人。

临终状态与死亡不同。人的一生可能不止一次地处于临终状态或者面临死亡，但真正的死亡却只有一次，它是一个不可逆的生命活动过程。

2. 临终关怀特点　临终关怀（hospice care）是指社会各层面（医师、护士、社会工作者、宗教人士、志愿人员以至于政府和慈善团体人士等）组成的机构，对那些毫无康复希望的临终患者通过运用各种医疗护理手段最大程度地减轻临终患者心理和躯体上的痛苦，使他们在有生的日子里过得更舒服和更有意义，帮助他们在人生旅程的最后阶段安详地离开人间。同时，帮助患者的家属适应将要失去心爱的亲人这一事实，减少他们的痛苦和悲伤。

临终关怀是对临终病人及其家属所提供的生理、心理、精神和社会的全面支持与照护，它不以延长临终者生存时间为主，而以提高病人临终阶段的生命质量为宗旨，使临终病人身体舒适、心理平静、社会需求得到满足以及病人家属得到心理安慰，痛苦得以减轻。

临终关怀与安乐死不同，前者不采取任何方法（包括药物）促使病人摆脱病痛的折磨而"愉快地"死去。同时二者也有相同之处，即尽量减轻病人痛苦，让其庄严地死去。

3. 临终关怀的内容　临终关怀主要从生理学、心理学、社会学等角度对病人及其家属进行照护。

（1）生理学角度的临终关怀：它包括了解和协助病人解决各种生理需要，控制疼痛等症状，尽最大可能使病人处于舒适状态。除对临终病人给予周到细致的生活照顾是临终关怀的最基本内容外，缓解疼痛是临终关怀的重要内容。许多临终病人说，他们并不害怕死亡，他们只是害怕死亡前和死亡时的痛苦。对他们来说，痛苦比死亡更令他们难以忍受。目前缓解疼痛的主要方法仍然依靠药物，尤其是阿片类麻醉药。此时不需担心使用镇痛药产生依赖性，因为病人已不存在治愈和康复的问题，应当让病人在其生命的最后阶段尽可能地感到舒适。另外，护士要耐心听取病人对疼痛的诉说，了解疼痛的部位、性质、程度等，采用分散病人注意力的方法减轻病人的痛苦，如引导病人把注意力集中在阅读、电视节目或谈话等方面。

（2）心理学角度的临终关怀：包括了解和理解病人及其家属的心理需要并予以心理支持，用各种切实有效的方法使病人正视现实、摆脱恐惧。濒临死亡的人的心理状态表明，他们所需要的是在温暖的环境中，在和人的接触中无痛苦地离开人世。对于处在愤怒期和抑郁期的病人尤应注意心理护理。对于愤怒期的病人，护士要体谅、宽容病人，真诚相待，劝说家属不要计较和难过，并且与医护人员合作，帮助病人度过愤怒期。对于抑郁期的病人，护士要同情病人，尽量满足病人的需要，允许亲人陪护和亲友探访，让病人和亲友在一起度过不可多得的时刻。另外，要嘱咐亲人控制感情，不要再增加病人的悲痛。

（3）社会学角度的临终关怀：它侧重于指导医护人员及临终病人认识生命价值及其弥留之际生存的社会意义，使病人至死保持人的尊严。越来越多的经验和证据表明，不是每一个临终病人都要插上很多管子，需要很多的静脉输液和药物。越来越多的医务界人士提出，医师必须注意不要对病人过度治疗，插管、输液对病人来说未必总是适宜的。必须承认，有时不这样做反倒可使病人舒服一些，当然胸腔积液造成呼吸困难或者腹腔积液压迫胃、横膈时必须抽水。因此，应当确立以生活护理和临床护理为主，治疗为辅的医疗原则。在治疗上则以姑息治疗、支持治疗为主。要尽可能地多和病人进行真诚的交流，这样做可以分担病人内心的恐惧和孤寂，使他们获得平静的心态面对即将到来的死亡。

（4）对家属的照护：对家属的照护也是临终关怀的重要组成部分，护理人员应从以下方面给予关心与帮助：指导家属了解并依据临终患者的生理和心理特征，参与病人的照料；对家属遇到的实际问题和困难提供咨询和建议，并尽力协助解决；协助家属做好善后处理，一方面安慰家属，倾听家属的情感宣泄，另一方面协助家属做好尸体料理；帮助家属顺利度过居丧期，帮助其疏导悲痛和重建生活的信心。

4. 临终关怀的现状　在以实施临终关怀为主要内容的机构中，医护人员要与临终病人及其家属建立一种新型的医患、护患关系，服务对象不仅是病人而且还包括家属。在医院的设施和布置上更符合病人的生活需要。例如，医院设有宽敞、明亮的休息室，有的还设有教堂，为信奉宗教的病人及其家属提供宗教服务，满足他们心灵上的需要。临终病房的外面设有较大的休息室，专门为病人及家属和前来探望病人的亲友提供交谈、休息的地方。

这种设施不仅为家属提供了交谈的场所，而且还能保证临终病人有一个安静的环境。

病人在生命的最后阶段往往希望回到自己的家中，想让自己在最后的时间在最喜欢、最熟悉的环境中度过。病人的这种心理是可以理解的，而且当病人提出类似要求时，一般都会得到满足。但是，由于临终病人多是患有严重疾病，身体的各个系统都有可能发生问题而危及生命。在家庭环境中，缺乏最基本的医疗设施，对缓解临终病人的痛苦或进行抢救十分困难。另外，在家庭环境中，病人面对的大多是不具有医学知识的家属，当病人出现痛苦反应或严重症状时，家属多表现为紧张和手足无措，这也给病人带来恐慌。因此，让病人在家庭环境中度过生命的最后时刻还有一定的实际困难。为了解决这个困难，临终关怀医院开展了很多服务项目，例如，安排医护人员到病人家进行家访，慰问病人，并指导其家属如何照顾病人；提供 24 小时电话热线服务，随时解答病人及其家属的问题。我国近几年开展的家庭病床服务在不同程度上也起到了这方面的作用。

二、临终关怀护理伦理

1. 讲究沟通技巧，积极对待临终　在病人的临终阶段，护士要以自己良好的心理品质、精湛的技术、广博的知识、端庄的仪表面对每个临终病人，使病人获得安全感、亲切感和愉悦感，取得病人的信任。护士的沟通技巧和语言艺术非常重要，它可帮助病人产生并拥有希望。护士积极的语言，可将希望传递给病人，消除病人对疾病、对生命、对死亡的错误观念，使病人对待疾病、对待治疗的态度由被动变为主动。最终使得病人以积极的态度进入这样一种心境："我活着的每一天都在享受着生活。"

2. 积极主动，审慎处置　护士要积极主动工作，要通过交谈、调查、观察，对患者的病情、思想、个性、习惯、心境和行为产生原因有一个详尽的了解，根据获得的信息，对临终病人进行表象和实际结合的处理方法，如对症处理、成功的姑息性治疗以及通过各种护理技术和手段，给病人带来生存时间的延长和生命质量的提高。同时，护士要正确对待和执行医嘱，做到仔细核对医嘱，认真及时完成医嘱，而不能消极被动地等待医嘱。处处审慎，及时发现问题、处理问题，防止意外事情的发生。

3. 尊重病人权利，理解照顾亲友

（1）要尊重病人的人格：临终病人处于危急状态，更应尊重其独立的意志和人格，护士不能把自己的意志强加于患者，不能欺骗、侮辱患者，不能损害患者的声誉，更不能乘人之危追求个人的不道德目的。要尽量增加或积极安排他们与家属会面的机会和时间，要给他们足够的机会让他讲话，来满足临终病人的心理需求。

（2）尊重病人的权利：病人的权利主要有：平等就医的权利、认知权利、知情同意的权利、保护名誉和隐私权利等，病人有权要求对其保护和尊重，护士对上述权利特别是病人隐私权严格保密，绝不能将病人的隐私随意泄漏出去。

（3）理解照顾逝者亲友：病人即将辞世，其家属、亲友是十分痛苦的，护理人员要理解逝者家属的悲痛心情，并提供适当的场所，适当的机会让他们得以宣泄，并且要劝导他们节哀顺变，要以健康的心理度过哀伤的日子，尽早从痛苦中解脱出来。

三、尸体料理伦理规范

尸体料理是以人为对象所做的最后一项护理。人的生物学属性可以随着心跳、呼吸的停止（或脑死亡）立即消失，但他的社会学属性却不能很快消失，我们对待尸体料理的态度不应当有半点松懈。尸体料理的目的是使尸体清洁无味，五官端正，肢体舒展，身体体表各部位的状态接近正常，且易于鉴别。尸体料理伦理规范是：

1. 严肃认真，做好尸体料理工作　在进行尸体料理的过程中，护理人员应该始终保持对死者尊重的态度，不可谈论他事，不随便摆弄，不随便暴露，以负责的态度，严肃认真地按操作程序进行料理。如果死者家属提出具体要求应尊重他们的意愿，尽量满足其要求，要严格按标准行事，不能有厌烦、轻视的态度，或任意省略操作环节。动作应当敏捷、轻柔，抓紧时间，以防尸体僵硬或肌肉松弛后造成料理上的困难。

2. 尊重逝者，做好环境卫生工作　为了避免惊扰其他病人和避免恶性刺激，在条件允许的情况下，病人在临终前移至抢救室或者单人房间，以便进行临终前必要的处理及尸体料理。如果床位紧张，应当设置屏风遮挡，一方面可以避免同房间的病人受到不良影响，另一方面也是对逝者的尊重。遇有传染病人死亡，其尸体料理必须严格按照消毒隔离常规进行，病房、病床及器械用品应予以彻底的终末消毒，以防传染病的传播。总之，尸体料理也要体现对他人、对社会负责。

3. 安抚家属，做好善后工作　病人辞世，其家属、亲友是十分痛苦的，护理人员要理解逝者家属的心情，给予抚慰关照。对死者的遗嘱、遗物护士要做好保管工作，并及时转交给家属。如果家属不在，应有两名护士共同清点、记录，并交有关人员代为保管，且通过多种方式寻找家属前来认领。逝者的遗嘱具有法律意义，如有逝者委托将遗嘱交给家属或单位领导或他人，护士要尊重逝者的意见，并要保护逝者的隐私权。

思考题：

1. 论述新的生命伦理观？
2. 临终护理伦理规范是什么？
3. 脑死亡标准伦理意义是什么？
4. 从医学伦理学角度谈安乐死之我见？
5. 尸体护理伦理规范是什么？

第十一章　护理科研中的道德

护理科研是为了反映和揭示人体的健康、疾病及其防治中的本质和规律而进行的一种实践活动。这种活动的要素是问题、实验观察和理论思维（特别是创造性思维）。护理科研的基本任务是认识和揭示疾病的发生、发展和转归过程，提出护理的有效措施和方法，并以此提高护理技术水平、促进人类健康、保证社会安定和繁荣。本章重点介绍护理科研的特点、作用、道德规范、人体实验的道德原则等。

第一节　护理科研的特点与作用

一、护理科研的特点

现代医学科学研究是在生理、心理、社会伦理医学模式指导下进行的，护理科研除了具有整体性、层次性、动态性和复杂性等一般特点之外，还有以下四个特点：

1. 实用性　护理科研的最终目的是指导和推动护理实践的发展，解决临床实践问题。改革开放的深入以及医学技术的发展，为护理工作提供了更广阔的发展前景并提出了更高的要求，因此，我们的工作必须围绕探索合理的护理程序、改进护理操作方法、引进现代科学技术，使广大患者得到最科学、最满意的护理而早日恢复健康。从理论上讲，我们从事的护理研究对象离不开人的本身，研究的成果又作用于人，而人不仅有形态学、生理学等生物学的属性，还具有语言、思维、人际关系等社会属性。因此，对人的性质、规律、现象单纯地用生物医学的规律、模式和还原方法难以阐明和解释，必须用医学心理学和社会医学的规律去说明，这样我们的研究才能适应当今护理实际。

2. 艰巨性　护理科研很少能在实验室进行，常常是在护理实践中摸索规律。因为有关创新性的护理措施的科学研究不能直接用于人体，所以护理科研只能在相对条件较差的环境中进行，而且时间也会很长，主要依靠实践经验的积累，这就决定了护理科研的艰巨性。

3. 个体性　人体在形态、生理、精神方面差异较大，所处的环境和条件不同，其变异程度就会有区别，因此，我们在一个病人或一种病上总结的经验不能应用到每一个病人或每一种病上。这就要求严谨的分析及研究病情资料、病人差异等信息，并采用科学的综合方法进行总结概括，揭示人体护理中的奥秘，从而决定了护理工作的重复性加大。

4. 单一性　在医学研究领域可分为基础、临床、预防医学等研究，在每一项中又有很多学科，在每一个学科中又有很多亚科，如此多的分科决定了护理科研的单一性。

二、护理科研的作用

护理科研可提高护理质量，进而提高医院诊治质量，加快患者的康复，提高病床周转率，但是由于护理科研的特点决定了护理科研在发挥作用中必须遵守护理科研的伦理道德，这是保证护理科研工作沿着正确健康道路发展的重要条件，要想实现护理科研预期的目标并达到满意的结果，除具备较高水平专业技术以外，还必须有良好的护理科研道德。

第二节　护理科研的道德规范

一、护理科研道德

在医学科学研究中，医护科研道德是关于研究和解决人体试验的伦理论证、治疗性实验和非治疗性实验范围、受试者的知情同意、医学科研人员的角色和品德修养等问题。例如，尸体解剖，是进行科研的必备条件之一，无论是生理、病理、药理等的研究，还是护理诊疗的研究都离不开它。发达国家对于尸检比较重视，尸检率一般是 40%~50%，有的高达 80%~100%。但是在我国，由于受封建道德习俗影响较深，总认为"身体发肤受之父母，不敢毁伤，孝之始也"，如果同意解剖，就是大逆不道。这种传统的封建道德观念，直接阻碍了医学科研的发展，到 1980 年，我国尸检率只达到 4.9%。要打破这种旧的习惯定势，建立新的医学道德准则，首先要进行大力的宣传、教育、普及工作，使整个民族都了解尸体解剖的意义，并在此基础上制定出相应的法规，这样，才能促进医学科研的发展，有利于提高医学科学技术水平和人民健康水平。

二、护理科研道德在护理科研中的作用

护理科研道德是使护理科研工作沿着健康轨道发展的重要条件，也是护理科研成败的基础，护理科研要想达到预期的结果，除具备较好的专业技术水平外，还必须具备良好的护理科研道德。护理科研道德在护理科研中能保证科研成果的严谨性、科学性和实用性，能避免不必要的护理差错和护理纠纷，即使在技术研究上未达到预期结果也不会造成不良影响。相反，可能更有利于重新设计下次研究的方向，促进研究工作的深入。

三、护理科研道德规范

护理科研人员要履行自己的职责，其应具有高尚的道德品格和伟大的献身精神，特别是在科研过程中要能够处理好个人与他人、个人与集体、个人与国家的多方面的关系，也就是说科研人员必须要有自己的道德意识和行为规范。综合起来有四个方面。

1. 目的明确，动机纯正　古人云："故良医处世，不矜名，不计利，此其主德也；……"。科研工作者只有树立正确的目的和动机，具有坚定的科学信念，才能产生科研动力，激发科研的热情，提高创造性思维的积极性，发扬勇敢的拼搏精神，获得较好的科

研成果，才算尽到了自己对祖国、对人民的职责，实现情感上最大的自我满足，即使在职业生活、家庭生活及其他社会生活中遇到极大的困难也能勇往直前，协和医院护校名誉校长林丽老师在谈到她自己成长过程时说："在南丁格尔精神的鼓舞下我们的学习是认真刻苦的，学校的制度也驱使我们必须刻苦"、"除了课堂上学习，我们还经常跑图书馆，借阅大量的参考书"、"学然后知不足"，这些南丁格尔的继承者，就是这样一步一个脚印地跨进护理事业行列。一个科研人员要有明确的追求、顽强的毅力和勇于攀登的精神，并要准备为获得成功做出必要的牺牲。

2. 实事求是，一丝不苟　任何科研成果的立论根据都应实事求是，违反科研道德规范，就会导致严重后果，影响人民的健康和生命安全，甚至触犯法律。因此，进行科研必须遵守实验规则程序，不得擅自取消任何实验步骤和项目，要真实、准确地记载实验的客观情况，不允许隐瞒和附加任何主观因素，包括不应人为修改统计数据或将科研成果夸大或缩小、不应包括某种政治需求或某些领导的主观意图，要捍卫科学实验的客观性和科学性。

坚持实事求是最重要的就是反对弄虚作假，医学史上的大量事实说明，诚实是科研工作者的基本素质之一。科学不能有半点虚假，必须具备严肃认真、一丝不苟的作风。许多事实说明，道德上的疏忽，在科学领域里受到的惩罚，要比在商业界严厉的多，甚至会把自己永远钉在历史的耻辱柱上。例如，1981 年美国康奈尔大学的一名年轻研究生，曾一时被称为"科学新星"，他提出关于肿瘤病因的"新理论"——正常细胞中存在一种暂无活性的特殊蛋白激酶，当肿瘤病毒入侵后，便激活这种酶类，结果导致癌变。听到这一报道，世界各地一流专家纷纷前来要求与他合作，有人还预言他和他的导师都可能是诺贝尔奖的候选人，但与其合作的另一位研究生对他的实验却产生了疑虑，向另一个导师做了汇报，后来仔细分析实验各环节，在一关键步骤发现这位"科学新星"是弄虚作假，把放射性核素碘代替放射性核素磷来追踪一种关键酶，而这种酶根本不与碘结合。结果这个为追求个人名利而弄虚作假的"科学新星"终于身败名裂。正如歌德所说："在研究自然科学时，我们所要探求的是无限的、永恒的真理，一个人如果在观察和处理题材时不抱着老实认真的态度，他就会被真理抛弃掉。"

3. 团结协作，互相支持　在科研工作中，团结协作和互相支持，既是科研工作者职业道德的一种体现，也是医学科学技术发展的客观需要。随着医学诊断技术的发展和医疗规模的扩大，分科越来越细，分工也更加具体。但在其边缘学科，或再更广泛的领域发展时容易发生脱节，这就决定了科研工作相互协作互相支持的必然性，而这种协作（学科间交叉协作）是有利于双方的，是科研工作者所追求的大目标所决定的。医学科研的实践证明，只有在科研工作中和科研工作者之间大力提倡相互协作、相互支持、相互帮助、相互学习、礼让荣誉，才能不断提高科研水平。

4. 正确对待保密问题　科学是人类共同事业和共有财富，提倡资源共享。科学家的任何发明创造都是为文明社会添砖加瓦，所以没有国家、民族之分，不应保密。但是国家和社会制度不相同，科研所追求的目的和目标也不相同，加之科学技术又往往伴随着社会制度的矛盾和竞争的需要而发展，谁占有先进科学成果多，谁就占有利地位，在竞争中取胜的可能就大。因此，科学的利益必须服从国家、民族、阶级的利益。因而，不同社会制度的国家之间的医学科学研究工作和科研成果就有在一定时间与范围内保密的问题。

中国是社会主义国家，在一般情况下，国家内部科研单位之间和科研人员之间不应相互保密，因为彼此之间不存在根本利益的矛盾，每一项科研成果，都意味着我国医学事业的胜利，都是为人民造福。但是，在商品经济环境中，因为各单位或个人都有如何维护自己经济权益的问题，所以有些科研工作和科研成果不仅需要在一定时间与一定范围内保密，还要依靠专利法保护国家、集体、个人的合法权益。在这种情况下，尽管保密原则和经济权益发生矛盾并暂时服从经济权益的需要，但却不能把这种行为看成是违背医学科研道德的。否则，就不利于医学科研的发展，也不利于医学科研成果的推广和应用。

医学科研工作者只有遵循上述道德准则，树立高尚的道德情操和远大理想，才能激发科研的兴趣和热情，在困难和挫折面前努力追求创新性的发现，不断深入地进行探索性的研究，并取得一个又一个的新成就；才能在科研工作中坚持实事求是，不搞哗众取宠，自觉地抵制和杜绝欺骗、窃取、隐瞒、投机等不良的道德行为；才能在科研队伍中形成团结互助、谦虚谨慎和遵纪守法的新风尚。

第三节　人体实验的伦理原则

一、人体实验的意义

医学科研实验同其他实验是不同的，它的实验对象主要是人。以人为对象的实验称为人体实验，这种实验对象不仅指病人，也包括健康的受试者。

人体实验在医学科学研究中有着极其重要、特殊的地位。无论是基础医学研究，还是临床的预防、诊断和治疗都离不开人体实验。医学的任何新理论、新方法，在应用之前，无论经过何种成功的动物实验，都必须再做临床人体实验。只有经过人体实验证明，确定有利于某种疾病的诊断、治疗才能推广应用。而且，即使已经在临床上常规运用的理论和方法，也还必须不断地进行人体实验加以改进和完善。从医学的发展历史看，没有人体实验就没有医学，更没有建立在现代物理和生物学基础上的现代医学。无疑，人体实验对医学的建立和发展具有重大意义。然而，历史上人体实验也给人类带来过无法估量的灾难。第二次世界大战期间，德、日法西斯利用战俘和平民进行惨无人道的人体实验，致使几百万人无辜死亡。国际社会对此作出了诸多积极举措，先后制定了《纽伦堡法典》、《赫尔辛基宣言》、《人体生物医学研究的国际准则》、《关于对人体进行生物医学研究的国际原则建议案》等，为人体实验确立了世界各国均应该普遍遵循的伦理原则。

二、人体实验的伦理问题和矛盾

1. 人体实验的伦理学问题

（1）得失问题：又称利弊问题。进行人体实验的目的是为了维护全人类的健康，但同时不能对受试者造成严重损害，因此，要权衡得失利弊。从实验的结果来看，存在以下几种情况：①有得无失或者有利无弊；②得大于失或者利大于弊；③得失或者利弊不明；④失大于得或者弊大于利；⑤有失无得或者有弊无利。

（2）诚实问题：科学与诚实是唇齿相依的。诚实问题是在人体实验开始前、进行中和完成后都会遇到的问题。

1）选题中的诚实问题：选题是研究的起点，决定着研究工作的内容和方法，必须根据社会和医学本身的需要以及现有的客观条件来决定，必须立足于严格的科学依据和严谨的科学论证。

2）提出假说中的诚实问题：科研人员提出假说时，首先要肯定前人和他人的成果，说明自己受到何种启迪，要如实阐明自己的创见以及发展了哪些方面。

3）实验进行中的诚实问题：在人体实验中，从样本的选择到实验数据的观察、处理等，都存在着诚实的问题。要根据实验的客观需要进行样本选择，样本要具有代表性、真实性、客观性，绝不允许弄虚作假。对于实验数据，要按照实验过程中出现的原貌进行描述，而不能根据实验者的主观臆断，更不能对数据进行主观上的任意处理。

4）结果解释中的诚实问题：人体实验的结果比较复杂，因果关系往往是多层次的，有一因多果、多果一因、多因多果等。因此，对于实验结果一定要客观地、全面地进行评价，切忌渲染夸大，更不能无中生有。有些人为了某种目的，修改原始数据，任意提高有效率等，这种做法是绝对不允许的。

5）对受试者的诚实问题：在人体实验中，为了排除主观干扰，取得客观结果而采用安慰剂和双盲法。这符合医学科研的需要，不能说是对受试者的欺骗，但是必须对受试者坦言相告，以诚相待，取得受试者的理解、体谅和配合，使得实验能够顺利进行。当让受试者签署知情同意书时，应鼓励其本人或者家属提出问题，并且给以诚实、明确的回答，以消除受试者的恐惧、担心等心理问题。当然，对受试者讲真话，讲利弊得失，要根据时间、地点、条件，讲究艺术，掌握分寸。

2. 人体实验的伦理学矛盾

（1）公正和有利的矛盾：人体实验常用的实验对照方法是使用安慰剂和双盲法，对于实验的真实性来讲这是必要的，但是对照组和实验组二者之间存在着公正和有利的矛盾，即实验分组是否公正以及实验对实验组和对照组的受试者谁更有利，因此，要周密地进行实验设计，审慎地分组和使用安慰剂，并搞好医护保障。双盲实验要求受试者确诊后症状不严重，暂停治疗不致使疾病恶化或者错失治疗时机，受试者要求中断或者退出实验应准许。安慰剂一般被严格限制在病情比较稳定，在相当时间内不会发生危险和带来不良后果，也不会延误治疗时机的患者。

（2）社会公益和受试者个人利益的矛盾：医务人员的使命就是维护人类健康，人体实验是实现这一使命的重要手段之一。社会公益和受试者利益，从根本上来说是一致的。但是在特定时间内往往又是矛盾的。因此，二者必须兼顾。既要考虑社会公益，又要对受试者本人负有高度责任感，将二者在现实中的矛盾降到最低限度。要尽量减少受试者个体的风险，应以不造成受试者的严重损害和不可逆转的伤害为前提。

（3）主动和被动的矛盾：在人体实验中，对实验者来说是主动的，完全明确实验的目的、方法，对实验结果也有所估计。而对受试者来说往往是被动的，对实验的方法、过程和结果都不太明确。这就要求实验者对实验过程中有可能出现的严重危害受试者健康的问题，要事先做出充分的准备，有周密、具体的对策和急救措施。

（4）自愿和被迫的矛盾：从实验是否有条件限制的角度看，人体实验可分为两类，即受控实验和非受控实验。受控实验是指实验者对各种自然条件进行严密控制，为摆脱许多偶然、次要因素的干扰，对实验结果加以认真分析、比较，然后揭示其本质和规律。对于这种实验，实验者要承担伦理责任、法律责任和经济责任。受控实验又可以分为自愿和非自愿两种，自愿实验是受试者知情同意，明确实验目的及后果，自愿接受实验；非自愿的实验，即实验者诱骗、胁迫受试者参加实验。在现实中，个别医务人员为了追求名利，往往夸大病情，或者采用其他手段胁迫病人参加实验。病人没有其他选择，只好被迫签字。这是违背自愿原则的，是不道德的。

三、人体实验的伦理评价

人体实验所面临的首要问题就是什么样的人可以接受人体实验，什么样的人体实验可以进行以及如何进行人体实验，这也正是对人体实验应该进行伦理评价的基本问题。

1. 对实验对象的评价　人体实验需要大量的各种不同的受试者参加，从纵向看包括胚胎、胎儿、新生儿、儿童、青年、中年人、老年人、临终病人以及尸体；从横向看包括各种不同病证的病人，也包括健康人，还包括各种特殊人员，如囚犯等。不同的人体实验对象所体现的人体实验的道德价值是不同的，但都有一个共同点，就是人体实验必须保护、尊重人的生命价值和尊严。

2. 对实验动机和目的的评价　因受试者实质上的被动地位和弱势状态，实验者的动机、目的在道德伦理上就显得至关重要；又因实验者的动机、目的是一种心理活动，具有内在性特点而不易被判断，故对于人体实验动机和目的的评价就必须首先考虑受试者的现实利益和治疗意义，其次才是考虑医学知识的进展和积累，然后做出正确的评价。

3. 对实验方法和结果的评价　不同的人体实验作用于人体的结果往往难以预测，存在有利无害、利大于害、有害无利、害大于利、利害不明等情况。作为实验者，应在尊重人的生命价值原则和实现医学目的的原则基础上，选择最佳的实验方案，尽量减少对受试者的伤害，即要求所采用的实验方法应该是有利无害、利大于害，或者局部损害可以恢复，或者受试者的身心健康基本不受影响；利害不明的实验方法应慎重应用，严格把关；对于有害无利、害大于利的实验方法则应禁止。

四、人体实验的伦理原则

1. 知情同意原则　知情同意（informed consent），即病人或者受试者有权利知道自己的健康情况和人体实验的相关情况，并可以对实验者或医护人员所采取的各种措施进行取舍。它已经成为国际上生命法学和生命伦理学的核心问题之一，也是判断人体实验是否符合伦理原则的第一标准。"知情同意权"最初源于二战时期，德、日法西斯医师被指控进行了人体实验而没有获得受试者的同意，因此，1946年纽伦堡国际军事法庭制定了《纽伦堡法典》（The Nuremberg Code）。该法典是关于人体实验的第一个国际性文件，其中特别强调了知情同意原则，即一切治疗或者实验都必须向病人或受试者说明情况，包括所施程序的依据、目的、方法及潜在损伤、风险和不可预测的意外等情况，然后在没有威胁利诱的条件下获得病人主动的同意，或在可能的多种选择办法中做出自由的选择。1964年在芬兰赫尔辛基召开的世界医学大会上，通过了《赫尔辛基宣言》，把知情同意原则作为全世界医务人员都必须遵循的国际准则规定下来。20世纪60~70年代，美国的病人权利运动声势浩大地展开。1973年美国医院联合会颁布了《病人权利法案》，在所列出的12项权利中，绝大部分内容是阐述知情同意权的。特别强调了病人有权了解负责其诊疗的医师的姓名、治疗费用、治疗方案以及有哪些可供选择的治疗方案。目前，知情同意已经被视为国际生命研究领域中最重要的一项通用伦理原则。例如，国际人类基因组织伦理委员会提出，在收集、储存和使用人类DNA的过程中，尊重受试者自由的知情同意和知情选择，是研究中不可动摇的基石。

知情同意在我国也已经实行了几十年，最为典型的形式就是被严格执行的外科手术前的签字制度。卫生部于1983年颁布的《医院工作制度》第40条的附则："实施手术的几项规则"中规定："施行手术前必须有病员家属或单位签字同意。"一方面，医师严格执行知情同意原则既是对病人的负责，也是减少不必要的医疗纠纷的必要措施；另一方面，患者为了维护自身合法的权利，也有必要在充分知情的基础上选择治疗方案。但是20世纪90年代以来日益增多的医疗纠纷诉讼案件告诉我们：对于知情同意，无论是医务界还是社会公众，总体上还局限于感性经验阶段，需要通过大力教育将其推向理性阶段。为此，我国相继颁布的《医务人员医德规范及实施办法》、《医疗事故处理条例》、《中华人民共和国执业医师法》等一系列法律、法规，都涉及了知情同意的内容。

知情同意具有三个特点：①自主就是有理性的个人应该允许自我决定；②受试者的同意必须是自愿的，任何环境的压力、外在的威胁等不利因素都可能使自由自愿的同意受到影响；③同意必须由有行为能力的人做出。知情同意主要由信息的告知、信息的解释、同意的能力和自主性同意四个要素组成。"知情"和"同意"是构成知情同意原则必不可少的两个组成部分，二者密切联系，不可分割。知情是同意的前提和条件，同意是知情的结果和目的。知情同意是一个相互关联、不可分割的统一体。知情同意的目的就是通过提供有关的知识和信息来保护受试者，帮助受试者权衡各种信息以便为自己或者对其有监护权的人做出正确的选择。另外，即使受试者签了字，仍拥有改变想法的权利，仍可以不参加甚至退出实验。

受试者拥有知情同意所有权和使用权。代行知情同意权的合理性取决于三点：①本人有明确的委托，而代行者有资格、有能力代表权利人所有的利益和意愿，本人和代行者之间无明显利害和情感冲突；②代行的合理性还取决于它的必要性；③代行的合理性也取决于代行者代行顺序符合公认规则，一般地说，正常的代行顺序应为：配偶→子女→父母→兄弟姐妹→其他亲属→同事等，另外，如有特殊需要，而本人不能行使知情同意权，又无人代行其知情同意权，可由国家法律授权的组织和医师代行，但要登记备案、公示待查。

2. 有利无害原则　有利无害原则包括两层含义：①解除、减轻患者或受试者肉体上、精神上的痛苦，减少经济支出；②不给患者或者受试者带来可以避免的痛苦、损害、残疾、死亡。人体实验必须以维护受试者利益为根本原则，不能因为医学研究或社会群体利益就损害受试者的个人利益。有利无害原则在人体实验中要求，在进行人体实验前收集全部相关的资料，进行必要的成熟的动物实验。科学、严密地设计安全有效的实验方案。充分估计实验的利益和风险，充分准备安全防护和补救措施。实验应在具有相当学术和经验的专业人员亲自监督下进行。

人体实验存在着不可预测的特殊风险，为了保护受试者的安全和利益，减少纠纷，提供的信息越充分、越完备、越准确，对受试者可能造成的伤害就越小。因此，应当根据医学专业标准提供的信息，让受试者自由选择对自己最有利、最有益的信息。尽管实践中会遇到理解医学专业信息的困难，但这个问题可以通过不断交流、沟通的方法来解决。针对受试者不同的理解能力，耐心细致地对各种信息进行讲解，直到患者及其家属能够理解有关内容。

3. 目的性原则　人体实验的目的是在宏观上发展医学，探讨疾病的发生机制、预后、转归，改进疾病的诊断、治疗、预防的措施和方法，为人类健康服务。凡是符合这一目的，都是道德的。坚持医学目的的原则，就要求实验者不断补充医学和人体实验知识，提高运用这种知识的能力，以避免不符合医学目的的人体实验。

4. 科学性原则　人体实验中，受试者要承担一定的风险，要在不同程度上为人类利益而牺牲个人利益或者暂时利益。因此，必须遵循动物实验-健康人/临床病人这一研究途径，并在实验时利用当时的科学技术手段，对受试者给予充分的医疗照顾和保护，把风险控制在最低限度之内，同时要适当地给予物质上的或者精神上的补偿。在实验过程中，一旦出现了意外，应该立即停止实验。

5. 尊重原则　实验者应当尊重受试者在伦理上和法律上所拥有的权利，尊重受试者在实验过程中的自主权。实验开始之前，签订知情同意书的过程中，与受试者平等地进行交流和沟通，认真地、如实地、开诚布公地告知可能发生的危险，例如，毒副作用等，然后由受试者自主决定是否参与。不能利用医患之间医学知识的差距，诱导甚至诱骗受试者参与。

6. 保密原则　维护患者的隐私，是医患关系中最重要的原则。为受试者保密，是实验者必须遵循的原则。实验者对受试者提供的有关自身生理、心理、行为和生活事件、生活习惯等方面的隐私应当加以保密。这样，受试者才有安全感，实验者才能获得受试者的信任，也才可以获得受试者更好的配合。

如果没有立法，缺乏必要的监督，人体实验的伦理原则就是一句空话。因此，应当建立有关人体实验的法律制度，并且建立相关的监督机构。在这方面，我国已经取得了一定的进展。《中华人民共和国执业医师法》第26条规定："医师应当如实向患者或家属介绍病情，但应当注意避免对患者产生不利后果。医师进行实验性临床医疗，应当经医院批准并征得患者本人同意或者家属同意"。卫生部医学伦理学专家委员会制定了有关人体实验的伦理原则和管理建议，研究项目必须经过本单位伦理委员会审查，报请科技部和卫生部的联合机构审批。从事人体实验研究项目的科技人员及该单位伦理委员会成员必须接受伦理学培训。人体实验研究项目必须随时接受科技部和卫生部联合机构的监督和检查。随着有关法律、法规的出台和监督机构的建立，受试者的权利将会得到更好的保护。

思考题：

1. 护理科研的特点和作用？
2. 护理科研中的道德规范有哪些？
3. 人体实验的伦理原则有哪些？

第十二章　特需医疗服务及其护理道德要求

特需医疗服务是适应社会政治、经济、文化和组织形态的发展，并伴随医学模式的转变，在医学高度进步的知识经济时代，充分利用医学及相关学科的资源而产生的一种特殊医疗服务形式。主要是满足那些经济基础较好并具有较强支付能力的群体的特殊医疗需求，涵盖了预防、保健、医疗、康复等多项服务，需求者不仅希望其疾病得到有效的诊治，而且也追求生理和心理上能获得满意的服务。

第一节　特需人群的特征及其需求

特需医疗服务费用较高，有的服务项目可能是普通医疗服务项目收费的几倍。基本上有特需医疗服务要求的人员源于三个群体：①在国内工作、访问、旅游的外国友人、海外侨胞以及港澳台同胞，他们来自于不同国家和地区，在文化背景、宗教信仰及性格习惯上有着较大的差异；②在职或离退休的具有较高社会地位的国家领导人或级别较高的国家干部。此类人群一般年龄较大，对国家和社会做出了巨大的、特殊的贡献，是国家的栋梁和功臣，是受到国家保护的群体；③有良好经济实力的国内人士，如企业家、演艺明星、白领阶层等。

这些具有特殊医疗服务需求的人群有着自身的特征，对医疗护理服务的要求往往较高，并以不同的方式表现出来。护理人员必须深入了解这些特点，制定相应的措施指导护理工作，以形成良好的护患关系，促进患者的早日康复。

一、不同文化背景的人群特征

特需医疗服务常常接触来自世界不同国家和地区、不同民族的友人，人们在不同的环境下形成的语言、知识、人生观、价值观、道德观、思维方式、风俗习惯等方面存在差异，对同一事物或同一概念有不同的理解与解释，甚至引起误解。例如，刮痧是以中医脏腑、经络学说为理论指导，用牛角、玉石等器具在皮肤相关部位刮拭，以达到疏通经络、活血化瘀之目的，经千百年的实践证明是一种有效的治疗手段。电影《刮痧》就是以这一治疗手段为主线，爷爷用传统的刮痧疗法为孙子治疗肚子痛，而某些西方人则认为孩子皮肤上留下的痕迹，是中国父母虐待孩子的证据而控告其父母。由此可见，这场误会的形成，在一定程度上反映了不同背景下文化之间的冲突。因为在现有实验条件下，以解剖学为基础的西医理论尚无法解释中医理论中的医疗方法及治疗手段。

1. 人格特征　希波克拉底是古希腊医生，被誉为医学之父，他认为，人的气质差异是由于人体体液分配的不同而形成的，由此将气质分为多血质、黏液质、胆汁质和抑郁质四种。多血质的人活泼好动，兴奋易变；黏液质的人沉默寡言，情绪不易外露；胆汁质的人易冲动，不易自制；抑郁质的人则多愁善感，孤僻刻板。

临床中我们发现，西方人更多的表现为多血质及胆汁质，而东方人又多为黏液质和抑郁质，不同的气质决定了心理活动的动力和方式，也指导着他们的生活和思维方式。以我们自身来看，中国人性格普遍偏内向，较为含蓄、谦逊，这与传统的农业生产方式、千百年来的生活习惯以及儒家文化的熏陶有关。在我们性格中，突出表现了喜和不喜争，喜静不喜动，喜稳不喜乱，安分守己，以和为贵的特征。而西方人性格普遍偏于外向，言谈举止较为直率，与其崇尚自我奋斗、强调个性与独立行动的文化有关。在其性格中，突出了独立、自信与热情奔放，且对表面的、仪式性的东西看得较为淡薄。在思维方式方面，西方人非常讲究精确，而东方人的思维惯性则是模糊的，如做菜"糖少许，盐少许"，中国人一看基本都能明白，但是德国人会问"少许"是几克，会用天平称一下。在自我主张方面，由于西方的生命伦理学是建立在个人主义原则之上的，西方人强调个人的自由，强调个人的权利，而以儒家为主的中国传统文化强调和谐共同的责任，中国人更强调个人的义务。基于此，在医疗护理决策方面，西方国家认为应该由个人决定，西方的医护人员主张告知身患绝症的患者实情；而在中国，对危重症患者一般主张将病情告知患者家属、单位，由家属或者单位决定治疗方案。

2. 宗教文化　2007 年《美国国家地理杂志》发表的 2006 年世界宗教信仰的分布图显示，世界信教人口的平均比率为 86.7%。宗教信仰是一种意识形态，是一种不同的价值理念，它不仅可以改变人与自然关系的看法，而且可以改变人与人之间关系的看法，同时使人选择了不同的思维方式和生活方式。宗教在世界各个国家和民族都存在，一个国家乃至一个地区可以有多种宗教并存，从而形成了一个地区的多种文化。目前，世界上主要有基督教、佛教和伊斯兰教这三大宗教。基督教在世界上拥有的教徒最多，它流传在五大洲，分布于 160 个国家和地区。佛教广泛流传于亚洲。伊斯兰教比较集中在阿拉伯半岛。这些不同的宗教对当地人民的生活、文化有着深刻的影响。

基督教的核心是信仰上帝，提倡包容、进步精神，号召自由、民主、仁爱、诚实与道义。教义的主要内容包括上帝创造天地万物；按上帝旨意，耶稣降身人世，被钉死在十字架后，又复活升天，成为救世主（即基督）；圣父、圣子、圣灵三位结成一体；人类由于亚当犯罪（原罪）和本人犯罪（本罪）而不能自救，耶稣之死担当了罪过，信徒和灵魂得到拯救，每个人都要接受神的审判，善者升天堂，恶者下地狱。基督教所信仰的上帝是宇宙独一的主宰。在基督教徒的生活中，不吃血可以说是一个比较明显的禁忌。因为，他们认为血象征生命，是旧约献祭礼仪上一项重要的内容。在新约把血的作用解释为耶稣基督在十字架上流血舍命而带给人的救赎能力。为表示纪念，不食血成为《圣经》对基督信徒的规定。

天主教除了上述基督教各派共有的信仰外，特别崇敬圣母玛丽亚，认为耶稣的生母玛利亚无染原罪，信徒尊之为天主之母，歌功颂德。天主教要求信徒严守十诫。天主教教徒须坚持一生中举行 7 种仪式，即洗礼、坚振、悔罪、圣餐、婚配、终博和圣职。他们对于圣诞节、复活节、圣灵降临节等宗教节日十分重视，每逢星期日和重大宗教节日，教徒们是一定要去教堂作弥撒的。并且在饮食方面，有守斋的规则，即小斋与大斋。小斋是在星期五这天，忌吃猪、牛、羊、鸡、飞禽等肉，但鱼、虾等可以食用。大斋是教会规定于每年复活节前 40 天内守的斋，故称封斋月。大斋日这天午餐可吃饱，早、晚可按本地习惯吃少许点心。

佛教也是世界三大宗教之一，于公元前 5 世纪兴起于印度，广泛流传于亚洲，对东方世界的宗教、文化、社会生活发挥重要作用。佛教重视人类心灵和道德的进步和觉悟。佛教信徒修习佛教的目的在于从悉达多所悟到的道理里，看透生命和宇宙的真相，最终超越生死和苦、断尽一切烦恼，得到最后的解脱。它的根本教义主要有四圣谛、八正道、十二因缘、五蕴、无我论和业报轮回说。四圣谛即苦、集、灭、道；十二因缘即指无名、行、识、名色、六入、触、受、爱、取、有、生、老死十二个生命环节；五蕴就是色蕴、受蕴、想蕴、行蕴、识蕴。佛教徒内部不用握手礼节，因此，不要主动伸手与佛教徒相握。另外，佛教徒还有不食荤腥、不饮酒等戒律。

伊斯兰教创建于阿拉伯半岛沙特阿拉伯的麦加。"伊斯兰"一词是阿拉伯的音译，意为"顺从"、"和平"。伊斯兰教有五大信仰，即信仰安拉、信仰天仙、信仰经典、信仰使者、信仰末日。在行动上应履行五大宗教功课，即念、礼、斋、课、朝。除上述信仰和功课外，伊斯兰教还禁止偶像崇拜；禁食猪肉、狗肉、驴肉、马肉、兔肉、无鳞鱼及动物的血，以及非阿訇宰杀的动物和自死的动物，同时还禁止饮酒；在丧葬方面也有它的特点。

3. 习俗习惯　因为在文化、宗教、性格方面的不同，所以在习俗、习惯方面都带有非常独特的色彩。例如生活习惯方面：中国人喜欢喝热水，而西方人则相反；中国人早餐比较丰富有早茶、面条、米饭、馒头、豆浆、油条等，欧洲人典型的早餐是把干酪、冷肉放在面包里；中国人饭后喝汤，而西方人则是在饭前喝汤；中国人吃饭用筷子，西方人用刀叉，印度人则直接用手指。在文化方面：大多数东方人对墓地避而远之，但美国人多不避讳，在一些城镇里，墓地就夹杂在居民区里，欧洲的墓地则几年一更新。中国的鬼文化一般在文学作品里，美国的鬼文化则更加大众化，"万圣节"前后，不仅吊死鬼、吸血鬼充斥电视、电影，骷髅饰品也随处可见。在宗教习俗上，西方宗教世界认为紫色代表尊贵，而在伊斯兰教国家，紫却是一种禁忌的颜色。在礼仪上，西方人多以先生、女士、夫人、小姐等相称，而东方人则习惯用部长、主任、教授等头衔来称呼；西方人握手时惯于坦然地注视对方，以示友好，而东方人握手时若较久地直视对方，被视为不礼貌；谈话时，西方人特别是美国人、法国人，喜欢用手势帮助信息的表达，而中国人却不同，且在手势传递的意义上也不同：中国人常用手指表示从一到十的数字，西方人表示的方法就不一样，他们从拇指起表示一，扒开示指为二，而我们用来表示八。西方人把拇指与食指连成一个圈，其余三指伸开表示"OK"，即"满意"或"行"，我国则表示"零"这个数字，日本人则表示钱，巴西人则用来表示猥亵，同时还作为同性恋的符号。在伦理上，中国要求子女孝顺父母并要照顾父母，更强调的是集体，居住多为习惯于几代人在一起，而西方人更强调的是自我；患者住院时，东方子女往往习惯于陪住照料患者，而西方子女更多的是相反的选择，这些都是东、西方国家在习惯、礼仪、风俗表现方式上的不同。

总之，文化是内涵非常丰富、复杂的综合体，随着现代社会的进步、科学的发展和交通工具的发达，不同国家、不同地区的人与人之间的接触和交往日益增多。特别是 20 世纪末以来，中国实行对外开放政策，不同国家之间人的来往越来越多，出现了多种文化的人共同聚集在一起的社会，护理人员要了解这些多种文化，并清醒地认识自我和恰当地了解别人，以便正确的做出应对和选择，顺应和适应患者的需要。

二、国内特需人群的特征

1. 具有多元文化的特点　民族文化是一个民族的群体意识和精神面貌，包括价值观念、健康观念、思维意识、心理态势、思维方法、道德观念、行为规范、生活方式等，是民族团体多年形成的一种共有的信仰、情感、价值观和行为准则。由于各个民族所在地域、环境、规模等因素的制约，各个民族的文化千差万别。我国有 56 个民族，多种民族居于共同的环境之中，各个民族仍然保持本民族的文化特点，形成了我国的"多元文化"。多元文化就是要尊重、包容各个民族的文化、各种语言、各种宗教信仰和民俗习惯。例如，一场集会，每个民族可以讲自己的语言；在学校里，说各种语言，穿各种服装，信仰各种宗教，一概不应受到歧视；各种就业的机构中，不应排斥别的文化，反而对于少数民族应有特殊的保护政策。而在一个病区内，往往有来自各个民族的患者，他们用自己特有的文化来看待和处理事物，选择适合自己的居住方式、饮食习惯、交流方式等。护理人员要按照不同民族的宗教信仰、生活习惯，采取不同的护理方式。通过医护人员的管理，使他们能够与医护人员有一个良好的关系，与患者之间能够相互融和。满足不同文化患者的健康需求。

2. 经济能力、社会地位、文化层次相对较高　各医院的特需医疗部多是由原来的高干病房、外宾病房演变而来，前来特需医疗部就诊的国内人群多是人们俗称的"社会精英"，他们拥有较高的社会影响力、经济实力和文化修养。相对于普通的就诊群体，这个群体在接受医疗服务过程中可能仍会承担大量的工作，有较多的社会活动；另外，他们比较注重个人治疗需要的特殊性和健康指导，比较注重根据医疗护理质量和特色服务选择适合的医院。例如，一些领导者，他们一直是工作中的决策者、带头人，因健康状况入院治疗，角色以及环境的改变可能使他们不能马上适应，产生心理问题；再如，特需医疗中还有一些文化层次不高的患者，他们把住院费用的多少看成判断一个人社会地位与经济水平高低的重要标志，盲目地认为贵的就是好的，诊疗过度的观念淡漠。

三、特需人群需求的特点

1. 多样的心理需求　由于患者有着国籍不同、社会地位较高、经济基础良好等特点，可能会有比较强的优越感和自尊心，更容易出现情绪不稳定、激动、焦虑、恐惧、悲观等情绪的变化。另外，由疾病行为和患者角色引发的多种心理活动，可促使患者个体的心理需要变得错综复杂，如病痛的困扰、与亲人分离、置身于陌生群体、面对特殊环境、对疾病预后的担心等，都使患者产生多种心理需求，而且表现出比普通患者更高的心理需求，并以各种各样的方式表现出来，对待给予的服务表现出来是比较多的挑剔，需要护理人员给予更多的心理上的关爱和高水平的服务。

（1）患者来自不同的国家和地区，有不同的文化教育以及不同的宗教、信仰，因此，患者的心理需求就有差异。例如，我们一般是在洗净双手后徒手给患者进行注射操作，而一些国家在进行该项治疗活动时，操作者需要佩戴手套，因此，有的外宾患者就要求护士要佩戴手套为他们做注射；而在选择就诊医师时，有的亚洲女患者忌讳男医师给她们看病，因此，护士在为其预约医师时要加以注意；我国医护人员大多没有宗教信仰，但在工作中会遇到有宗教信仰的患者，希望通过宗教信仰的力量祈求疾病的康复，医护人员需要理解患者的价值理念，不能归结为迷信；在饮食的选择方面，不同的人群也有着不同的心理需求，西方人喜欢冷食、生食、甜食，不太注重饭菜的花样，但更讲究每天摄取多少热量、维生素、蛋白质等。相比东方人喜欢热食、熟食，喜欢用含盐分较高的酱油、味精等调味品保证饭菜的口感，饮食上的差异需要医护人员为患者提供更多的品种选择。

（2）由于患者个人背景不同，表现出更多的担心。有些经济基础比较好的，处在事业"如日中天"阶段的患者，多数正是处在中年时期。家庭、社会等特别的角色使他们对疾病不良后果所带来的各种影响考虑得更多，产生的内心冲突尤其激烈、所承受的心理压力也会特别大，往往他们容易陷入"事业与健康"的激烈冲突之中不能自拔。有些尚有幼小孩子的重病患者，既有为了孩子而求生的强烈愿望，又有担心发生意外而撇下孩子的极度恐惧。有些患者是外国友人，多数人在本国就医由保险公司支付，不用担心费用问题，但是对我国的人文环境、语言环境非常陌生，对我国的医疗制度和医疗水平的了解也不甚多，加之远离家乡和亲人，对自己病在异国这种不可预料的事情没有心理准备，担心医疗费用的支付问题、担心自己的签证问题、担心自己如何回国等许多实际问题，产生出更强烈的不安和恐惧。有些来自发达国家的患者，有着较强的优越感，会对我们的医疗护理技术水平产生怀疑，对给予实施的治疗和护理也会产生抵触情绪，更加关注住院时间的长短，期望能够尽快地返回到自己的国家。有些领导干部患病进入新的人际群体后，更希望保持自己在原有群体中的社会地位和人们心理上的位置，他们会有意无意地显示自己的身份，有时他们会像稚童般的表露出来，时刻期望着能够得到人们的重视和尊重。有些虽年事已高，但却有着非常丰富的社会经历的老干部，希望能够为社会创造新的价值，因而对自己的身体状况期望值更高，更加追求生活的高质量，对治疗和护理方案希望能够参与意见，希望周围的人能够恭敬他、服从他，更希望得到别人的重视和照顾。

（3）对医疗需求不仅是简单的就医，而是期望得到更多心理需求的满足。比如，希望提供更多的个性化服务，使患者得到更多的人文关怀，真正让患者体会到以患者为中心，同时需要高质量的医疗水平和高质量的服务，尊重人的生命价值和人格尊严。在服务上需要的是星级标准的服务，需要护士及时地解决患者的不方便、不舒适。希望病区具有良好的本土语言环境，每个患者享有舒适、安宁、独立的私人空间，患者需要体会到被了解和被尊重，被接纳的权利；他们往往更多的关心疾病的原因、预后以及健康方面的知识，对有关疾病知识需要深入细致的了解，需要有充分的安全感；在病情允许的情况下有适当的文娱活动和精神生活等。对医疗保健消费的意识表现地更为突出，需要与护士更多的沟通，只有知识广博、善于沟通的护士才有信心、有能力胜任此项工作，使患者产生信任感，产生较好的效果，满足其高层次的心理需要，使患者最终得到高效、及时、安全、可靠的护理。

2. 较高的环境、设备等物质需求　这些患者由于有着较高的社会地位或者较高的经济基础，在患病以前，在家庭、工作和社会中的生活十分方便，在生活上和心理上得到了极大的满足，已经习惯于和适应那种生活方式。因此，对环境、设施等物质的要求也比较高，既希望不受到任何可能发生的伤害，又希望医院的医疗环境是活泼浪漫温馨的人性化环境：进门就有大型地下停车场，有商场、银行、咖啡厅、网络查询系统，清晰的标识改变以往"迷宫"状况……希望医院内天然光线和绿色植被、景观化园林、丰富的色彩取代单一的白色，给患者一份愉悦的心境；希望更多的私密性病房可供患者选择。希望可以有适合于不同年龄性别的患者的治疗环境和设施：如儿童活动室、婴儿洗澡房、适合老年人活动的阳光厅等。除了安全、方便、美化的病区环境，这些患者还希望随时能够获得国内外政治、经济、社会等信息，改变整天在病房"斗室"，生活单调，无聊，从而生厌压抑的局面。这一系列的愿望，应当尽量地给予尊重与满足，使患者有一份愉快的心情，使其加强自信心，从而增加对医护人员的信任。因此，患者需要的是能够更多的体现以患者为中心的人性化现代化的医院环境，体现出医学、生物学、工程学、信息等多门类学科的融合的环境。

3. 更高的专业服务需求　随着特需医疗服务建设的日益完善、成熟，人们对特需医疗的认识也逐渐由原来的注重特需就诊的硬件设施而逐渐转向关注硬件设施与服务内涵质量相结合的综合竞争力。很多调查也显示，前来特需医疗部就诊的患者最注重医疗护理服务的质量。护士作为服务的主导者、实践者之一，无疑担负着较大的责任。例如，当护理一些来自发达国家的患者时，由于他们既往享有的生活和医疗水准，使他们对我们的护理技术和医疗用品的消毒存在疑虑，但有时候他们并没有直接的语言表露，而是每次对我们的操作都表现出谨慎观察的神态。此时，护士通过细致的观察了解到了患者的心理动态，通过最有力的证明，即我们始终保持的严谨工作作风以及娴熟的护理技术，取得患者的信任，最终得到患者真诚的感谢。再有，随着人们健康消费观念的改变，病人在生存和安全需要得到满足时，希望获得更多的预防疾病、增进健康的保健知识。

更为重要的一点是特需医疗部提供的服务多为综合性的。一方面，收治的病人来自各个专科领域，病种广泛，几乎涉及所有专科的所有疾病。另一方面，患者年龄跨度大，从新生的婴儿到百岁的老人。

护理工作的专科性较强，每个专科都有其侧重和特点。例如，内科患者一般病程长，各项检查多，监护等治疗技术开展多，有些患者在疾病本身发展的同时，会衍生出许多其他的并发症，患者反复住院容易产生恐惧、焦虑、预感性悲哀等心理反应。所以内科的一般护理，主要应放在协助诊断与治疗、满足患者的基本需要、预防并发症、促进健康方面。

通过了解诊断掌握治疗技术，达到协助早发现、早诊断、早治疗的目的；通过了解接受诊断检查和治疗的患者的心理反应，解除患者经常出现的拒绝接受检查或治疗的心理问题；通过对患者的评估来满足患者不同的生理需要、安全需要、爱与归属的需要、自尊与被尊敬的需要、自我实现的需要；通过护理人员加强对患者病情变化的警觉性，密切观察是否有异常情况发生，并在发生异常情况时做出紧急处理，预防、减少并发症的发生；通过护士针对病伤残者的功能障碍的评估，以提高功能水平为主线，以整体的人为服务对象，并以提高生活质量和最终回归社会为目标，实现促进患者康复的目的。而外科患者往往住院时间短，反复住院的患者相对少，手术患者的护理重点包括手术前护理、手术中护理、手术后护理以及出院前指导、出院后随访。由于手术是一个创伤过程，同时还要承受麻醉的风险，患者术前常会害怕、不安。为了降低手术的风险，减少患者的疼痛、害怕和焦虑，护理人员应通过对患者的护理评估，做出护理诊断，制订护理方案，最后达到使患者积极主动配合，做好各项术前准备，以最佳的身心状态接受手术的目的。患者到达手术室时是其最紧张的时刻，此时护士的工作重点就是协助患者缓解因面对手术风险和陌生环境所产生的恐惧；护士严格遵守术中的无菌原则，是确保整个手术过程以及患者的安全重点；手术后，维持各器官的生理功能，促进身心休息，维持水、电解质平衡以及适当的营养与排出，鼓励患者早期下床活动，促进伤口愈合，为患者提供适当的心理及康复指导，预防术后并发症也是护士工作的重点之一。由此可见，内外科的护理重点上有着很大的区别。而一个在特需医疗部的护士，不仅要同时照顾内外科的患者，而且很可能在护理产科的产妇和刚出生婴儿的同时，还要护理神经科卧床多年的植物人。

患者年龄跨度大，使一些基础护理操作项目也要比专科病房复杂。例如，在静脉穿刺方面，婴儿和老年人的血管结构、穿刺部位都有着各自的特点，因此，穿刺技巧有很多不同。婴儿皮下脂肪比较厚，四肢的血管不易暴露出来，加之婴儿没有控制自己的能力，所以一般采用头皮静脉输液，方便患儿肢体活动及护理。头皮静脉穿刺前，需要剃尽局部毛发，并在固定用材的选择和固定方法上也不同于成年人。而高龄老年人的血管弹性较差、血管壁脆，肌肉比较松弛造成血管稳定性差，护士操作时常常感到血管"滑"，因此，当对老年人实施静脉穿刺时，就要了解这一解剖特点，选择适合老年患者的操作方法，在进针和固定的方式上也会与其他年龄的人有所不同。还有些来自于其他友好国家的患者，肤色比较黑，由于生活习惯的不同，有的人身上喜欢涂抹护肤油（橄榄油），护士面对这样的患者实施静脉穿刺，就要考虑到它的特殊性，选择合适的方法。

总之，一方面特需医疗患者的多元文化、跨文化背景，另一方面目前人们看待医疗服务活动的态度——特需医疗服务活动被视为一种经济交往，再一方面，特需医疗服务的综合性专业设置，使患者具有上述多方面的需求，同时也为医疗护理工作提出了更高层次的挑战。

第二节　对特需护士素质的要求

护理人员的素质是指护理人员应该具备的职业素养。它不仅体现于仪表、风度、动作等外在形象，更体现着护士的道德品质、业务能力、心理素质等内在的素养。良好的素质不仅与医疗护理质量、护理学科发展密切相关，并且有助于建立良好的护患关系，而良好的素质与护理人员的伦理道德水平相辅相成。

一、仪容仪表与行为举止

仪表与举止是传递感情的基本途径，端庄稳重的仪表、和蔼可亲的态度、高雅大方和训练有素的举止，不仅构成了护士的外在美，并在一定程度上反映护士的内心境界与情趣。特需医疗部不仅是反映一个医院精神风貌的窗口，更是国际友人了解中国的重要窗口之一。护理人员自然、典雅、整洁、明快、得体的形象，忙而不乱、急而不慌的工作状态，为各国的患者带来愉悦的心情，也是信任的基础。有人说"微笑是世界上最美的语言、也是世界的通用语言"，面对来自不同文化背景、有着不同语言的患者，发自内心的微笑可以成为跨越语言、跨越民族、消除隔阂、取得信任的有效方式。因此，护士友好热情的微笑不仅是爱心的体现，更给患者以美的享受，增进患者对护士的亲切感与信任感。除此之外，得体的手势、触摸、眼神、注视对方等体态语言也是架起护患沟通的一座桥梁，特别是在语言沟通不能良好的表述时，更为护患之间的交流带来融洽的相互关系和理解。

二、沟通协调能力

具有良好的沟通协调能力，是处理护患关系和患者住院期间各种关系的基本要求。特需患者有时候会在某些方面与医护产生分歧发生矛盾，护理人员必须具有灵活的协调能力，根据不同的情况做好协调疏导。例如，个别人会认为特需服务必须享受全方位的优先服务，当某些需求得不到满足的时候，会对我们的工作表示不满。一方面我们需要检查自身工作是否有疏漏，同时护理人员应该态度和蔼的向患者讲清道理，要讲究方法、讲究策略，以重理、重法、重协调取得矛盾的化解，建立良好的护患关系。

三、职业道德素质

俗话说"思想是行动的先驱"，护理的职业道德犹如照亮护理人员行进道路上的一盏明灯，促使其更好地履行工作职责，体现在护理人员的言行之中，深藏于护理人员的品格之内。与普通就诊患者相比，特需医疗收治的患者地域广泛、经济地位、社会地位相对较高，有很多患者是社会公众人物，对于护理人员在某些方面的道德素质的要求更加严格。首先，良好的政治思想品质和崇高的奉献精神，是任何一个护士首要的、最基本的要求，只有具备良好的思想基础，才能树立正确的人生观、世界观、价值观，才能在工作岗位上更好的做出成绩。虽然我们的工作不是政治工作，但与政治工作有密切的联系，要求有严格的组织性、纪律性、谨言守密。尤其，特需医疗部是我国非境内人员就诊的主要部门，也是很多首长、领导就诊的部门，因此，护士需要严格遵守外事制度、干部保健制度等。另外，患者相对各方面需求较高，护士承担着较大的压力，并且在与患者相处过程中，会感受物质、经济、社会多方面的差距，也会接受各种物欲的诱惑，因此，护士只有热爱护理专业、具有无私奉献的精神才能在平凡、琐碎的事物中安心工作，充分发挥个人能力，以高度的责任感和高尚的"慎独"修养，来自我审视和自我约束。其次，尊重每一个人、尊重每一种文化，对待患者一视同仁、正直廉洁，在特需护理人员中有更加丰富的内涵。例如，护士要善于了解不同国家和地区的文化、宗教、习惯以及性格特点，以做到尊重来自四面八方的患者。又如，特需护理人员会接触到不同层面、不同身份、不同地位的患者，护士不能以职位的高低、经济的优差给以不同的态度。而是要投入满腔的热情认真负责地护理每一位患者，这是对患者的尊重，也是对职业的尊重，对自我的尊重。另外，很多患者是公众性人物，他们的隐私受到很多关注，而医护人员很多时候是他们隐私的了解者，抵御各种来自外界的诱惑与压力，知法守法，做好本职工作是一名合格的特需护士必备的品质。

四、业务素质

由于服务对象具有多元文化背景、病种广泛、年龄跨度大、需求高的特点，护理人员除了要有良好的举止仪表和职业道德外，更主要的是靠全面的、精湛的护理技术。护理人员的技术不仅要高效、及时、安全、可靠、有良好的协调性和连续性，还要强调它的先进性。

由于患者来自于不同国家，有着良好的经济基础，对医疗水平和技术要求也会很高，体现在需要先进的诊断技术、先进的治疗手段、先进的护理技术等。首先，需要护理人员要做先进护理技术的先知者，随时了解国内外护理技术开展的动态，积极引进先进的护理技术应用于临床，熟练地掌握操作规程，为患者提供准确的、高质量的服务。另外，由于不同种族患者生理上存在一定的差异，护士要掌握大量相关知识，保证医疗护理的安全。例如，我国汉族血型多以 Rh（+）为主，海外患者少数有 Rh（+）者，这要求护士配血时要特别注意以防发生意外；又如，西方人身材高大，同种疾病可能需用较大剂量的药物，而东方人体型瘦小，使用常规剂量即可。

随着各专科分科越来越细，新业务、新技术不断开展，专科护理技术也有较大的发展，护理人员不但要掌握某一个专科的疾病护理技术，而是要掌握多个专科护理技术，如既要掌握儿科的护理技术，也要掌握各种危重患者的监护技术，小到每一项操作技术，大到病情的观察和急诊抢救技术都要准确无误。因此，要求护理人员要技术全面、熟练、准确、安全，还要有敏捷的分析判断能力和有效地解决问题的能力，对国内外护理信息有较强的敏感性，善于灵活的运用所学过的专业知识给予患者细致的身心护理。可以说，特需护士应该是一名全科护士，具备以上良好的专业素质，才能为所有的患者提供最优质、最专业、最高效的服务。

五、心理素质

随着社会的发展、医疗高新技术的迅猛发展、信息的瞬息万变和护理学科的快速进步，人们对健康服务质量的要求日益提高，对护理人员的要求也日益提高，护士承受着比以往更大的压力。尤其特需人群这个较为特殊的工作对象、工作性质和环境氛围，使护士的工作压力感、以及因不同文化背景而产生的陌生感更为突出。例如，护士为外籍患者进行肌内注射，当护士洗完手备好用物准备注射时，患者提出为什么护士不戴手套操作，虽经解释，但患者还是不能理解，文化背景的不同使护士产生了陌生感。并且特需医疗部的全专业收容、多元化服务、服务标准要求较高等特点，需要特需护理人员兼顾护理、服务、协调等多方面工作，加上一些患者有时会对我们的护理能力表示怀疑，使特需护士尤其是低年资的护士感受到较大的压力。当这些心理压力得不到有效地处理与调整，容易产生情绪低落、身体不适、工作能力下降、行为的改变等。例如，个别护士面对的患者是领导，进行操作时心理会产生无形的压力，有双手发抖、开口讲话困难、胆怯脸红等表现，影响技术水平发挥和护患之间的沟通。因此，特需护理人员要具备良好的心理素质和心理承受能力，在牢固掌握专业知识和人文知识的基础上树立自信，同时面对问题能够及时、不断地调整心态，时刻保持良好的情绪，通过我们大量、细致的工作取得患者的满意。当然，特需患者中很多事业有成者，面对疾病所表现出来的坚强与乐观，以及对自己工作的敬业与执着，也为我们树立了学习的榜样。

六、综合素质的培养

良好的综合素质是完成好护理工作的保障，而良好的综合素质的塑造也是每个护士和管理者长期的任务。

首先，要针对每个人的气质特点，通过自身努力与扬长避短相结合引导和塑造高素质人才。所谓"气质"就是人们通常所说的"脾气"，它决定了人的心理活动的进行速度、强度、指向性等特点，这些特点能反映一个人情感与活动的外部表现形式（如语言与行为），同时也会影响护理效果。心理学家将人的气质分为四种类型，即多血质、黏液质、胆汁质和抑郁质。这些类型无所谓好坏，但护理人员认清自己的气质特点，扬长避短，学会自我调节的能力，则是提高工作效率和改进服务的重要手段。胆汁质的人要注意控制自己的感情，不要随意发火，耐心听取患者的意见。多血质的人要集中注意力，语言要精练，说话要注意场合，对患者负责，做事情要踏实认真。黏液质的人要求自己反应敏锐，办事果断灵活，对患者热情些，相信绝大多数患者与自己能交朋友。抑郁质的人要主动与患者多接触，不要被误认为自己"架子大"、"难说话"，语言要热情。不同气质类型的人更要发挥自己的气质优点，如胆汁质的人要发挥自己对患者直率、真诚、热情的优点，多血质的人要发挥自己对病人亲切、喜欢与患者交往和沟通的优点等等。

其次，多渠道进行综合素质的提高。护理管理者要建立良好的用人制度、考评制度、有效的人文、语言、伦理、技术等方面的培训计划。根据护理人员的不同层次和实际工作需要，可以通过鼓励自学、岗位培训、短期轮转或进修培养等形式进行培养，并要积极创造机会鼓励护士进行实践。在注重技术训练的同时，还注重培养护士的良好心态，鼓励他们积极参与社会活动、文娱活动，通过与家属、同事间的良好互动建立强大的社会支持系统，这样既陶冶了护理人员的情操，加强了心理意识培养，也是缓解护理人员压力的有效途径。同时在管理上需要尽量改变人员组合结构的"软件环境"，使语言上具有"多样性"，如懂英语、法语、日语、韩语等的护士的组合；使专科护理具有"多科性"，如从事过内、外、妇等科的护士的组合。一方面可以有效地减轻护士护理特需患者中的陌生及压力感，另一方面也为护理人员之间的相互学习提供了便利条件。

加强多元文化知识、语言沟通知识、伦理道德知识、全科知识等培训时，要注重群体的培训，不断地提高护理人员的专业素质，使之具备较高的专业素质，掌握更先进的、更广泛的专业知识，满足特需患者身心护理的需要。

在护理人员的培养过程中，要注意普遍水平的提高，这样才能产生合力，共同发挥作用。管理人员要善于发挥每个人的优势，积极疏通引导、启发自觉，把素质教育与医学科学、人文科学、政治思想与法规教育等相结合，挖掘、培养他们的兴趣、爱好，要善于总结，持之以恒。

第三节　对特需人群护理管理道德的要求

一、环境、设施的管理

1. 护理环境的美学需求　护理环境的美学要求包括两个方面：一是人员气质美、仪表美，另一个是病区的环境美和好的气氛。这就要求护理管理人员和每一个护理人员懂得美的内涵，懂得什么是形式美、和谐美，善于从每个人的角度为患者的治疗和康复创造一个和谐的环境和气氛。护理人员忠于事业、乐于助人的品德，以及和蔼的态度、热情的服务等，表现着护理人员的心灵美。护理人员积极工作的言行、健康的体魄、优雅的风度、敏捷的动作，以及整洁、大方得体的服装，则表现着护理人员的气质美和仪表美。护理环境不仅要保证其功能还要经过审美的处理，使病区安静、整洁，物品放置得当、有序和各个部分的线条明快、比例均衡、色调和谐、造型优美等多样性的有机统一。例如，满足不同需要的家庭化病房、儿科病房，温馨的粉红色、宁静的淡蓝色、富有生命力的淡绿色装点着病房。选择具有良好视觉效果并安全可靠的护理器材（如注射器），通过护理人员准确、熟练、轻巧的护理操作（如注射、穿刺），使护理器材的功能美和护理人员的技术美相结合，让患者获得审美的享受，从中感到舒适和安全。所以，护理人员要保持良好的仪表、姿态、语言和行为，就要懂得什么是自然美和社会美、内容美和形式美、心灵美和气质美；善于运用美学的观念，给患者营造一个宜人的空间以美的享受，达到增强护理效果，使患者尽快恢复健康的目的。

2. 文化环境的多样化需求

（1）特需护理人员要掌握外语技能以便为不同国家的患者服务，另外，还应当更加重视非语言交流，了解不同国家和民族非语言的交流习惯，通过掌握非语言交流的技巧来弥补非母语的不足。例如，美国人说话的时候更习惯于与对方对视；德国人在社交场合一般惯行握手礼，在握手时惯于坦然地注视对方，以示友好，熟人、亲朋好友相见时，一般惯施拥抱礼，情侣和夫妻间见面惯施拥抱和亲吻。要善于运用身体姿势，用点头和摇头表示肯定和否定，在许多国家和地区是通行的。许多国家中年以上的人喜欢用手抚摸孩子的头，表示对孩子的亲近和喜欢，在马来西亚、泰国和一些伊斯兰国家却不能这么做，他们认为头是万物之首，即使是孩子也不能碰。

（2）不同文化背景的人对事物的理解与看法不同，如在时间概念上，有的人着眼于现在，有的人却着眼于未来，护士应根据不同人群的时间概念，合理安排生活起居与护理、治疗程序，不应死守常规。欧美人注重将来胜于现在，对于此类患者入院时，可将各种治疗、护理、检查等活动编入日程，事先告知服务对象，以便取得良好的配合。也有的人认为目前胜于将来，他们认为时间是灵活的，任何事情可以等他们到了再开始，护士不要认为这些人是懒惰而不尊重他们，而应该尽量地了解这些不同之处，理解他们，尊重他们的要求，合理安排一切工作，以便能得到他们有效的配合，最终使患者得到最大限度的满意。

（3）信仰和民族的不同，使饮食上的生理反应也会不同。例如，伊斯兰教把牛比作神，所以不吃牛肉；回族以洁净为本，不食气味怪异的食物或性情凶暴、形态丑陋的动物肉食，如猪肉；白族喜食酸、冷、辣味食物；傣族喜食糯米、鱼、鸡，烹调时喜加酸、笋调味等。

（4）在标识方面，除设置母语外还需使用国际惯用的标识，同时避免忌讳数字，比如护士站、交班室、公共的休息室、治疗室、卫生间及病房的所有设施的标记和布局都采用国际惯用的方式，标有中英文，内部设施也要兼顾东西方人群的习惯，如出于宗教习惯，西方人忌讳"13"和"星期五"，因此，在楼层和房间的设置上尽量避免出现这类数字，如果已经设有这样的数字，在安排房间时要尽量避开"13"。亚洲的多数人忌讳"4"，因此，安排其住院时尽量避开，尊重患者个人习惯，让来这里就医的患者不会感到陌生和不愉快。

3. 某些特殊需求

（1）不同人种或不同民族在体形、肤色、身体特征、心理状态、对疾病敏感性和获得性等生理方面会有所不同，护理人员应正确理解不可歧视，应掌握各自的特点，尽量为他们提供方便。例如，西方人体型比较高大，应该为这类患者提供加长的病床和转运车。对体重比较重的患者，也要充分地考虑到为这类患者准备好特制的衣、裤、鞋等。在建立病房的时候，尽量让设计人员或医院有关部门的管理人员了解这些特殊要求，融入这些不同文化和满足这些特殊需求。护士在日常的工作中尽量充分地了解患者的特点，并通过护士自身的言行、得体的护理使患者感到被理解和被尊重，而不是受歧视。

（2）一部分是身份比较特殊的国际或国内人士，因此，在环境设施方面要强调它的特殊性，护理措施方面要充分体现它的特殊性，如有些外国领导人，为了安全起见在住院的时候需要配备警卫人员，选择房间时要选择比较适合安排警卫人员便于工作、同时又避免影响其他患者的位置；又如，由于两国的政治观念不同或其他原因，互相之间比较排斥，就医时不要安排在一个诊室，住院的时候要尽量分别安排在不同楼层，避免同时等候同一个检查，减少发生冲突的可能性。

二、保护患者的合法权益

1. 保护患者的隐私权　特需患者因其身份及自身的价值理念，对保护隐私的需求很高。他们一般不愿意将自己某些情况向他人谈起，但为了治病，常常将自己的隐私告诉医生和护士，这是患者对医护人员信赖和求医心切的表现。护士必须严格遵守信息保护制度，保守患者秘密，尊重患者人格、幸福和安全，不能置患者的名誉和幸福于不顾，任意到处宣扬，使之成为茶余饭后的谈话资料，对某些患者的特殊病情应该注意为他保密。对某些预后不良的疾病一般主张向患者保密，以免使患者产生过重的心理负担，加速病情恶化，甚或促其产生轻生的念头，但对于西方一些国家的患者你可能要尊重他们的习惯，直接将病情告诉患者，让患者自己做出决定。另外，由于这里的患者身份比较特殊的原因，更要注意保守医疗秘密，医疗方案的内容及执行情况，没有必要向无关人员透露。严格执行病历借阅制度，护理人员不得任意调阅或翻阅非本人负责护理的患者病历。对于接触党和国家领导人的护士，应做到不该问的不问，不该看的不看，不该做的不做，注意保守自己知道的有关机密，以免发生国家机密泄密事件。

2. 尊重患者的宗教信仰　患者有宗教信仰的自由与权利。医务人员应尊重患者的宗教信仰。世界上三大宗教之间，都有着不同的信仰和功课形式，除此之外在某些习惯方面也各有不同。例如，伊斯兰教禁食某些食物，这就需要为患者安排清真饮食。在丧葬方面要洁身、超度，所以患者过世了，一定要等他们的仪式作完再送往太平间。穆斯林教徒每天必须做祷告，礼拜有一定的朝向，地点可以不固定，只要洁净、方向向西即可。因此，要尽量尊重患者的习惯，在不影响治疗和护理的情况下不要轻易地打断其祷告。例如，穆斯林的患者和家属经常在早上天刚亮的时候祷告，对于清晨需要取血的患者，护士最好在前一天与患者商量好具体的时间，以免打搅患者的祷告。而欧美国家的人大多数人信教，睡前必祷告，护理人员查房时，应尽量减少对服务对象的打扰，保持环境安静，使服务对象情绪良好和心理上平衡。伊斯兰教认为9月是古兰经颁降之月，是最吉祥、高贵之月，所以定为斋月，白天（从日出前一个半小时到日落）不吃不喝，戒房事。按教规，未成年人、患者、孕妇、出门旅行者等人，可免除斋戒。但有些轻患者和家属还是要按规定行斋月，到晚上的时候再吃饭，护士要安排好患者的检查和治疗，生活上尽量给患者提供方便。

思考题：

1. 不同文化背景下的人群特点有哪些？
2. 特需人群的需求特点包括什么？
3. 特需护理人员的素质要求有哪些？

第十三章　护理道德的培育与价值观

护理道德的教育、修养和评价是护理伦理学中十分重要的问题，是形成良好护理道德行为的三要素。它们同属于护理人员的职业道德活动范畴，彼此之间相互联系、相互促进。

第一节　护理道德的教育与修养

护理道德的教育和自我品德修养的形成过程，实质上是一个由知转化为行的过程。护理道德教育是对护理人员的品格进行陶冶和塑造，使护理道德原则、规范转化为护理人员的内在品质，以提高护理思想道德境界。随着医疗卫生事业的发展和社会主义物质文明、精神文明建设的需要，进一步加强护理道德教育，提高护理人员的自身素质势在必行。

一、护理道德教育

护理道德教育就是为了使护理人员接受和遵循护理道德规范体系的要求，并按其价值塑造品德和处理护患关系，而有计划、有组织地对护理人员实施一系列道德影响的教育活动。

1. 护理道德教育的特点　进行护理道德的教育，必须认识和掌握护理道德教育的特点，根据其特点进行护理道德教育，才能收到较好的效果。

（1）理论性和实践性：在护理道德教育过程中，既要强调护理道德的基本知识、基本理论教育，又要重视把知识、理论付诸实践的教育，贯彻理论与实践相结合或知与行统一的原则。

理论是实践的指南，只有用护理道德的理论知识指导护理人员，才能规范护理行为以及正确处理护理实践中的各种伦理关系。离开护理道德理论指导的实践，往往是盲目的，也不可能将护理人员的道德境界提高到应有的高度。同时，护理道德教育也要引导护理人员理论联系实际，即联系当时社会和护理事业的需要，联系医学、护理学发展提出的新道德问题等。离开实践的护理道德理论是空洞的，是不能达到护理道德教育的目的。

（2）同时性与选择性：在护理道德教育的过程中，应对形成护理人员道德品质的诸因素同时展开教育，共同提高，不能只单纯地对某种因素施加影响。实际上，在护理道德认识提高的同时，往往伴有好恶情感加深、遵守道德准则的意志力增强以及道德信念的确立。因此，护理道德教育应因时、因地、因人，选择最适合受教育者实际情况的内容进行教育，对道德判断力较低的护理人员，应以提高护理道德认识为重点；对缺乏情感的护理人员，应以增强和锻炼道德意志为重点等。总之，护理道德教育不是依教育者的主观愿望而定，而是视受教育对象的特殊性而异。

（3）重复性与长期性：护理道德教育是塑造"白衣天使"思想和灵魂的大工程，绝不是通过一次或几次的教育就可以完成的。由于外界环境的影响和护理人员自身的思想矛盾斗争，护理人员向道德高峰攀登的过程中总会有反复，这就需要教育者十分耐心，不可"一日曝之，十日寒之"，要坚持反复、长期地进行护理道德教育，才能收到预期的效果。

2. 护理道德教育的方法

（1）护理道德教育与思想政治教育相结合：护理道德教育与日常的思想政治教育、党团建设，既有共同点又有不同点。其共同点表现为二者都是为了培养具有共产主义理想和全心全意为人民服务的新人；其不同点是护理道德教育具有职业特征。实践证明，将二者的教育紧密相结合，才会取得护理道德教育的良好效果。护理道德教育要以思想政治教育为指导，思想政治教育也不能离开道德教育，护理道德教育又有利于党团的思想建设。二者既相辅相成，互相促进。对护理专业的学生进行道德教育，除了安排护理伦理学课程外，还要结合业务教育，即寓德育于智育教学中。在护理专业的教育中融入和渗透护理道德教育，这样的教育形式和方法既具有科学性又显得生动，学生学起来自然有兴趣，易于接受。

（2）护理道德教育与护理实践、护理专业教育与提高护理质量相结合的方法：教育者在护理实践的全过程、各个方面，可用一些发生在护理人员身边的或自身的"活教材"进行护理道德教育，使受教育者感到亲切、生动、自然，从而留下深刻的印象，容易达到心悦诚服的效果。如结合基础护理、整体护理、会诊、查房进行护理质量的检查及对护理工作中出现的差错、事故讨论等，对护理人员进行技术质量方面的检查，找出问题。评议所出现的问题时，注意揭示引发差错、事故的护理道德因素，使护理专业课成为德育和智育相统一，科学性和实践性相统一，寓德育于智育之中的生动课堂。

（3）护理道德教育中，个人表率与集体影响的方法：护理道德教育，不仅要求教育者的理论讲授要科学、正确，而且要身体力行，言传身教，这是道德教育成败的关键。护理道德教育要发挥集体的力量，集体是个人成长的沃土。在一个团结、互助、勤学向上的集体环境中人人都是受教育者，同时又以良好的道德影响着他人；反之，集体风气不正就会侵蚀人们的思想。所以人们在注意个人表率的同时也应注意集体影响的作用。

总之，无论采取什么方法进行道德教育，都应体现以理服人、以情动人、以行感人、以境遇育人的教育原则。坚持循循善诱、合情入理地以理导人的教育原则，必然会发挥情感的巨大感召力。人非草木，孰能无情，只要创造出与高尚道德相适应的环境、情景，并以强烈的感召力去教育和影响他们，就会使护理道德教育取得可喜的成果。

二、护理道德修养

护理道德修养是指护理人员经过长期医疗实践的磨炼，所达到的护理道德境界；也是护理工作者对自己道德品质的锻炼与改造的行为过程。护理伦理学之所以把护理道德修养作为重要课题加以研究，是因为护理工作者的护理道德品质不是与生俱来的，不是生来就是"善"或"恶"的，而是后天逐步形成的。护理工作者如果不认真进行护理道德修养，要培养良好的护理道德素质是不可能的。

在护理实践中我们可以看到，护理工作者对护理道德修养重视的程度不同，其结果也不同。有些人所受的教育、护理实践经历和所处的医疗环境大体相当，其中一部分人进步很快，护理道德高尚、业务精湛，受到病人和社会的欢迎；而另一部分人则进步较慢，有的人甚至护理道德败坏。其原因虽然多种多样，但往往与个人是否重视自我道德修养有着直接和密切的联系。事实证明，外部条件对于培养护理道德修养固然重要，但归根结底还是需要自己的努力。只有通过自己的努力，才能不断提高护理道德修养，把自己培养成为具有高尚护理道德境界的、受人民欢迎的护理工作者。

1. 护理道德修养的意义

（1）加强护理道德修养是护理事业的需要：护理道德是一种职业道德，它在护理实践中表现为护理人员良好的精神风貌和奉献精神。只有加强护理道德修养，造就千千万万名护理道德高尚的护理人才，护理事业才有坚实的基础，护理服务才能受到人民的欢迎。

（2）加强护理道德修养是培育良好职业品质的需要：高尚的护理职业品质是在护理实践活动中、在自我锻炼即修养的过程中逐步培养起来的。由此可知，护理道德修养具有可塑性，护理人员的道德品质也是可变的、可塑的。只有不断加强护理道德修养，提高道德境界，磨炼道德意志才能造就高尚的职业品质，产生良好的职业行为。

（3）加强护理道德修养是培育优秀护理人才的需要：护理道德情感是激发人们进行自我反省、树立正确内心信念的动力。通过不断的护理道德修养，可以促使护理人员自觉地履行护理道德义务，形成坚定的内心信念和强烈责任感，从而会为护理事业的发展刻苦钻研，在业务上精益求精，在服务上品德高尚，真正成为全面发展的优秀护理人才。

2. 护理道德修养的途径　人的道德品质是人的社会本质的一个重要内容，从根本上说，它只能在社会实践中得到改造和提高，只有积极地参加护理实践，在实践中自觉地进行自我锻炼、自我改造，才是护理道德修养的根本途径。

（1）要坚持在护理实践中认识主观世界，改造主观世界。护理人员的职业道德水平是通过医疗实践表现出来的，只有在护理实践中护理工作者的行为才能表现出优秀的道德品格；也只有在护理实践中护理工作者才能认识到自己的哪些行为是合乎道德的，哪些行为是不合乎道德的。离开了护理实践，护理人员护理道德水平的高低，便无法表现，也无从判断。

（2）要坚持在护理实践中检验自己的护理道德修养水平，护理实践是检验护理道德修养的试金石：护理工作者只有身体力行，把自己掌握的护理道德原则、规范运用到护理实践中去，指导自己的言行并用实践的结果对照、检查自己对这些原则和管理规范的理解和实践的情况，才能准确地认识自己在护理道德修养上所达到的水平，才能准确地发现自己的差距，从而去改正、克服不符合护理道德要求的思想和行为，从而推动护理道德修养不断深化。

（3）坚持随着护理实践的不断发展，使护理道德修养不断深入：护理道德为社会存在所决定，并随着社会的发展、护理科学的发展、护理实践活动的发展而进步。这种进步必须赋予护理道德以新的内容，必然要求护理人员及时理解、掌握和实践这些新的要求，通过履行新的护理道德来适应社会发展、变化的新情况。所以护理人员的护理道德修养永远不会停止。

（4）刻意追求，不断反省：一个人在做了一件事后，会自觉不自觉地评价自己，但修养不是一个人自然而然的行为倾向，而是需要在认识上刻意提醒自己。每个人都想使自己的道德修养达到一个高的境界，这是自然的倾向，但真正按照这个方向去做，是需要一种意识，可以用"积善"这个词表示，即护理人员确定合乎道德的护理行为动机是经常的，并坚持合乎护理道德的护理行为，这叫做"积善"。一个人如果不对自己的行为进行反思，那么他将很难进步。《论语》中曾子云："吾日三省吾身：为人谋而忠乎？与朋友交而不信乎？传不习乎？"这是反省自己非常实用的方法，即每天临睡时可问自己这三个问题：为人做事是不是尽力了？与朋友交往是不是守信用了？老师传授的东西是否学会并复习了？以此不断鞭策自己。

（5）持之以恒，努力达到"慎独"境界："慎独"出自《中庸》"君子戒慎乎其所不睹，恐惧乎其所不闻"、"莫显乎隐，莫显乎微，故君子慎其独也"。"慎独"是指一个人独处的时候，仍能自觉地坚持护理道德信念，恪守护理道德规范。由于护理职业的特点，护理人员的许多工作内容和具体操作，特别是值夜班时常常会在无人监督或他人无法监督的情况下进行，护理人员能否严守规章制度和操作规程而保质保量地做好护理工作，并自觉地履行护理道德义务、洁身自律，就必须具有"慎独"所要求的那种高度的自觉性。因此，护理道德修养必须坚持"慎独"修养的方法，从小事做起，打消一切侥幸、省事的念头，于细微处见精神，在任何情况下都认真做好每件事，从而使护理道德修养达到较高的境界。

3. 护士的心理素质　"素质"即为完成某类活动所必须具备的条件，护士的素质是指护士应该具备的职业素养，它不仅体现于外在形象上的仪表、风度、行为动作，而且还包括道德品质、业务能力等内在方面的素养。护士的心理素质则是指为了实现护士的基本任务，即为人们增进健康、预防疾病、尽快使病人康复和减轻痛苦，在心理方面所应具备的基本条件。护士拥有良好的心理素质不但能使其工作出色，而且对病人治疗和康复有直接和间接的作用。所以要求每一位护理工作者不但要有扎实熟练的技术操作本领、丰富的护理经验、高尚的职业道德，还必须具备以下优良的心理素质：

（1）高尚的道德感和真挚的同情心：护士职业道德的核心是"利他"和"助人"。具有高尚道德的护士，就会自觉自愿、竭尽全力地为病人解除痛苦。而且在这种情感的支配下，才能够设身处地地为病人着想，以病人之忧而忧，以病人之乐而乐，形成真挚的同情心。

（2）敏锐的观察力：护士的敏锐观察力对从病人身上获取直观资料，判断病人需要，帮助医师诊断病情，评价治疗和护理效果，以及预计可能发生的问题等都具有非常重要的意义。

敏锐的观察力，不仅可以从病人的呼吸、脉搏、体温、皮肤颜色、口唇干燥或湿润等情况获取病人的信息，而且对病人的面部表情、行为举止、哭泣声、叹息声、呻吟声、咳嗽声等都有敏锐的观察，即能预感到病人的需要和病情的变化。

（3）良好的记忆品质：良好的记忆品质包括记忆的敏捷性、持久性、准确性等。诚然，护士对上述几种记忆品质都是应当加强培养的，但按职业性质的要求而言，更要具备记忆的准确性。这是因为：①护士应当严格执行医嘱，注射、发药、测体温、测脉搏等，每项任务都必须数量化，而且数量要求准确。如果一旦记忆不准确，数量出差错，轻则贻误病情，重则造成严重责任事故；②护士面对许多病人，病人又是经常变动的，病情又是不断变化的，护理计划也在不断地改变，用药品种和数量也在经常地改变，如果发生相互混淆，就会酿成不堪设想的后果。

（4）思维的独立性：过去那种认为护士只是执行医嘱，注射、送药，无须独立思考是错误的。国外的护理专家认为，现代护理的独立功能占70%左右，而依赖功能只有30%左右。因为护理工作的对象是互不相同的病人，每个病人的疾病又时刻处于动态的变化之中，虽然医嘱是医师思维的结果，一般来说是合乎客观规律的，应当坚决执行。但是认识落后于存在，也是经常发生的客观事实。护士如果像"机器人"那样执行医嘱，缺乏思维的独立性，也同样会在盲目执行中出现差错或事故。所以有独立思维品质的护士并不把医师的医嘱当成金科玉律，而是先按医师的思路去思考，再在病程的动态变化之中发现问题，运用求异思维方式去独立分析，然后提出自己的观点。尤其当前的整体化护理，要求充分发挥护理的独立功能，要求对每个病人做出准确的护理诊断，拟订全面的护理计划。所以更要求护士具备思维的独立性。临床上那些经常给医疗、护理上"堵漏洞"的好护士，都是具有独立思维品质的人。

（5）注意的灵活性：护士工作头绪繁杂，病人的病情又变化多端，所以要求护士应具备注意的优秀品质。因为只有具备注意的稳定性，才能使护士沉着稳重，为病人长时间地做某项处置；只有具备了注意的广阔性（即注意的广度），才能"眼观六路、耳听八方"，把自己繁杂的工作（如摆药或某项精细处置）做好；也只有将注意分配好，才能对病人一边处置、一边观察、一边思考、一边谈话，做好整体护理。在上述注意的优良品质中，最为重要的还是注意的灵活性。因为护理工作头绪多，紧急情况多，意外事情多，经常是有限的时间内从一项工作转向另一项工作，要做到每一项工作之间清清楚楚，准确无误和互不干扰，靠的就是注意的高度灵活性。

（6）积极而又稳定的情绪：护士的情绪变化，尤其是面部表情对病人及其家属都有直接的感染作用。护士积极的情绪、和善可敬的表情和举止，不仅能够调节病房或治疗环境的气氛，而且能够唤起病人治病的信心，增强其安全感。另外，人人都会受挫折，人人都有不顺心、不愉快的时候，护士也在所难免。这就要求护士具备对自己的情绪、情感加强调节控制的能力，做到急事不慌、纠缠不怒、悲喜有节、激情含而不露，以保持病房或治疗环境愉快情绪的稳定性。

（7）良好的性格：性格是一个人对人、对事、对自己比较稳固的态度体验以及与之相适应的习惯化了的行为方式。护士应当具备的性格特征主要是对病人诚恳、正直、热情、有礼、乐于助人等，对工作满腔热情、认真负责、机智、果断、沉着冷静、作风严谨、干净利落等，对自己开朗而又稳重、自爱而又自强等。

（8）美好的言语：语言是一个人思想的物质外壳，要做到言语美，首先要心灵美。但这还不够，因为语言的表达是一个技巧，是一门艺术，必须认真学习，加强锻炼才能做到。谈话要态度自然、有礼貌、不高声叫喊，不命令式地直呼病人姓名和床号；与病人交谈时一般少用病人不懂的医学专业术语。

（9）娴熟的技术：对娴熟的护理操作技术要求是：一要稳，即动作轻柔、协调、灵巧、稳妥、有条有理，这不仅使病人获得安全感，而且给其以美的感受；二要准，即操作动作严格按照护理规程办事，操作起来准确无误，恰到好处；三是快，即动作熟练、眼疾手快、干净利落，用较少的时间高质量地完成操作任务；四要好，即质量高、效果好、病人满意、自己也满意。在医疗护理工作中，时间常和生命联结在一起。娴熟的技术往往能赢来平安，救得生命。

（10）良好的人际关系：护士在整个医疗工作中处于人际交往的中心地位，扮演着举足轻重的特殊角色。因为护士与病人接触的时间最多，护士与病人家属的联系也比医师多，护士与医师在工作上又必须密切合作。这些复杂的多角联系，显示了护士人际关系的重要性。护士与病人之间人际关系好，有利于病人身心健康的恢复，有助于医疗护理计划的顺利执行；护士与病人家属的关系搞得好，就能更深入地了解病人情况，并可发挥家属的积极性，使得医院与家庭结合起来，为病人尽快恢复健康创造有利条件；护士与医师的关系好，就会在医疗护理工作过程中配合默契，得心应手。有人认为护士职业成功的主要因素，是护士与他（她）周围人的相处能力，这种说法不无道理。

4. 护士心理素质的培养　护士的良好心理素质并非生来就有的，而是靠崇高的理想和坚强的意志并在实践中刻苦磨炼慢慢发展和培养起来的。

（1）树立献身护理事业的崇高理想：要想成为一名优秀护士，具有良好的心理素质，就必须树立热爱护理事业，并为护理事业献身的崇高理想。这是因为：①只有具备这崇高的理想，才能理解护理工作的价值意义，才能懂得为什么工作和应当怎样工作，从而为了实现自己的理想而主动自觉地加强心理素质的培养；②只有树立起这崇高的理想，才能真正爱护并尊重自己的工作对象，视解除病人痛苦为己任，想病人所想，急病人之所急，痛病人之所痛。基于这种高尚的道德情操，就会自觉地注意使自己的心理素质更好地适应病人的需要；③只有树立起献身护理事业的崇高理想，才能对搞好护理工作产生浓厚兴趣，不但能愉快积极地工作，还能孜孜不倦地研究，乐于发现问题，改进工作，力求把工作做得精益求精。

（2）学习有关理论知识：为了培养良好的心理素质，必须学习有关的理论知识。只有掌握良好心理素质的形成和发展变化规律，才能更快更好地培养起自身的良好心理素质。所以，除了学习心理学知识外，还应当学习社会学、伦理学和医学道德修养等有关知识。例如，"高尚的道德感、真挚的同情心"这一良好的心理素质，严格说来属于伦理学的范畴，但情感问题又是心理学的研究内容。

（3）加强实践锻炼：为了培养良好的心理素质，最关键的环节是在实践中加强锻炼。

为了在实践中取得更好的效果，应注意：①实践一定要自觉，这是指在实践中要有意识地培养心理素质，即把实践视为培养和锻炼心理素质的好机会和好场所。不然，终日忙忙碌碌，心中无数，即使参加实践，其进步也不快；②要在实践中不断进行评价。评价的内容包括自我评价，与过去比，了解自己进步程度；与同志比，学人之长，避人之短；与病人及家属的意见比，巩固成绩，克服不足，评价时还要和前面讲的优良心理素质相比较，因为这是在实践中锻炼培养的奋斗目标；③自觉而又严格地遵守护理工作所制订的各项规章制度，而且力争把它变成自己习惯化的行为。

第二节　医学的价值与护理职业价值

一、价值的含义

马克思主义哲学认为，价值是一种社会历史现象，是主体和客体在实践中相互作用的产物。价值主要表达人类生活中一种普遍的主客体关系，即主体的需要与客体满足主体需要的关系。主客体的区分既是绝对的，又是相对的。在现实生活中，人们的行为活动是有意识的、有目的地进行的，是一项自觉的、能动的活动，这种在自身中有意识、有目的的活动，才能使人成为主体。而一切在与人相互作用中被动方面的对象就成为客体。但在具体的价值关系中，主客体的区分又是相对的，它要从实践中具体的价值关系中去确定。

就价值而言主要包含三个重要方面：①价值的主体和客体；②价值主客体间的相互价值关系；③反映这种价值关系的价值观念。这三个方面对于"价值"缺一不可，构成了统一的整体。

人是事物的评价主体，如果世界上没有人，所谓价值也就无从谈起。同样，如果客体不具备满足人的某种需要的属性，任何价值关系都不可能建立起来。正因为上述二者互相作用，由此产生了多种价值关系，如在现实生活中经常听到的自然价值、经济价值、文化价值、物质价值、精神价值以及认识自我价值。另外，还有科学价值、艺术价值、道德价值。但是价值观念上的冲突时常在人们的实践中发生，如果对一种事物看法不一，有人认为是有价值的，有人却认为是没有价值的；即使都认为是有价值的，那么也会存在价值量大小的差异。这类冲突在现实生活中我们经常遇见，在医学、护理工作实践中也是如此。那么，如何解决这些价值冲突，帮助人们做出正确的价值选择也就成为价值问题的核心。

为正确认识价值观念以下几点必须引起人们的关注：

1. 价值观念的相对独立性和继承性　价值观念一经形成就具有一定的独立性，以家庭、共同体、民族、阶层、阶级等为单位代代相传。因而不可能期望随着一种新制度的建立，新型生产关系的确定而使旧的价值观念在一个早晨销声匿迹而代之以一种全新的东西。例如，新中国的诞生尽管废除了旧的生产关系，建立了新的生产关系，但长期的封建意识不可能一下消除，在很长时间内依然存在或改头换面地出现，甚至死灰复燃，诸如男尊女卑、家长作风、唯我独尊等。

2. 不同的价值观念互相影响、融合和互相冲突、斗争　随着我国的改革开放，在吸收国外先进管理和技术的同时，一些西方的资产阶级价值观念也不同程度地影响我们的一些青年人，使当今的年轻人在人生观、价值观上发生了变化。他们一味地提出什么"性自由、性解放"、"只有议会民主才是真民主"等，使资产阶级与无产阶级的价值观发生冲突，这种非无产阶级价值观的影响必须引起我们的高度重视。党中央强调加强社会主义精神文明的建设，相当重量上是要加强青年一代人生观、价值观、道德观的教育，使年轻人牢固树立符合社会主义革命和建设的价值观。

社会主义制度为每个人正确的价值追求提供了一个大范围、大背景，但一个人究竟要选择什么样的价值目标，持有什么样的价值观念，如何解决遇到的价值冲突，很大程度上取决于自己的学习、思考和抉择。而且，不同的社会角色、不同的社会分工、不同的社会职业，其价值选择势必会有许多不同之处，这就需要与专业或职业的特点联系起来，进行理性的分析和推论。

二、医学的社会价值

医学科学技术价值是指医学的客观属性对人类的需要所具有的肯定的积极的意义，是以医学作为客体，以人类作为主体所构成的一种关系，即医学的客观属性及其所反映的规律能够满足人类需要的某种性能。医学的价值属性不仅是由人类当前的和直接的需要所决定的，而且还是与一定历史时代的人类社会需要相结合的产物。医学的价值观念应该符合医学的属性以及医学与人类主体的关系，并随着它们的发展而进行相应的调整。

医学的社会价值主要指的是：医学科学技术与社会相互作用过程中表现出来的对社会的影响和作用。首先，医学科学技术在社会大系统的运行和发展中，对于促进和维护社会的物质文明和精神文明的发展，具有不可或缺的独特功能和作用。其次，与发挥这种功能相伴随的还有它对于社会的经济、政治、文化等方面不可避免的一系列的负面效应。医学科学技术是整个社会大系统的有机组成部分，作为有着独特内部结构和矛盾的一种知识和物质手段与方法的体系，它的存在和发展对于维护社会的存在和发展，促进人类物质和精神文明，提高社会生活质量都有重要作用，主要表现在以下几个方面：

1. 维持社会的存在和发展　医学产生于人类生存的需要，直接与人类生、老、病、死的最基本生存要求息息相关，它从开始形成就起着维护和发展社会的根本作用。任何社会的存在和发展都必须以人的存在和发展为前提，人是社会存在和发展的主体因素，然而人的一切又都是建立在健康基础之上的。人的权利需要主要包括健康权、人格权、财产权、知识产权、劳动权、受教育权、参加社会生活和享受文化科学福利权等。其中健康权是最基本的。世界卫生组织在1977年召开的第30届世界卫生大会上提出："健康是一项基本人权，是全世界的一项目标。"以维护人的健康为主要目的的医学科学技术，为人类社会的正常运行起到了不可替代的作用。社会越是发展，人类社会对于医学的要求也越高，而医学对于人类社会存在发展的意义也就越重要。

2. 维护和促进社会经济的发展　社会生产力是人类社会发展的最终决定因素和最根本

的动力，生产力的主体是劳动者，人类社会越是发展，对于劳动者主体的依赖性就越强，健康的主体是发展生产力的必要前提。人类正是通过不断完善预防、诊断、治疗和康复为主的医疗系统，通过降低发病率、死亡率，提高了劳动生产率和整个社会劳动者的素质，促进了社会生产力的发展。它具体表现在：

（1）保护劳动力，促进社会经济发展：在社会生产中，劳动力是最积极、最活跃的因素，是社会财富的创造者。马克思说："人本身是自己的物质生产的基础，也是他进行其他各种生产的基础。因此，所有对人这个生产主体发生影响的情况，都会在或大或小的程度上改变人的各种职能活动。"劳动者的数量和质量关系到社会经济的发展，而应用医学科学技术维护和增进劳动者的身心健康，改善劳动者的素质是提高劳动生产率，发展社会生产力，促进社会经济发展的有效手段。

自古以来，一定生产力水平下的有劳动能力的人口，是决定社会财富规模以及经济能否进一步发展的重要因素。保护劳动力的身心健康，则是医学的重要社会功能。医疗卫生保健活动，通过提高劳动力的健康水平，延长劳动力的工作年限，给社会带来巨大的经济效益。

（2）减少疾病发病率，增加劳动出勤率：生老病死是每个人不可抗拒的自然规律，防治疾病既要消耗社会的经济资源，支出一定数量的费用，同时疾病给患者及国家、社会、家庭带来一定的经济损失，也意味着劳动者有效工作时间的减少或工作能力的降低。医学科学技术正是通过减少疾病的发病率，增加劳动者出勤率，减轻疾病带来的经济负担，而对整个社会经济发展发挥作用，比如在预防疾病的过程中，医学科学技术通过防止和控制疾病发生，保护人群不受或少受疾病的损害，大大节约了卫生资源的消耗，对提高人类健康水平发挥了积极作用。诊治技术的应用可以早期准确地诊断疾病，节省治病的经济开支。在治疗方面，治疗传染病的各种特效药物的出现，使无数生命得以挽救，大批劳动力能够重新投入社会生产。

3. 调控生命质量 社会的发展，不仅在于国民生产总值和国民收入的增长、物质生活的改善，还包括在文化、教育、卫生、公共服务等方面社会生活质量的提高。其中，提高健康水平，是提高社会生活质量和使人们获得全面发展的基础内容。医学科学技术的发展不仅为人类社会提供了驱除疾病、维护健康的技术手段和方法，维系着人类社会的繁衍生息，而且也促进了人类智力水平、自我控制及自我改造能力的不断提高。

4. 促进社会文化发展 医学是保持和增强人类健康、预防和治疗疾病、促进机体康复的科学知识体系和医疗活动的统一体。它既是一门科学，又是一门技术，有时还是一门艺术，是理论与实践的独特结合体，包括基本观念、主导方法、核心观念、理论体系、操作技能、具体经验、价值标准、行为准则等众多层次的内容。因此，医学作为一种知识、科学、社会实践、社会建制，也具备文化要素诸方面的性质，是人类文明的一个重要侧面，它的发生与发展也必然要向整个社会文化的各个领域渗透，具有滋润、调剂社会的功能，从而给予社会文化以深刻的反作用。

5. 调整社会关系 医学科学技术与人的生、老、病、死密切相关，它的发展必然会影响到社会政治、经济、法律、哲学、宗教等各个方面。医学的日益社会化，使医疗事业成为现代社会一项重大的社会事业，医疗机构成为一个庞大的社会机构，医学日益构成社会关系的重要方面。医学科学技术的发展一方面使认识和诊疗疾病的手段得到了全面发展，另一方面也使社会成员获得公平合理的医疗服务，成为一个影响到社会关系的重要问题。社会越是发展，人们对医学的需求就越高，健康保障不仅是人的基本权利之一，而且也使衡量社会发展的一个重要指标。因此发展医疗卫生事业就成为调整社会关系的一种必要手段。

20 世纪 70 年代以来，随着世界新技术革命的兴起，微电子、计算机、新材料、新能源、生物工程等高新技术大量涌进医学领域，把医学科学技术推进到一个崭新的阶段，出现了医学影像学、生物医学工程、核医学、生理功能检测、基因工程药物、基因检查治疗、器官移植、人工生殖等一大批医学高新技术，对医学诊断、治疗、护理、预防、保健和康复等实践活动产生了广泛而深刻的影响，大大改变了现代医学的面貌，在造福于社会、国家和家庭的同时，也带来了一系列严重的社会和伦理问题。对这些问题的阐述在本书的第十四章展开。

三、护理职业的价值

护理工作是救死扶伤的崇高职业，1860 年在英国伦敦，护理学的奠基人弗洛伦斯·南丁格尔创建了圣汤姆斯护士学校，首次建立了现代护理和护理教育，不仅使护理由技艺转为一门高尚的职业，而且上升为独立的学科。南丁格尔对护理职业论述精辟，她谈道："护理就是给予病人最良好的恢复条件，为使所有患者生命力的消耗减少到最低限度的劳动"，从护理工作的对象特征，强调了职业的重要性。护士的工作对象不是冷冰的石块、木头和纸片，而是有热血和生命的人类；护理工作是精细艺术中最精细者。护士必须具有一颗同情心和一双愿意工作的手。南丁格尔从她周游欧洲大陆和亲临前线的切身感受中体会到护理职业的崇高性，在其《护理手迹》中她提出了护士这个职业的标准及要求："一个护士必须不说别人的闲话，不与病人争吵，除非在特别的情况或有医师的允许下，不与病人谈论关于病况的问题。同时，毋庸置疑，一个护士必须十分清醒，绝对忠诚，有适当信仰，有奉献自己的心愿，有敏锐的观察力和充分的同情心；她需要绝对尊重自己的职业，因为上帝是如此信任她，才会把一个人的生命交付在她的手上"。

奉献精神是南丁格尔的护士精神精华，南丁格尔把一生奉献给了护理事业。她的铜像高耸在伦敦繁华的皮卡迪利广场，并把她的全身像印在 10 英镑纸币上（正面是女王伊丽莎白二世像）。英国大诗人为她做诗并赞美她的精神是高贵的，是世界的英雄。南丁格尔生于1820 年的 5 月 12 日，如今全世界都以"5·12"为护士节，以缅怀这位受人尊敬的白衣天使。正是因为南丁格尔对护理事业的执着追求与卓越的建树，英国政府和人民认为南丁格尔是她们的骄傲。她得到全世界护士的尊敬与爱戴，南丁格尔伟大的一生印证了护理工作是一项十分有价值的工作。

南丁格尔当初所做的工作与我们目前所做的护理工作在本质上没有什么不同，都是为了人类的健康而工作。如今随着医疗技术及科学发展，各种护理设备及条件得到很大发展，各种医疗资源优越于南丁格尔时代。因此，我们没有理由不做好护理工作。

2008年1月发布的《护士条例》指出："护士是履行保护生命、减轻痛苦、增进健康职责的卫生技术人员"，"护士有义务参与公共卫生和疾病预防控制工作"。从《护士条例》中我们看到党和人民在新时期对护士的殷切希望，同时也看到对护士职业道德的要求在不断的提高。

"护士人格尊严、人身安全不受侵犯；全社会应尊重护士；护士依法履行职责，受法律保护"，从《护士条例》中我们看出政府及全社会对护士职业的尊重与保护。"护士在执业活动中造成医疗事故的，依照医疗事故处理的有关规定承担法律责任"，从中我们又看出了护士职业的严肃性。

世界卫生组织认为卫生保健既是基本人权问题，也是人人有责的问题。在卫生保健工作中，护士是一支庞大的人力支柱，在许多卫生保健体制中，护理人员承担着大量的保健工作。在《护士条例》中明确指出：护士有义务参与公共卫生和疾病预防控制工作，可以看出我国政府极其重视护士在预防疾病中所发挥的重要作用。

《护士条例》有助于维护广大护理工作者的切身利益；有助于护士依法履行职责；有助于加强护士队伍的建设；有助于营造和谐的医疗环境。《护士条例》的颁布与实施，体现了党和政府对护士的关怀；体现了护理工作在医疗卫生工作中的重要地位。同时也要求护士自身应不断提高综合素质，加强业务学习，努力为患者提供优质的护理服务，全面提高护理质量。

第三节 护理道德评价

护理道德评价是指在护理实践中，社会及护理人员自身对护理行为、道德价值的评判和认识。正确进行道德评价不仅有益于护理人员良好人际关系和道德品质的形成，而且可以使护理人员提高道德水平，使道德境界得到升华，更好地为患者服务。

护理道德评价包括同行或社会对护理人员行为的评价以及护理人员的自我评价。

一、护理行为的道德责任

任何人类活动无论好坏，都会产生一定的结果，这是不以人的主观意志为转移的，它是人类行为活动的客观记录。在道德评价上应坚持：

1. 客观必然性和主观能动性相统一　人们对自己的行为负责以及负有什么样的责任，是道德评价的理论前提。列宁曾对马克思主义关于客观必然性和道德责任相统一的观点作过透彻的论述。列宁说："决定论思想确定人的行为的必然性，推翻所谓意志自由的荒唐神话，但丝毫不消灭人的理想、良心以及对人的行为评价。恰恰相反，只有根据决定论的观点，才能做出严格的评价，而不致把一切都任意推到自由意志的身上"。这段话包含两层意思：一是马克思主义的辩证唯物主义决定论否定绝对自由论，但是并没有否定意志相对自由；二是辩证唯物主义认为只有承认人的行为的相对自由，才能正确评价人的自己行为所应负的道德责任。也可理解为：一个人的任何行为都是某种客观必然性的表现，都要受到客观环境及各种因素的影响。但是我们也不能把一切都归之于客观，归于社会，要记住人类在客观规律面前应运用主观能动性。如果仅仅片面强调客观，为自己的不道德行为开脱，是极端错误的。事实上，不管社会上客观环境怎样，具有良好道德修养的护士都应自觉抵制歪风邪气的影响，这就是发挥人的主观能动性的结果。我们要坚持尊重客观规律又要发挥主观能动性的观点；坚持客观必然性与主观能动性相统一的观点。人们有选择行为的自主性、创造性，只要是在客观条件允许的情况下，都应竭尽全力地去承担护理道德责任，为患者去争取生存下去的可能性。若不尽道德责任，在客观条件允许的情况下，仅因为某些困难而放弃努力，是护理道德所不允许的。进行道德评价应该按主观与客观相结合的原则去评判一个人所应负的道德责任。

我们在坚持客观必然性与主观能动性相统一的观点进行道德评价时，一定要在承认客观必然性的同时，还要强调尊重客观规律；强调人的主观能动作用；强调人有选择善恶的能力；强调人们要为自己的道德行为负责。

2. 护理缺陷与护理人员的道德责任　评价护理行为时，我们经常遇到护理缺陷与护理人员的道德责任的关系问题。护理工作的基本目标是护理病人、帮助病人康复。但实际工作中，经常有各种护理缺陷出现。那么，护理人员是否对所有的护理缺陷都要负责任？二者之间是否存在着内在的必然联系呢？

根据马克思主义关于客观必然性和道德责任相统一的观点，必须对护理缺陷做出具体分析。根据所出现的护理缺陷的具体情况来界定护理人员的道德责任。一般护理缺陷可以分为预见性缺陷、意外性缺陷、过失性缺陷。

预见性缺陷也称计划性缺陷。是在一定医疗、护理技术条件下，对某些疾病还难以找到理想的护理方法，尽管经过努力，病人仍不可避免地出现严重的并发症、残疾、甚至死亡。这种护理缺陷是人们事先可以预料到的，护理人员已经尽了力并使这种缺陷控制到最小和最轻的程度；在缺陷发生前向病人及家属讲清楚可能出现的某种情况。在这种情况下出现的护理缺陷，护理人员是不负道德责任的。

意外性缺陷，指某些疾病在医疗、护理过程中，尽管护理人员竭尽全力、认真负责，但由于病人的病情异常复杂，变化急剧，或有某些意外因素的参与，常会出现一些意想不到的情况。此种情况出现，护理人员不负道德责任。尽管如此，若发生意外缺陷，护理人员也应当尽快报告医师并尽力协同医师抢救，力争减少损失、转危为安。反之，无动于衷，不做任何努力就应受到社会舆论的谴责。另外，当意外性缺陷出现时，首先要从管理的角度出发分析问题，认真分析护理环节中是否存在管理失误、是否能够在今后的护理工作中引起注意并可避免。管理者可以组织护士们针对出现的问题认真寻找原因、并制定出具体的护理应对措施。管理者千万不可一味地责备护士、而不分析管理方面是否有漏洞存在，否则会极大地挫伤护士工作的积极性，造成此类意外缺陷重演。分析、解决护理缺陷将护理工作做得更加完美就是护理质量持续改进的过程。

护理过失性缺陷是指因护理人员的过失而造成的，分为技术性缺陷和责任性缺陷。出现技术性缺陷，护理人员应负道德责任并应尽快采取有效的弥补措施，减少损失。要向病人及家属做出深刻的检查，认真吸取教训。发生护理过失性缺陷时，管理者应该认真分析缺陷是技术性还是责任性缺陷，如果是技术性缺陷，应该深刻总结经验、加强对护士的技术操作培训及临床辩证思维的培养，引导护士通过此类事件努力学习护理知识更好地为病人服务。如果是责任性缺陷，必须让当事人认识到事情的严重性，严重者应该受到行政处分、甚至接受法律的制裁。同时应该组织护士们进行案例分析，加强道德修养及有关护士条例的学习，深刻认识到护士应尽的责任、义务以及应该承担的法律责任。

总之，进行道德评价，评论护理缺陷时，必须以护理道德评价的客观指标为尺度，根据具体情况具体分析，做到实事求是地进行评判，以利于维护护理道德建设，并且对病人负责。

二、护理道德评价的标准

标准即是衡量事物的尺度、准则。善与恶是对人的行为进行评价的最一般的概念。护理道德评价标准是进行道德评价的过程，必须依据一定的道德为尺度、为原则去评价护理人员的道德行为。具体地讲，目前国内护理道德评价的标准是：

1. 护理行为是否有利于人体身心疾病的治疗和康复，这是衡量、评价护理人员临床护理实践的主要标准。

2. 护理行为是否有利于人类生存环境的保护与改善，是否有利于人类的健康和社会的发展。

3. 护理行为是否有利于促进护理科学的发展。

掌握以上三条标准，进行道德评价时不要机械地套用护理道德评价标准，要将评价的这三条标准、原则结合起来，从整体上去掌握评价的标准。而要做到这一点，还必须掌握道德评价中的几个辩证关系，并弄清道德评价的内在依据。掌握道德评价的标准还应参照国外护理行为的有利原则、自主原则、公正原则和互助原则等来弥补我国道德评价标准的不足，使之日臻完善。

有利原则：我国提出的三条标准体现了这一原则，不过只强调了"确有助益"的正面义务，而没有涉及"不伤害"的反面义务。

自主原则：指护理人员应尊重病人的自主权、自我决定的权利，如选用治疗和护理方案或参与人体实验，都要取得病人或受试者的知情同意。并且应保守病人的秘密、隐私等，也是尊重病人的自主性。目前，医院病人在输血、手术、介入性等治疗检查前必须让病人知道并签署同意书就是遵循的这一原则。

公正原则：主要指"收益"和"负担"的公平合理分配，又称"分配的公正"。公正包括形式和内容两个方面。形式上的公正是指对在有关方面相同的人相同对待，对在有关方面不同的人不同对待。内容上的公正是指哪些方面有关的，这要随文化不同而异，有的强调需要，有的强调购买力，有的强调对社会作出的贡献或可能作出的贡献等。

互助原则：公正的原则隐含着互相的意思，没有社会互助概念，就无法实行公正。我们强调个人、集体和社会利益的一致，体现了团结、互助的原则。

三、护理道德评价的依据

评价护理人员的道德行为时，究竟是看行为的动机还是看行为的效果，是看行为的目的还是看行为的手段，这就是进行道德评价的依据。

1. 要坚持动机与效果的辩证统一

（1）动机是人们在自觉地实行某一行动之前的主观愿望。人之所以与自然界其他生物不同就在于人往往在自觉实行某一行动之前，在他的头脑中就已明确地意识到进行这一行为所要达到的目的。由此看来，动机是人的行为所具有的特征。

（2）效果是人们的行为所产生的结果。任何人类的自觉活动无论动机如何最终都会产生一定的结果，尽管其结果是不依人的主观愿望为转移，但它确是人类行为活动的客观现实。

在日常护理实践中，一般是良好的动机会受到好的效果，不好的动机则产生不良的后果，但有时也有某些特殊情况。

1）护理人员良好的动机常产生好的效果，不好的动机产生不良效果，应该把动机与效果结合起来，进行全面考察。

2）护理人员的行为受某种因素的影响，不良的动机却产生了良好的结果，如为了节省时间、简化了操作程序，用到病人身上简单、实用，于是一个新的小窍门、小革新就产生了。要对动机和效果进行实事求是的分析，以做出正确的评价。

综上所述，我们在进行道德评价时应该坚持马克思主义的行为动机与效果的辩证统一，即必须从效果上检验动机，又要从动机上看结果，把动机和效果的统一贯彻到客观实践中，必然会对道德评价起到积极的作用。

2. 要坚持目的和手段的辩证统一　掌握道德评价的依据时，我们不仅要坚持动机和效果的辩证统一，还应坚持目的与手段的辩证统一。因为护理人员必须经过目的与手段的中介环节才能实现主观动机到客观效果的转化。否则动机与效果的统一就无法实现。

目的是指护理人员在经过自己的努力之后所期望达到的目标；而手段则是指为达到这一目的所采取的各种方法和措施。目的和手段是相互制约、相互渗透、相互联系的。目的决定手段，手段必须服从目的，没有目的手段是不存在的。同时目的又不能离开一定的手段，一定的目的总要通过一定的手段来实现。

因此，进行道德行为评价时，应坚持从目的与手段相统一的观点进行评价。

护理人员以良好的服务换来众多患者的健康，但是在日常的护理工作中往往是由于没有选择最佳手段以致影响了目的的实现。所以有正确的目的还必须要重视并认真选择手段，以保证目的的实现并取得理想的护理效果。为此，选择手段时应坚持三个原则：

（1）选择的护理手段应该是经过实践检验，证明是有效的。

（2）选择的手段应是最佳的。

（3）选择手段时应考虑到社会后果。

总之，道德评价虽有正确的准则、依据，但在实际运用这些准则和依据时，常会有许多困难以及问题，只要我们从日常护理实践开始抓起，经过教育，护理人员一定会成为有理想有道德行为高尚的人。

四、护理道德评价方式

社会舆论、传统习俗和内心信念是道德评价的三种主要方式。前两种方式来自社会的评价，属于客观评价；后一种方式则是自我评价，属于主观评价。进行道德评价时必须把社会评价和自我评价有机地结合起来，以更好地发挥道德评价的作用。

1. 社会舆论　社会舆论是社会上多数人的言论，它是国家宣传机构和社会群体依据一定的思维观念、道德准则或传统习俗，对某些人的行为和社会组织活动施加精神影响的道德评价手段。它可以形成一种无形的精神力量，以调整人们的行为。社会舆论是道德评价的主要方式，它对于陶冶护理人员道德情操有着重要的意义。护理人员表现出的道德品质，首先从社会舆论上反映出来。高尚的道德受社会舆论的赞扬，反之，必然受到社会舆论的谴责。社会舆论有两种形式：一种是社会传统习惯和认识，是自发形成的对某一问题的看法；另一种是有领导、有目的、自觉形成的，如国家宣传机构、医院等利用各种宣传工具通过表现肯定或谴责否定一些护理行为和做法，从而造成一种巨大的精神力量。这就是人们常说的舆论力量，也是社会压力，在大多数情况下都是和道德评价相联系的。社会舆论在道德评价中，对护理人员的行为起调整、指导作用。

在道德评价中要善于利用社会舆论的积极作用，督促护理人员自觉检点自己的行为，做到符合社会舆论的应感到精神上的满足，反之，应时刻感到有一种强大的压力在包围自己，甚至好像有千万只眼睛盯着自己，使其感到羞愧、无地自容，甚至是无法抗拒。但是当出现一些医疗、护理差错时，有些护理人员内心极度自责、非常内疚，加上社会舆论的谴责使她们无法进行正常生活。这时，护理管理者应该进行干预，及时找出问题所在，帮助其分析原因，保护护士脱离差错护理单元，对发生的事件进行妥善地处理。因此，护理人员应逐步学会以社会舆论作为道德评价的尺子，随时诚恳地纠正自己的不道德行为，努力促成高尚道德风尚的形成。

2. 传统习俗　传统习俗是人们在长期的社会生活中逐步形成、沿袭下来的习以为常的行为倾向、行为规范和道德风尚。传统习俗有着源远流长、不易改变的特点，往往同民族情绪、社会心理交织在一起。传统习俗在护理道德评价中的作用并不都是积极的。道德评价中，必须依据道德评价的标准来决定对传统习俗的态度。对传统习俗必须本着"移风易俗"的精神，支持和遵循进步的传统习俗，批判和改进落后的传统习俗，促进新的符合护理道德的风俗习惯的形成。

3. 内心信念　所谓"内心信念"主要指一个人通过实践和学习形成一种道德信念，护理人员的内心信念是护理人员发自内心的对道德义务的真诚信仰和强烈的责任感，它是建立在对人生、对社会、对事业深刻认识基础上产生的一种精神力量。

内心信念是护理道德评价的一种重要方式，是通过职业良心来发挥作用的。在道德评价中它所具有的深刻性和稳定性的特点，实际上就是人们做任何事情都要有良心。

（1）内心信念作为一种强烈的责任感，是推动护理人员对道德行为进行善恶评价最直接的内在动力。

（2）内心信念作为深入到内心的道德意识和准则，也是护理人员道德评价的直接标准。

（3）内心信念包含着道德情感和道德意志等因素，在多数情况下，具有高尚道德的护理人员时刻凭着良心选择自己的行为、评价自己的行为，对于偶然出现的违背道德的行为即使无人发现也会责备自己并告诫自己不能重犯。有这种意志和道德情感的护理人员很多成为模范，受到人们的爱戴和尊重。

（4）内心信念可以使道德评价的成果变为个体内在的稳定因素，这种因素可时常调节个人行为，促使自己的护理道德不断升华。实践证明，护理人员的道德评价成果，只有成为每个护理人员的内心信念或日常行为习惯时才可能达到预期的目的。

总之，社会舆论、传统习俗、内心信念三种道德评价方式各有不同的特点。社会舆论是现实的力量，具有广泛性；传统习俗是历史的深刻印记，具有持久性；内心信念是自我内在的力量，具有深刻性。这三种评价方式互相渗透、互相补充。只有在护理改革的新形势下结合运用各种形式才能使护理道德评价发挥更好的作用。

进行责任制护理考核和评价护理道德时，要注意当只把基础知识、基本技能、基本理论作为标准，其结果在某种程度上就限制了护士的知识和技能的发展。为适应当前护理科学的发展，国内已将系统化、整体化护理管理方式引入医院的管理工作，必然会产生与此相适应的道德行为评价的标准和方式。今后的护理行为评价既要考虑生物-医学模式的躯体护理，又要考虑生物-心理-社会医学模式的整体护理。新的形势要求我们要把今后的护理道德行为评价向先进科学的方面引导。

思考题：

1. 护理道德教育包括什么？
2. 护理道德教育的特点是什么？
3. 什么是护理职业价值，实现护理职业价值的要求是什么？
4. 简述护理道德评价的标准。

第十四章　医学目的和医学高技术应用中的伦理问题

第一节　医学目的、服务模式与健康需求

一、当代医学与健康需求的矛盾

西方学者所言的"医疗危机"，是指当代医学及其服务的现实和未来走向与社会公众所期待的矛盾，其核心是医学当前的现状满足不了人民的健康需求。这种供需之间的矛盾，指医疗向社会提供的服务（就其主要方面而言），并不是社会公众所期望的，不切合或不大切合防病治病、促进全民健康水平提高的客观需求。造成这种矛盾的主要原因是：

1. 忽视了"疾病谱"和"死因谱"的变化对健康需求的影响　众所周知，由于经济的发展，人民生活水平的提高，卫生条件的改善，自 20 世纪 60~70 年代以来，感染性疾病、寄生虫病等疾病的发病率及其构成明显下降。与此同时，随着社会现代化步伐的加快，人类的生存环境和行为方式乃至思维与心理活动都发生了许多的变化。因此，在大部分国家，心脏病、脑血管病、恶性肿瘤和意外伤害占据了居民死因谱和疾病谱的首要地位。影响人类健康的主要疾病已由过去的传染病逐渐转变为非传染病。而当代医学却忽视了这一具有重要意义的现象，把自己的注意力过分集中在某些少见病、疑难病的治疗上，因而长期未能摆脱医疗卫生资源在某些人群方面供不应求而在另一些人群方面供大于求的矛盾。

当代医学在忽视了卫生工作重点转移的同时，也忽视了传染性疾病的发病率再度攀升对健康需求的影响。当代医学对各种新发的传染性疾病认识不足，对由此产生的健康需求毫无准备。由于应急及防御系统不健全，人们面对突发事件陷入被动应付的局面。

近年来，传染性疾病的发病率再度攀升，新的传染病相继出现，如艾滋病、疯牛病、埃博拉病毒、猴痘病毒等，尤其是新世纪 SARS 病毒的出现，使得人们措手不及，应对不利。2002 年 SARS 病毒相继在 31 个国家和地区产生、暴发或蔓延，侵袭和困扰着人类的健康和生命，对社会的经济与安全、生活与秩序、心理和伦理带来了极大的损害和影响。而当代医学对传染性疾病的发病率再度攀升的形势估计不足，对与新发的传染性疾病相关的预防、诊断、治疗、康复等方面的健康需求更是望尘莫及。

2. 忽视了"人口谱"的变化对健康需求的影响　随着生产的发展，生活条件的改善，人类的健康状况有了明显的好转，死亡率下降，寿命延长，导致了人口的急剧膨胀。现在，世界上每年增加 9000 万人口，如此巨大的人口增长，给社会带来了巨大的压力和沉重的负担。老年人的比例在"人口谱"中越来越突出，人口老龄化已成为全球性问题。国际上通

常把 60 岁以上的人口占总人口比例达到 10%，或 65 岁以上人口占总人口的比重达到 7%作为国家或地区进入老龄化社会的标准。人口的老化，必然带来老年人医疗保健服务方面的特殊问题。而且随着人的期望寿命的延长、老龄人口增加，大大提高了非传染性疾病和慢性疾病患病率的增长速率。而当代医学面对健康需求的变化医疗保健服务和医疗保健措施等都没有跟上去。

3. 忽视了健康观的变化对健康需求的影响　从生物医学模式向生物-心理-社会医学模式的转变在实践上相对滞后，多数人还没有把健康理解为生理、心理、社会三要素的统一，还不能在实践上接受心理精神因素是致病的重要因素，常常把医疗卫生服务仅仅看成是使用药物、手术及其他物质手段的诊断和治疗，而忽视了对人的关心和照料，在精神心理服务方面显得软弱无力。卫生保健投资越来越大，国家、企业、个人难以承受，又由于卫生资源的分配不公和使用途径不当形成了投资与效益的尖锐矛盾。

4. 服务组织模式落后于健康需求的变化　面对健康需求的种种变化，医疗卫生服务沿用了第二次卫生革命的方法应付第三次卫生革命遇到的问题，因而使得在目标选择、服务途径等方面误入迷途，以致形成了疾病愈治愈多的局面，这是造成当前医疗困境的重要原因。

我们的服务组织模式不适当地把自己的主要力量用于疾病治疗，忽视了对疾病的预防。而现代的所谓"文明病"、"富贵病"等慢性病，最需要的是预防而不是治疗。"不治已病治未病"、"预防为主"的指导思想始终没有实现，并且不适当地造成了预防医学与临床医学分离越来越深的局面。在针对这些疾病选择服务方式、服务手段、科研项目、人才培训内容时，又忽视了这些疾病并非某种病毒感染所致而主要发端于不良环境、不良生活方式与行为方式，以为只要找到了某种药物或技术手段就可以战胜这类疾病。因而，在服务组织上，较重视大医院、大医疗中心的建设，而往往相对地忽视了社区服务和初级卫生保健组织的建设，对家庭医疗与个人自我保健的重要性缺乏足够的估计，造成了大医疗中心的迅速发展与人人享有卫生保健目标的实现之间有较大的差距。

二、医学目的与服务模式的转变

医学目的是指特定的人类群体或个体在一定历史条件下对医学的企求，是人类希望通过医学达到的目标，它是一个多层次、多侧面的理论概念。医学目的实际上就是人的目的，它具有客观与主观两重性的特点。首先是客观性，在社会、经济、科技、文化等不同的历史发展阶段，所反映的医学性质、特点及水平也不一样，表现出其目的性和客观性是统一的。医学目的主观性是指作为人们的一种追求与愿望，必然存在主观对于客观反映的超前性，存在主观反映客观的差异与缺陷。而正确的医学目的应当是客观性与主观性的统一，是真善美的统一，它激励人们对医学科学真理追求的奋进精神，引导医学健康发展，合理界定医学实践活动的领域和范围，正确地利用各种资源，推动医学水平不停滞地向前发展，力图使客观性与主观性达到统一。但医学目的又受一定历史条件的制约，也必将随其赖以产生和发展的社会存在（包括社会经济基础和上层建筑）的变化而变化。

　　自医学形成几千年以来，其发展在一定程度上满足和实现了人们的愿望。医学的去病除痛、延长寿命、增进健康的功能目的，是医学本质功能的体现，因而它是稳定的，不因时代、国别和社会不同而改变，至今仍在驱动医学为人类社会造福。但是，人的目的必然受到社会历史条件的制约。医学目的在不同时代、国别和社会又常常总是具体化为不同的内容和表现形式。人的目的的提出与设定，取决于人对自然规律的认识程度和利用程度，而人对自然规律的认识和利用，则是一个历史过程，与一定历史条件下的生产水平、科技水平、社会文化发展水平和认识水平密切相关。因此，医学目的的具体化，必然受到生产力水平、医学科学及其他各门科学发展程度的影响。虽然"防病治病，维护健康"的总目标不变，但疾病与健康的内涵与外延、防与治的轻重关系、防与治追逐的具体目标与范围，在不同时期有明显的不同。在直观医疗经验与古代自然哲学相结合的经验医学时期，疾病仅仅是病人主观体验的不适状态。以近代自然科学为基础的实验医学的兴起，尤其是维萨里的人体解剖学、莫干尼的器官病理学、哈维的生理学和魏尔啸的细胞病理学的建立，以及诊断技术的发展，人们对疾病的认识才由表及里，疾病不再是主观体验，而是客观的特定细胞的损伤，是致病原作用于细胞而导致局部损伤的结果。现代医学的发展使人们对疾病的认识更加全面和深入。疾病既包括主观的不适，又包括客观的病理改变；既包括机体异常，又包括机体对环境适应；既包括身病，又包括心病。与此同时，健康的概念也发生了变化。过去的"健康"仅仅是没有疾病，现在新的健康观被 WHO 定义为："一种身体上、精神上、社会上完全安宁的状态"。

　　随着人们对疾病与健康的认识逐步深入，随着医学手段日益先进，人们防治的范围越来越大，追求的"健康"目标也越来越高，医学也从过去治病为主的消极目的转变到今天防病为主的积极目的。虽然"解除病痛、使人舒适"的目的不变，但是，随着社会的发展和医学手段的进步，医学目的已从单纯解除躯体的疼痛，发展到对伴随疾患而来的心理上的疾苦给予足够的理解和注意；同时，强调将治疗（cure）与照料（care）放在同等地位，加强对患者的照料以提高生活质量。虽然"阻止死亡、延长生命"的目的不变，但是，死亡标准已在现代医学的干预下发生了改变，医学目标已从全面阻止死亡转变到有选择地阻止死亡，强调生存年限要与生存质量结合，当死亡不可避免时给予临终关怀，促使患者安详死亡。临终关怀成为医学的重要组成部分。显然医学目的已经发生了全新的转变。

　　医学目的调整，要求在服务组织模式上有个较大的转变。在第一次、第二次卫生革命中发展起来的大医院、大医疗中心，曾经起过重大的历史作用，至今仍然是对付某些疑难病症的主力军，仍然是人们去病康复的寄托。大医院、大医疗中心担负"人人享有卫生保健"，实现全民健康的目标，就显得力不从心了。因为他们的重点是"治"，而全民健康目标的实现有赖于"防"。他们的有效手段是药物、手术等重型武器，这些武器对待以生物学因素为主要致病因素的疾病，则是有效的，但当今社会面临的则是大量以非生物学因素为致病因子的慢性疾病，而这些疾病是药物、手术难以奏效的，更多的是需要照料、关心、养生和自我保健。以"高技术、大中心、重治疗"的服务模式对付第二、第三次卫生革命面临的任务，其结果只能是耗费大、效益低，社会难以承受，广大群众不满与失望，并最后导致医疗危机。

新的医学目的实现，除仍应保持适当力量，以大医院、大医疗中心的形式发挥作用外，重要的是要以主要的人力、物力、财力，大力发展社区医疗，加强初级卫生保健，广泛开展预防，推进家庭医疗和自我保健。舍此无法实现人人健康的目标，无法应付第二次、第三次 卫生革命面临的任务。因此必须加强初级卫生保健组织的建设，要研究适合我国农村和城市的初级卫生保健组织形式（包括农村三级医疗网），在大中城市和县城成立初级卫生保健组织指导中心，并从人力、物力、财力上大力支持，使之成为预防疾病和为群众提供健康服务的坚强堡垒。要在初级保健组织指导下，逐步实现家庭医疗和自我保健，开展全民健康教育，广泛普及卫生健康知识，提高全民健康意识，逐步消除不良的生活方式和行为方式，建立有利于健康的生活方式、行为方式和环境条件。应大力提倡预防医学与临床医学相结合，逐步克服相互分离的局面，首先在初级卫生保健组织体系实现两者统一。

在近些年城市医院已有较大发展的情况下，要严格控制大医院的发展，全面统筹高新技术设备的购置，阻止人力、物力、财力向大医院集中的趋势。目前 60% 以上的人、财、物集中在大中城市医院的状态必须逐步改变。各级卫生行政领导也应从着重抓城市医院逐步转移到主要抓初级卫生保健组织上来，切不可因只占人口极少数的疑难重症而忽视广大群众的健康。

为适应服务模式的转变，应大力发展全科医学。全科医学有利于应付慢性病、退行性疾病为主的疾病谱的情况，有利于提高医疗服务质量，有利于控制医疗费用上涨，有利于人人健康目标的实现。不是不要专科，但不能只重视专科而忽视全科。从全民健康的观点着眼，全医学在今天显得更为重要。

我国是一个人口众多的发展中国家。卫生总费用仅占国民总收入的 3.7%，因此合理地利用卫生资源尤为重要。仅靠医务人员的努力还不够，还需要全社会共同努力移风易俗，改变传 统观念，尽快建立或完善有关法规、法律，改革医疗保健制度，保证现代医学目的的实现。

三、生命质量问题和死亡标准的讨论

传统的死亡标准是医师所测定或确定的心跳或心脏脉搏、呼吸、血压的停止以及随之而来的体温下降即是死亡，这种观点已延续了几千年。以前对于心肺功能严重衰竭的病人医师束手无策，只能任其死亡，而现在心肺复苏技术和支持疗法的进步，先进的呼吸机、心脏起搏器、血液透析机的出现，利用先进仪器设备替代一部分心、肺等重要器官的功能，使危重病人心肺复苏成功，生命得到挽救，然而大脑组织的大面积或全部损伤不可逆转，成为人们通常所说的"植物人"。此时，生命对于病人已毫无意义，而维持他们的生命却需要付出昂贵的医疗资源，对家人、医院、社会都会造成沉重的负担和资源的浪费，这种治疗还有没有价值？"植物人"的生命还要不要长期维持下去？死亡标准究竟是什么？是当代医学面临的重大问题和挑战。

死亡标准的确定，是医学中的一个重要课题，它不仅涉及有关生命质量，而且关系到

法律、伦理等问题。①何时停止对病人的抢救：医学高科技一方面使许多暂时停止呼吸、心跳的病人重新获得生命；另一方面又使不能再复活的病人维持"植物性生命"达数天、数月乃至数年之久。这就提出了一个尖锐的生命质量伦理问题，如果对那些虽已停止呼吸、心跳的病人，通过复苏技术可以救治的，而过早宣告其死亡，停止治疗，是否违背医务人员救死扶伤的职责；如果对那些根本无法治愈的病人过晚宣布其死亡，势必造成资源的巨大浪费，不符合社会公益原则；②何时摘取供体器官的伦理问题：随着器官移植科技的发展，对供体器官的需求量越来越大，而供体器官大部分来源于死者，如果过早从病人身上摘取，致使病人提前死亡，是否为变相杀人；如果过晚摘取供体器官，就可能导致手术的失败。据此，我们可以看到传统"心死"标准难以适应现代医学的发展，进而人们开始探讨"脑死亡"标准。

美国医学会、美国律师协会、美国统一州法律监察全国会议以及美国医学和生物医学及行为研究伦理学问题总统委员会建议美国各州采纳如下条款："一个人：①循环和呼吸功能不可逆停止；②整个脑，包括脑干一切功能不可逆停止，就是死人。死亡的确定必须符合公认的医学标准"。"脑死亡"标准提出后，引起了医学界和伦理学界的激烈讨论。反对派认为，"脑死亡"标准的依据是"不可逆转昏迷状态"，但是一些特殊问题难以解释。例如，"植物人"曾处于昏迷状态，后经过治疗，有的得到了复苏，如果对"植物人"宣告其死亡，也是变相杀人，是不人道的。再说，不可逆转，随着科学科技的发展，有可能变为可逆转，如果因为暂时不可逆转就停止抢救，将减少患者治愈的机会，对患者、家庭和社会都将产生不良后果。赞成派认为，"脑死"后，没有意识，从生命质量来看，这种人已失去了生命的价值，再花费人力、物力和财力是一种浪费，是不合社会公益原则的。"脑死亡"有利于器官移植，脑死后，死者的其他器官并不一定死亡，这些"活"的器官，尽早移植，有利于手术的成功，这无疑符合功利主义原则。

目前，世界上许多国家判定一个人是否死亡的标准是看其是否是"脑死"，如果脑已死亡，即宣布患者已死亡。在我国，必须根据我国的国情制定符合我国实际的脑死亡标准。当前，我国多数医院采用脑死亡标准还有一定困难，因为：①我国县以下医院先进医疗器械（人工呼吸器、心脏起搏器等）很少，在这些医院多数还是根据"心死"来宣告病人死亡；②脑死亡标准中有脑电波平直一条线，有的还要做脑血流图、脑血管造影等，这在我国多数医院难以办到。由于传统"心死"标准在我国历史长久，突然采用"脑死"标准，人们难以接受，势必产生一些医疗纠纷，对个人和社会都不利。但是我们相信，随着医学科技的发展，脑死亡标准将得到推广和普及。

第二节　医学高技术应用中的伦理问题

一、医学高技术的含义

医学高技术系指在诊疗、护理、预防、保健、康复等医学实践活动中，采用现代物理的、化学的、生物的尖端技术及其设备，直接用于人体的医学手段。医学高技术包括尖端技术（如人工授精、器官移植、遗传工程等）、计算机、射流、放射性核素、高分子合成、人工脏器、计算机断层扫描（CT）、磁共振等新材料、新设备。医学高技术的领域还在拓宽，正在或将在临床诊疗、护理上应用，这是当代医学高技术发展的必然趋势。

二、医学高技术应用中的伦理问题

医学高技术发展日新月异并迅速得到广泛的应用，涉及诊断、治疗、预防等各个方面。在诊断方面，各种先进的影像技术，如超声、CT、磁共振、放射性核素扫描的应用大大提高了诊断的敏感性和特异性；治疗方面，无创性、微创性手术的开展，如胸腔镜、腹腔镜、射频消融、甚至机器人手术，不仅减轻了病人的痛苦，更重要的是使某些疾病的治疗治愈成为可能。

先进的监测仪器、呼吸机、起搏器、胃肠外营养等使一些危重病人生命得以延缓、争取了治疗时机，这些高技术的应用大大提高了诊疗水平，使许多疾病得以早发现、早诊断、早治疗，提高了疾病的确诊率、治愈率，降低了死亡率，对人类物质文明和精神文明产生的巨大作用已被当今世界所公认。与此同时，在高技术的应用过程中也引发了一系列的伦理问题，并对传统的伦理道德观念提出了严峻的挑战。如何规范医学高技术的发展；如何对传统的伦理道德体系进行改革、补充和完善，使之适应医学高技术条件下的现代社会环境，并使医患、护患关系在新的环境中得到调整；如何使医护人员对医学高技术应用中产生的伦理问题有清醒的认识，这是每一位医护工作者面临的迫切需要解决的问题。

护理伦理学可以作为护理人员在护理工作中行为准则的依据，还可帮助识别和解决医疗实践中的伦理道德问题，处理好科学技术的进步与传统伦理道德的矛盾问题就是一个重要的方面，解决的好可以促进医学科学技术的发展，反之就会阻碍其更好地发挥作用。

1. 卫生资源分配中的伦理问题　医疗卫生资源是指医疗、保健和科研等所需的人力、物力、财力。它不仅包括药品、设备等有形物质，还包括医务工作者、资金，另外也包括器官、特护病房（ICU）等稀有资源。医疗卫生资源的紧缺在全世界是一个普遍现象。

医疗卫生资源的分配有两种类型：一是宏观分配，二是微观分配。世界卫生组织的报告曾明确指出，全世界卫生资源也许会有80%用于解决不到10%人口的保健问题。在目前的宏观分配中，最迫切需要解决的就是如何把有限的资源真正用于多数人的医疗卫生保健上，解决在最不发达国家存在的卫生资源严重不足、健康状况恶劣和在发达国家存在的卫生资源分配不公、利用低效性问题。而在微观分配中，最大的难题则是"病人选择"问题，即在人人享有平等医疗的权利而医疗卫生资源（尤其是高技术医疗资源）严重不足的情况下，医务人员根据何种标准来判定谁更有权得到稀有资源？是社会标准？还是医学标准？还是社会医学标准？另外，高新技术不断发展所带来的医疗费用的迅猛增长，也加大了医疗卫生资源公正分配的难度。全球特别是发达国家医疗保健方面的消费额逐年递增，美国用于卫生领域的资金在1994年已达国民生产总值的14%，多数发达国家占10%左右，已成为极大的经济负担。这些增加的费用大多数来自高新尖技术的诊断手段，如磁共振、CT、导管造影、放射性核素检查、彩色超声等；先进的治疗技术，如器官或组织移植、人工器官、介入治疗等；全新的药物，如抗生素新品种、基因工程制造的免疫调节剂、细胞因子、抗癌药物等。从诊疗设备的费用看，中国最初进口一台 CT 机只需几十万美元，之后的磁共振机，则需 100 万美元，到 PET，已升至 300 万美元，而最先进的脑磁图机，更高达 500 万美元；从手术材料的费用看，"搭桥"只需 2000 元左右，"导管"就需 8000 元，而"支架"则要 1 万~2 万元。如此高昂的医疗费用，对那些没有公费医疗且经济困难的患者来说，无疑是雪上加霜。高科技的应用受到了经济条件的制约，在这些病人身上高科技的价值得不到体现。医师在选择治疗方案时，不得不考虑病人的经济承担能力，无法达到对每一个病人都选择最佳诊疗方案。

面对有限的卫生资源，医学高技术的大量引入带来了卫生资源浪费和医疗费用过度膨胀，使卫生资源分配中的公正性原则面临严重挑战。我国是具有 13 亿人口的发展中国家，卫生资源还不丰富，存在"人口多，地域广，地区发展不平衡及经济尚处于发展中水平"的国情，因此，合理利用卫生资源尤为重要。在广大农村和边远地区缺医少药面貌还未根本改观的情况下，显然不能把大量的卫生资源用来搞高新尖技术。

美国伦理学家被莱格里诺曾经指出，制定卫生政策是为帮助我们控制生物医学技术对个人保健的无限制使用和实现医学知识收益的公正分配，以使医学知识的使用有益于目前和未来的时代。在制定卫生政策的时候，既要考虑到联合国世界卫生组织制定的、普遍遵循的伦理法则，又要考虑到"人人享有健康"的目标，解决好"面向大多数与重点保护极少数"之间的矛盾，具体地说包括正确处理基本医疗服务与特需医疗服务的关系，协调发展医学高技术与发展适宜技术的关系等方面，尽量合理有效地分配有限的卫生资源，已经成为各国政府现在和今后长期的努力目标。

2. 器官移植技术及其伦理问题

（1）器官移植技术的发展：器官移植是用一个健康的器官置换另一个损坏而无法医治的脏器，以挽救病人的生命。按供授体不同可分为：自体移植、同种异体移植、异种移植；根据移植位置不同，可分为原位移植和异位移植。

19 世纪，人们开始了器官移植的实验研究。20 世纪以来，由于显微外科技术不断提高，低温生物学不断发展，免疫抑制剂的产生以及外科麻醉的进展，才使器官移植作为治疗某些疾病的手段运用于临床。

1954 年 12 月，美国外科医师 Joseph Murty 在同卵孪生兄弟间成功进行了世界首例同种异体肾移植，开辟了器官移植的新纪元。将近 60 年过去了，目前各类成熟的器官移植技术已成为治疗器官衰竭的有效手段，挽救了无数终末期器官衰竭患者的生命。

据 2014 年国际移植大会引用世界卫生组织（WHO）2013 年统计资料，截至 2012 年末，全球器官移植累计总数达到 1396738 例，其中肾移植累计例数居首位，达 966286 例；肝移植累计例数居第二位，达 240929 例；心脏移植例数居第三位，100466 例；肺移植 39727 例；胰腺移植 11840 例；小肠移植 1268 例。肾移植术后移植肾最长存活时间达 54 年（亲属活体移植）。

我国器官移植较国外晚 10 年左右，但近些年来发展较快。据设在武汉的全国器官移植登记处的资料，我国已陆续开展了肾、心、肝、肺、胰腺、胰岛、甲状旁腺、肾上腺、骨髓、脾、角膜、睾丸、胸腺、甲状腺、肝细胞、脾细胞、脑组织以及多器官联合移植等近 30 种移植，其中应用成人器官 17 种以上，应用胚胎器官 9 种以上，并且在某些领域具有自己的特色或走在世界前列。

（2）器官移植技术应用中的伦理问题：器官移植一产生就引起伦理道德的争论。经过近一个世纪的医学发展，尤其近 20 年来器官移植技术有了突破性的进展，但因器官移植而产生的伦理学争议并没有完全解决，主要有：

1）器官移植是否具有道德性问题：器官移植中有一个不可缺少的环节是从一个人身上取得能够成活的器官移植给另一个人，这一行为究竟是否符合伦理道德，一直存在争论。由于文化变迁与人们价值观念的变化与医学技术发展比较起来相对迟缓，导致了对器官移植地位的一些非议。尤其像我国是一个有两千多年封建史的国家，因受儒家关于"死要完尸"、"身体发肤受之父母，不敢毁伤"的传统教育，故人们把死后的尸体看得很重，不愿捐赠遗体或尸体器官。但进步的伦理学家从各个不同的角度支持了这一有利于人类健康的医学行为。1944 年，美国学者肯宁汉在《器官移植的道德》中写道："为什么一个人间接为了邻居，尚且可以牺牲生命，现在为了同样的目的，直接牺牲的还不是生命，难道就不行了吗？"他根据人的统一性和博爱的观点对器官移植在道德上予以肯定。革命的人道主义者是器官移植的支持者，理由是器官移植是一种救死扶伤的现代医学手段，为了别人的生命而献出自己的器官，是集体主义的表现。现在大多数人认为，对于冲破传统观念束缚，自愿捐献的行为应给予鼓励。1994 年 10 月，意大利总统斯卡尔法罗嘉奖捐赠儿子器官的美国格林夫妇，感谢他们将他们的儿子尼古拉斯的器官捐献给意大利的病残儿童，并称这一决定是"充满勇气和慷慨的"。格林夫妇 7 岁的儿子在抢劫案中丧生，他的肝、肾、心和胰腺都被用于为意大利的儿童做移植手术。格林在对全国广播的电视采访中说："我毫不犹豫地做出了捐献尼古拉斯器官的决定，我们曾有一个非常好的儿子。我们希望他长大后能有所作为。他的未来被夺走了，因此，我们决定将他的器官献给其他的孩子，使他们能有美好的未来。"上述这些都是对器官移植技术在道德上的支持力量。

2）移植器官的供体来源问题：随着器官移植技术的日臻成熟，移植手术的成功率越来越高，使得移植器官越加供不应求，因而供体选择成为器官移植的关键性问题。缺乏供体的原因主要是伦理学方面的问题未能解决。采取何种方式进行器官收集？哪种方式更符合伦理道德？是自愿捐献还是推定同意？还是商业化？这些问题一直困扰着医学界，成为人们争论的焦点。

目前我国器官收集途径是自愿捐献，即通过自愿并知情同意来获取器官，这是也是引起伦理纷争最小的方式，政府坚决反对器官商品化。当前，各国器官来源困难已成为器官移植的最大障碍。由此引发的"器官商品化"以及"贩卖器官"等涉及伦理、法律等的问题越发严重。还有器官的采集时间问题。从意外或因病死亡的死者身上摘取器官，一般需取得家属同意，但医师如果在死者家属处于极度悲伤时提出摘取器官的要求，这在道德上有伤感情，而待家属情绪好转后再商量，所摘取的器官往往难以移植成功。科学地确定病人死亡时间，也是一个很重要伦理学问题。如果为摘取新鲜器官而忽视对濒死患者的抢救，甚至过早地将有希望救活的病人诊断为死亡，就等于变相杀人，脑死亡立法是解决这一问题的关键。

3）器官的分配问题：在生物医学技术高度发展的今天，器官作为一种稀有的卫生资源，必然存在着分配的伦理难题。

首先是资源紧缺。近年来，美国每年平均做肾移植 3500~4000 人次，而要求接受肾移植的逾万人，有人因等不及而去世。另有 400~500 名新生婴儿需要移植心脏和肾脏。有 500~1000 名新生婴儿需要移植肝脏。我国有 200 万盲人渴望重见光明，每年只有 400 人有幸能做角膜移植。比例是 5000∶1。我国某医院曾有 18 人登记做异体肾移植，但是由于没有器官来源，均先后死去。其次是费用高。我们必须充分认识到，器官移植无论是从活体上还是从尸体上摘取器官，其费用都是相当高的，特别是那些新发展起来的移植技术。据统计，肾移植需要花费 8 万元人民币，肝移植需要花费 10 万~20 万元人民币。但实际上还不止这个数字，术后还要追加护理和监测费用，心脏和肝脏每年要追加 1 万~2 万美元。据马萨诸塞州有关单位 1983 年 5 月估计，加上器官收集、器官排斥时重新住院、康复和精神病随访等费用，一个肝脏移植的总费用为 23 万美元。据统计，一颗人工心脏，加上移植手术以及住院费用，在手术后 1 年内，每个病人要花费 10 万~20 万美元，如果病人能活下来，每年还需花 3000 美元来维持这套系统的运转。器官分配的伦理学的根本问题是病人的选择，即医疗资源的微观分配问题。谁有资格享受这昂贵的器官移植？选择接受器官移植的标准是什么？器官移植后病人身体恢复的程度能否与花费的代价相当？移植受体的选择是否要考虑医学心理、社会和经济因素？由此引发了如何公正分配稀有资源的讨论。

在我国医疗资源还不丰富，广大人民群众医疗保健水平还不高，广大农村和边远地区缺医少药面貌还未根本改观的情况下，显然不能把大量的医疗资源用来搞器官移植。因此，器官移植目前在我国不宜全面开展，只能有重点地进行。

3. 人类基因组计划、基因治疗技术及其伦理问题

（1）人类基因组计划的提出：20 世纪 60 年代初，科学家们对基因与蛋白质关系的认识和 1968 年限制性内切酶的发现，使人们对 DNA 复制机制的认识不断深化。1977 年快速测定 DNA 序列的方法的发明和 1985 年聚合式链式反应技术（PCR）发明，使 DNA 片段的复制速度得以大大提高。至此，人类克隆并定序了近千个功能蛋白的 DNA 序列，也发现了近 100 种疾病相关基因，为全面解释人类基因的"天书"奠定了基础。随着基因技术的发展，1987 年第一幅由 403 个标志物组成的人类染色体遗传图谱绘制成功。1986 年美国科学家 Renato Dulbecco 在总结癌症研究的经验教训的论文中首次提出了人类基因组计划概念，倡导组织国家级或国际级计划，从整体上对人类的基因组及其序列进行研究和分析，达到攻克癌症和其他严重危害人类疾病之目的。该计划引起了世界各国科学家和政府的关注。经过深入的论证，于 1988 年美国能源部和国家卫生研究院达成协议，共同管理和实施人类基因组计划，并于 1991 年开始实施长达 15 年、总投资为 30 亿美元的国际人类基因组计划。

该计划旨在阐明人类基因组约 30 亿个碱基对的排列顺序，发现所有人类基因并阐明其在染色体上位置并了解其功能。其最终目的是确定人类基因组所携带的全部遗传信息及功能，以此达到了解和认识生命的起源、种间和个体间存在差异的起因，疾病产生的机制以及长寿与衰老等生命现象。

（2）与人类基因组研究有关的伦理问题：经过各国科学家的共同努力，2003 年 4 月人类基因组全图公之于众，从此全世界的人都可以免费获得这份资源。人类基因组研究的深入使人类对疾病机制的认识深入到分子水平，医学将成为"治本"的医学和真正意义上的预防医学。人类基因组计划对 DNA 序列差异的研究，将促进"个性化医疗模式"的形成。同时它将带动生物工业和新兴高技术产业的发展。

但是人类基因组计划面临着许多严峻的伦理学问题，如遗传资源的收集涉及提供者知情同意的问题、遗传信息的隐私问题、人类基因的专利问题、人类基因组研究是否应该用于"优生"等。普遍认为在采集 DNA 样本时，应将为什么和如何获得 DNA 样本以及可能出现的问题告知提供者并获得他们的自由的同意。医护人员保护个人基因隐私是为了尊重人，防止伤害人。在未征得个人同意的情况下，不得将其透露给第三方（如雇主、保险公司、警方以及政府官员），防止个人受到基因歧视。至于人是否应该知道自己的遗传信息的问题，多数人认为基因检测给出的结果不可能是确定的，会出现"假阳性"、"假阴性"的情况，因此，进行基因检测的价值不大，而且会在一定程度上增加被检测者的心理负担。在人类基因的专利问题上伦理学家们持有不同的观点，但多数人认为对人类基因专利在道德上可以接受的理由，是基于人类基因相关功能的开发、方法和技术的发明专利，而不是自然发生的基因。

（3）基因治疗技术应用中的伦理问题：随着分子生物学、分子遗传学、细胞生物学、免疫学等基础学科的发展，20 世纪 90 年代以来，开始了基因治疗的临床实验阶段。基因治疗（gene therapy）是通过基因转移技术将外源正常基因（治疗基因）导入到病变部位的特定细胞（靶细胞）并有效表达，以补偿或纠正基因缺失或异常，从而达到治疗疾病的目的的一种新型疗法。基因增强（gene enhancement）是指采用类似于基因治疗的方法，来改变非病理性的人类某些性状或功能。人类基因治疗有美好的前景，将有望开启分子医学的大门。但是它也面临着一系列伦理、法律等问题，基因治疗的安全性问题；是否可以进行生殖细胞基因治疗的问题；在经济利益驱动下，由于商业化基因带来的利益冲突性问题；所需高额的基因治疗和基因增强费用带来的卫生资源分配不均和应用限制的问题；是否会因基因干预的泛滥而导致新的优生学和优生政策等。

目前而言，基因治疗的疗效不理想，在技术上仍有诸多根本性的缺陷。原因在于理想的外源基因要能有效地进入靶细胞，就需要安全可靠的载体导入系统，要想对病人产生疗效外源基因还必须在人体内高效表达。这些技术难关尚未攻克。1999 年、2002 年的两件严重的不良事件在一定程度上把基因治疗研究带入到一个寒冬季节。1999 年，美国青年盖辛格（Gelsinger）在一次基因治疗临床试验中不幸死亡。2002 年，在法国科学家 Fischer 开展的复合性免疫缺陷症（SCID）基因治疗临床试验中，他所招募的 10 名患病女孩中有 2 名在试验中被怀疑得了白血病。

直接干预生殖细胞系内基因的临产前研究始于 20 世纪 80 年代，但在各种社会压力下，各国政府都明令禁止临床试验。根本的原因在于其双刃剑效应，假若干预后代的基因取得疗效，则后代患病的概率将大大降低；若干预失当则会造成此伤害代代相传。在 "风险" 和 "受益" 的权衡中，人们更容易选择了对高风险的关注，因为更改生殖细胞系基因导致后代基因的不可逆变化，一旦干预失败则后果不堪设想。

为了适应基因治疗研究的需要，20 世纪 80 年代以来，欧美国家和国际组织加强了对基因治疗的监管力度，具体体现在：①在政府机构设立或调整现有的职能部门，责任分工明确；②在现有伦理准则或法律框架下出台针对基因治疗的实施细则；③在已有的伦理审查制度和机制上，加强审查基因治疗临床试验的能力建设；④不少国家的生命伦理学咨询机构颁布了基因治疗伦理准则，提出监管建议，以及面向社会进行宣传教育和培训。借鉴国外的监管经验，对探索我国针对基因治疗研究的监管模式和机制大有裨益。

4. 辅助生殖技术及其伦理问题

（1）辅助生殖技术是否具有道德性的问题：医学生殖技术是指用现代医学科学的知识、技术及方法代替自然的人类生殖过程中的某一步骤或全部步骤的手段。人类的生殖方式属于有性生殖，即由男女两性性交、卵子与精子结合形成受精卵、受精卵植入子宫并在宫内妊娠、最后分娩等步骤组成的复杂过程，而生殖技术则可将这种联系分离开来，打破这个自然生殖的连续过程，这种用人为方法产生新一代个体的生殖技术也称之为生殖工程。现阶段，生殖技术主要包括三种基本形式，即人工授精、体外授精-胚胎移植（试管婴儿）和无性生殖。

生殖技术的研究和应用已提出了一系列的伦理、法律和社会问题。在中国开展生殖技术是存在争议的。支持开展生殖技术的人强调：①满足不育夫妇想要得到孩子的正当要求；②用人工干预避免出生带有遗传病的孩子，有助于优生优育；③解决不育症夫妇的问题，有助于消除人们对 "一个孩子" 政策的误解，有利于计划生育的开展；④能够成为一种有效的生殖保险（例如，当孩子发生不测，而丈夫已做绝育手术，妻子则可利用冷冻贮存的丈夫精液经人工授精而重新妊娠生子）；⑤肯定科学探索的价值（如试管婴儿等技术研究）。反对开展生殖技术的人则强调：①客观上增加了人口出生；②容易被有些人利用达到不正当的目的，如性别选择；③在目前卫生管理不健全的情况下，许多医疗机构和个体医师在进行人工授精工作中检查不严格、程序不规范，极易造成有遗传病的孩子出生；④导致人际关系的复杂化和冲突；⑤像中国这样一个保健资源紧缺的国家，花费很大代价去发展试管婴儿技术，显然不如去预防不育症更合适。

（2）"人工授精" 及其伦理问题：人工授精是将优质精液（夫方或他人的）输入受方体内，使之受孕，这实际上是替代自然生殖过程的性交这一步骤。根据精液的来源分为两种：用受精者丈夫的精液进行人工授精的称夫精人工授精，简称 AIH；用他人提供的精液进行人工授精的叫供精人工授精，简称 AID。AIH 适用于丈夫或妻子生殖器及性功能异常不能进行正常性交者，或适用于丈夫精液中精子数量少，需要收集几次精液加以浓缩以提高授精能力的情况。AID 适用于无精症、显性常染色体症等。此种技术可为家庭带来子女，解除夫妇无子女的痛苦。自从 1953 年谢尔曼（Sherman）利用干冰冷冻人类精子，并进行冷冻精液人工授精获得成功以后，至今大约有 25 个婴儿诞生，证明了冷冻-复温后的人类精子能正常授精，导致正常胚胎发育，乃至分娩出正常婴儿。

人工授精在我国起步较晚，湖南医科大学著名人类和医学遗传学家卢惠霖教授在 1981 年开始人类精液冷冻贮存的研究，应用临床并获得成功。1984 年上海第二医学院用洗涤后的丈夫精子施行人工授精，也获得成功。1986 年青岛医学院建立了我国第一座精子库，为我国生殖工程的研究提供了良好的条件。

人工授精技术用于人类引发了一系列伦理、法律和社会问题。例如，供精人工授精是否有损妇女"贞操"、是否有碍家庭和睦？精子是否应该成为商品？非婚妇女可否进行人工授精？子女的地位和父亲的角色问题等。无论在西方还是在我国，法律上都确定 AID 子女与婚生子女具有同等地位，父母对 AID 子女有抚养、教育的权利和义务，子女对父母有赡养扶助的义务。"父亲"虽然有 2 个：一个是社会父亲，一个是生物父亲，但多数国家都倾向于不让孩子了解其生物父亲，因为这样有利于家庭的稳定。

人工授精技术用于人类并获得成功，意味着人类传统的生儿育女伦理观念开始接受科学技术的挑战。人工授精技术对于优化人口素质和社会的安定具有现实意义。应该从提高人口素质的战略高度来严格管理人工授精，不能放任自流，特别是对精源的管理。近年来，各国对人工授精的管理都结合本国国情做出了规定，如冰岛有 50 多个人工授精受孕点，但精子均来自丹麦，以避免血缘关系；日本仅有一家医院进行人工授精，并对供精者付报酬；南非人工授精，详细记录供精者身高、年龄、眼睛和头发的颜色、肤色、人种、宗教、职业、教育程度和爱好，受者也需接受相同内容的检查，并保证在生理、身体、社会和精神方面适合人工授精。1996 年 10 月英国伦敦高级法院做出一裁决，一位名叫布拉德的妇女不得使用已故丈夫的精子通过人工授精办法妊娠，其丈夫患脑膜炎于 1995 年 3 月去世，布拉德要求医院从丈夫体内抽出精子，保存在医院内。法院因她丈夫生前没有书面许可而做出上述裁决。最近国外新闻媒体披露了丹麦乌得勒支市医院和美国曼哈顿各 1 例由于医院技术人员工作粗心发生人工授精差错的案件。由此可以看出，对人工授精的管理各国都在做出自己的规定。

（3）"体外授精-胚胎移植"及其伦理问题：体外授精（试管婴儿）-胚胎移植简称 IVF-ET，是指用人工方法取出卵母细胞，在体外条件下，授精发育，待卵裂进行到 4~8 个细胞时，将幼胚从体外移植到受方子宫内，任其继续发育成长到分娩时期。国际上把这种形式叫体外授精-胚胎移植。人们称用这种技术生育出来的婴儿为"试管婴儿"。实际上体外授精代替了自然生殖过程的性交、输卵管授精和自然植入子宫这三个步骤。此技术主要用于解决女性不育问题，于是发展出冷冻卵子库和冷冻胚胎库。

1978 年 7 月 25 日诞生了第一个"试管婴儿"布朗路伊丝（LouiseBrown）。这 1 例震惊世界的"试管婴儿"的成功，是由英国胚胎学者爱德华兹（Edwards）和妇科医师斯特普托伊（Steptoe）合作，采用一位由于输卵管严重损伤，结婚 9 年没有生育的女性患者的卵母细胞在玻璃皿的培养液内授精，发育到 8 细胞时期，随即移植到母亲的子宫内，任其健康发育直至分娩产下这位试管女婴。Edwards 和 Steptoe 的辉煌成就，冲破了宗教迷信和传统观念的重重迷雾，攀登了生殖工程的一个新高峰，有力地促进了这门科学的发展。到 1981 年底，人卵体外授精研究已扩展到许多国家。1988 年我国北京医科大学第三医院生殖医学专家张丽珠教授成功地让试管婴儿诞生。

"体外授精－胚胎移植"的成功，的确为人类带来了光明的前景，但人类的生殖不仅仅是生物学的问题，也是一个重大的社会问题。"体外授精－胚胎移植"等措施对婚姻、家庭、社会各方面都带来一系列极端复杂的问题，势必也给这些方法的实际应用带来了巨大的限制。这其中有关于操纵胚胎的道德问题，关于体外授精是不是人体实验的问题，关于"代理母亲"的问题以及关于试管婴儿与父母的关系问题。试管婴儿的出现，在人伦关系上比供精人工授精又要复杂得多。因为有提供精子、卵子的"遗传父亲"、"遗传母亲"，有代孕的"孕育母亲"，有抚养教育孩子的"养育父亲、母亲"。那么，从多种关系来看，谁是试管婴儿在道德和法律上具有义务和权利的父母呢？道德与法律都是人与人之间的经济关系及由此派生的其他社会关系的产物，并对人与人之间的关系起着协调作用。因此，讨论谁是法定父母时，应看试管婴儿与父母有无"社会关系"这一基本点。我们可将试管婴儿的父母分为"生物父母"与"社会父母"两类。"遗传父母"及"孕育父母"与试管婴儿没有抚养－赡养的社会关系，只有生育关系，属于"生物父母"类；"养育父母"及"完全父母"与试管婴儿有抚养－赡养的社会关系，系"社会父母"类，父母与子女的亲子关系主要是通过长期的养育过程建立的。因此，"社会父母"应是道德与法律上的合法父母，抚养是亲代对子代的义务，赡养又是子代对亲代的义务，因而都有相应的权利。"生物父母"与试管婴儿仅仅凭借生物学意义上的关系，而未尽抚养－赡养的义务，在道德和法律上也就没有相应的权利和义务。事实上，我国传统道德都是承认养育父母对收养和过继儿女的权利与义务的。

（4）克隆技术及其伦理问题：前面所谈到的这两项生殖技术均限于有性生殖，不同的只是在授精方式、授精地点、发育环境和胚胎移植上用人工代替了自然程序。无性生殖则是细胞核移植，由于一个细胞的几乎所有的遗传物质含在核内，利用细胞融接技术，把一个细胞核移植到去核的卵中，这种细胞核移植可以创造特定遗传组合的胚胎。它的遗传补偿和细胞核供者一致。

英国权威的科学家杂志《自然》1997 年 2 月 27 日刊登一篇文章，宣布人类首次用"克隆"培育法，即用成年绵羊的细胞基因繁殖绵羊获得成功。英国爱丁堡卢斯林研究所的科学家们从 1 只成年母绵羊的乳房里取出一个细胞，然后取出这个细胞基因，接着再把这个细胞基因注入 1 只绵羊的未受精卵中。因为细胞基因里藏有"母"体绵羊的全部 DNA 遗传基因"密码"，所以培育出的幼羊继承"母"绵羊的全部特征。这项科研成果是史无前例的，震惊了整个科学界。"克隆羊"的出现引起世界舆论的轩然大波，各界人士纷纷评估这一科学成果在伦理道德领域内可能带来的影响和后果。"克隆羊"的诞生也给人类提出了一个十分严峻的伦理道德问题，可以克隆人类自身吗？克隆人一旦出现，将会对社会产生什么样的后果？

反对克隆人的理由有两条：①不伤害论证：无性生殖是低级生殖方式，一套不变的基因组易发生突变，对克隆出来的人造成伤害。多莉羊衰老快，患严重风湿，每天吃药，后患进行性肺炎，安乐死。新的机体产生必须重编程序，克隆迫使这种重编在短期内进行，易发生程序差错和缺失，这是为什么克隆动物缺陷残疾严重的原因。易对克隆人造成伤害。目前克隆技术不过关，许多残疾也并不能在胎儿时期鉴别出来，可能有迟发严重疾病，造成克隆新生儿或克隆人严重残疾。克隆人需要 50～100 个卵，对提供这些卵的妇女造成伤害。克隆人的社会地位不确定对他们造成伤害。要对克隆出的孩子负责任，生殖性克隆有不可克服的生物学困难，重编程序的缺陷和紊乱，导致克隆孩子不是流产，便是一身严重残疾，不仅身体伤害，而且有心理和社会伤害，家庭内关系模糊不清，是父子还是兄弟姐妹，类似乱伦的孩子；②尊严论证：克隆人与试管婴儿迥然不同。后者是辅助生殖，前者是"制造"婴儿。生殖是"基因重组"，人的尊严不允许人像产品一样被制造，婴儿像产品一样被制造和处理，是道德滑坡，导致对人的权利和尊严的不敬。一旦允许生殖性克隆，就难以防止各种目的的克隆。克隆人是制造孩子，人不能当作商品一样被制造。克隆人将孩子当作仅仅是手段对待，克隆人限制了孩子发展的自由，它别无选择，只能在父母规定的基因组框框内发展。

2004 年，我国科技部和卫生部制定了"人类胚胎干细胞研究伦理原则"，以便使我国生物医学领域人胚胎干细胞研究符合生命伦理规范，保证国际公认的生命伦理准则和我国相关规定得到尊重和遵守，促进人胚胎干细胞研究的健康发展。

科技进入医学领域带来的正效应和负效应，二者同时并存。我们评价一项新技术的"好"与"坏"，不能局限于医学科技本身孤立地进行考察，而应当将其置于社会大系统之中，从其与社会其他诸因素之间相互联系、相互作用进行全面的综合的分析。医学科技的社会作用是在社会条件影响下发挥和表现出来的，因此，在进行评价时应做辩证的具体分析，要把医学技术同医学技术的社会应用及其社会后果区别开：①凡属于医学技术本身尚不成熟不完善所带来的消极后果，要靠深入进行科研、大力发展医学科技来克服；②凡属于医学科技应用中其他社会原因引起的消极后果，则应通过社会和社会的改革来解决。通过社会变革，或通过制定相关的法律、政策以及科学管理、宣传教育等使医学科技、经济、社会协调发展，才能最大限度地减弱、限制或避免在医学技术的实际应用中可能带来的消极后果。首先，在新技术引进医学领域之前要进行全面的分析，包括正反两方面的效应，对可能导致的不良后果进行预测。其次，对医学中已经应用的新技术要密切观察，严格掌握，对出现的问题及时采取措施。

第三节　对医学高技术应用中的护理人员的道德要求

一、新形势下护理道德要求的迫切性

在当前高技术广泛应用于医学领域的新形势下，医患关系"物化"趋势加重。高技术

在提供快速、精确、高效的同时，潜在着导致医护人员依赖仪器设备而忽视基本技能训练、医患关系疏远的危险。

伴随着高新技术进入医学领域，诊疗方式发生了变化。医护人员在行医过程中与患者的情感、心灵交流日益减少，忽视了维护患者的心理健康，导致出现了只重视"病"而忽视"人"的倾向，也出现了以"疾病为中心"的误区。高技术带来的自动化、信息化、遥控化的诊疗手段，使病人来到医院就很容易得到自己的生理指标，如体温、脉搏、血压、血象及各项生化指标的数据。医护人员可以不直接接触病人而在计算机终端或通过各种仪器设备获得病人有关数据，以此作为自己诊断、治疗和护理的依据。这些与以往的医护人员通过基本技能如望、触、叩、听，实地与患者进行言语与形体的无声交流相差甚远。医患、护患之间的直接交往减少了，为通过仪器设备的"间接"关系所取代，不利于医患双方情感交流，也不便于医护人员进行心理护理。

由此可见，医学高技术的应用使医患、护患关系疏远，同时也加重了人们对仪器设备的依赖和迷信心理，结果使医患关系"物化"趋势日渐严重。

二、医学高技术应用中的护理人员的道德要求

随着医学高技术的发展和医学模式的转变，护理工作的技术性、科学性有了很大的提高。护理工作已由以往的单纯护理疾病转向以人为中心的全面护理，护理工作不再是仅仅帮助病人解除病痛，还要帮助人们增进和维护健康；护理学已不再是属于治疗学的一部分，而是对人的全部生命过程中不同阶段的健康问题给予护理上的关怀和照顾，是针对整个社会人群的健康提供有效的保健服务。随着科学技术在护理领域中的应用，护理学有了飞快的发展。首先，科学技术的日新月异发展为护理理论的发展、交流和提高提供了广阔的天地；其次，先进的科学技术使护士临床工作效率提高，体力劳动减轻。临床护士使用了各种先进的仪器设备，如心电监护仪等，可随时观察病人各项生命指征的变化，使护理工作更加科学化、专业化；另外，新技术的应用也为护理教育提供了更好的条件。但是在这个令人欣喜的变化过程中也出现了一些问题，如高技术的大量应用使一些护理人员热衷于技术的掌握而忽视了对人的关怀，还有一些人重视技术的考核成绩而忽视了道德素质的培养等，更多的情况是面对医学高技术引发的伦理问题茫然不知所措。这就需要我们认真地研究和学习医学高技术条件下对护理人员的若干道德要求。

1. 恪守职业道德　医学高技术的使用，需要与之相适应的具有高素质的人才。这不仅要求护理工作者具有良好的素质，还必须具备热爱护理事业，爱护病人，全心全意为人民服务的人道主义的献身精神。医学高技术和人二者之间，人是决定因素。医学高技术要靠人来掌握，要通过医护人员服务于患者。护理工作面对的服务对象是有生命、有思想、有感情的病人。在医学高技术的应用上必须贯彻人道主义的原则。同情、关心、爱护病人，平等、负责地对待病人；坚持以善良、诚实的态度为病人服务。医疗事业是一项救死扶伤的事业，其服务的根本目的是最大限度地满足人们的医疗卫生保健需求，即使在市场经济的条件下，也应该坚持无论病人职位高低、贫富都应高度负责、一视同仁。有一位护理教

师曾满怀痛惜和愤慨地讲述了两件事：刚毕业的一位护士，她对各项技术掌握得格外娴熟，可是有一次夜深人静独自值夜班时，面对一位气管切开术后被痰憋堵得呼吸困难、多次打灯请求吸痰的 99 岁的老人却无动于衷……。还有一位护士，因工作疏忽拔下静脉输液针后，发现还有一瓶加药的液体忘记输时，竟将药液随手扔掉，而那里加入的一支药就是近百元……。这位教师感慨道，培养学生的品质要比教会学生熟练掌握各项技术更重要，也更艰难。护理的对象是病人，护士一言一行都会引起病人的心理反应，从而影响到护患之间的交流、信任、配合以及患者的诊治和康复。良好的护理道德必定可以促进护患之间的情感、信任，从而使病人在良好的心理、生理状态下接受治疗，提高医疗质量。所以忠诚热爱护理事业，全心全意地为病人服务，在任何时候都是首要问题。

2. **严格执行国家有关政策和规定，制止技术滥用**　在医学高技术应用过程中要求医护人员要有较强的法制观念。①实施医学高技术的人要严格执行国家有关政策和规定，在一些有关技术规范的法律、法规、管理条例尚不健全、不落实的情况下，更要求医护人员自律，不能造成对患者、家庭、社会的损害；②对于少数人滥用医学高技术的错误行为要敢于制止。个别地区、个别人利用先进的仪器设备来牟取私利，甚至于存在为愚昧落后的意识形态服务的现象。例如，B 超鉴定胎儿性别技术被少数人滥用，归根到底是使用技术的人的素质问题。少数医护人员本身就是"重男轻女"旧观念的维护者，他们利用医学高技术为封建的伦理道德推波助澜，更严重的是这些人明知该技术的滥用会导致人群性别比例的失调酿成社会问题，但是他们从狭隘的私利出发，置他人生命安全、社会利益于不顾，是严重丧失医德的表现。

3. **尊重患者的权利**　在医学高技术应用过程中要求医护人员要有较强的伦理观念。①高科技容易侵犯隐私（遗传信息等），医护人员应当更加注意保护患者隐私；②任何一种高技术都有其适应证和负效应，医护人员应增加透明度，向患者如实、详细说明受益与风险，实施的前提是知情同意，尊重患者的选择权利，维护受试者的利益，保证受试者的安全。例如，医护人员应向体外授精的接受者说明，体外授精的成功率目前仍较低，体外授精可能导致多胎妊娠，对未使用的胚胎保留还是舍取应经协商后由母亲决定，预先告知体外授精技术的费用。尤其是单精子卵胞质内显微注射技术，所生孩子可能会有缺陷的风险较高，必须向接受者充分说明利害得失。接受体外授精者必须签署知情同意书。

4. **业务上精益求精**　医学高技术应用于治疗、护理，使医学和护理学的内容与范围不断扩大，单靠传统的护理方式远远跟不上医学发展的趋势。随着护理学的内涵不断深入发展，护理人员将依靠更多的医学高技术、电子计算机和网络技术等为患者服务，这对医护人员的专业技术能力、学习能力、外语能力等方面提出更高的要求。护理人员面临着知识更新和技术改造的新课题，任重而道远，对此只有坚定意志，勇于进取，培养自己知难而进、奋发向上的意志品格，才能适应高技术发展的需要。

5. **最佳选择原则**　医学高技术的应用必须坚持最佳选择的原则，其内容包括适应证最佳、手段最佳、疗效最佳、损伤及耗费最小。

医学高技术的应用首先要严格控制适应证，不得任意扩大适用范围，不得随意开列检查项目。临床应用中必须遵循由低到高的顺序，凡是能用较低手段检查治疗而达到同样效果的就不能选择高一级手段。当与普通医学手段相比较时，医学高新技术的使用其疗效应当最佳。在效果相同的情况下，要选择损伤最小、安全系数最高、耗费最小的手段。不能因使用高技术而加重病情或引起并发症。有的高技术（放疗、影像技术等）对病人身体健康有程度不同的影响，在这种情况下，医护人员要针对不同的对象，权衡利弊关系，根据病人原来的健康水平，本着对病人将来的健康负责，以较小的代价换来较大的利益，做出最佳的选择。

6. 宣传适度原则　医学高技术的广泛应用，给医护人员带来一个面对患者如何正确宣传评价高技术的问题。

（1）认识医学高技术效果的福祸两重性：①我们必须辩证地看待医学科学技术的社会作用或社会后果。辩证唯物主义认为世界上的一切事物无不具有两重性，在一定历史阶段产生的医学高技术由于受该时代种种条件的制约，其社会功能的发挥也是有限度的。医学高技术应用中产生的正效应和负效应总是同时存在的，脱离一定社会条件，要求只发挥"正效果"而不产生"负效果"是不实际的；②医学高技术的作用不是万能的。疾病的缓解和治愈不完全是高技术的作用，在病人内在条件不具备的情况下，使用高新的技术也是无济于事的。

（2）正确的评价、适度的宣传：当医护人员面对患者评价和宣传医学高技术的时候，应注意：①医护人员切不可把医学高新技术"神化"、绝对化，片面夸大它的作用，扩大适应证，使医患双方都容易产生对高技术的依赖心理，导致医护人员忽视常规的治疗、护理和临床思维的重要作用，同时造成有限的卫生资源的浪费。在这一过程中，对于少数医护人员从个人私利出发，过分夸大高技术的作用，宣传甚至动员病人接受高技术诊疗，以便从中得到"回扣"，应加强管理和进行法制教育；②医护人员也不应片面贬低高技术，过分强调副作用，使病人产生恐惧心理。因此，医护人员应学会正确评价医学高技术的意义与作用。

思考题：

1. 如何理解医学目的？
2. 讨论医学高技术应用中的伦理问题。
3. 试述医学高技术应用中的护理道德原则。

附录一　护士条例

《护士条例》于 2008 年 1 月 23 日国务院第 206 次常务会议通过，自 2008 年 5 月 12 日起施行。

第一章　总　　则

第一条　为了维护护士的合法权益，规范护理行为，促进护理事业发展，保障医疗安全和人体健康，制定本条例。

第二条　本条例所称护士，是指经执业注册取得护士执业证书，依照本条例规定从事护理活动，履行保护生命、减轻痛苦、增进健康职责的卫生技术人员。

第三条　护士人格尊严、人身安全不受侵犯。护士依法履行职责，受法律保护。全社会应当尊重护士。

第四条　国务院有关部门、县级以上地方人民政府及其有关部门以及乡（镇）人民政府应当采取措施，改善护士的工作条件，保障护士待遇，加强护士队伍建设，促进护理事业健康发展。

国务院有关部门和县级以上地方人民政府应当采取措施，鼓励护士到农村、基层医疗卫生机构工作。

第五条　国务院卫生主管部门负责全国的护士监督管理工作。县级以上地方人民政府卫生主管部门负责本行政区域的护士监督管理工作。

第六条　国务院有关部门对在护理工作中作出杰出贡献的护士，应当授予全国卫生系统先进工作者荣誉称号或者颁发白求恩奖章，受到表彰、奖励的护士享受省部级劳动模范、先进工作者待遇；对长期从事护理工作的护士应当颁发荣誉证书。具体办法由国务院有关部门制定。

县级以上地方人民政府及其有关部门对本行政区域内作出突出贡献的护士，按照省、自治区、直辖市人民政府的有关规定给予表彰、奖励。

第二章　执 业 注 册

第七条　护士执业，应当经执业注册取得护士执业证书。

申请护士执业注册，应当具备下列条件：

（一）具有完全民事行为能力。

（二）在中等职业学校、高等学校完成国务院教育主管部门和国务院卫生主管部门规定的普通全日制 3 年以上的护理、助产专业课程学习，包括在教学、综合医院完成 8 个月以上护理临床实习，并取得相应学历证书。

（三）通过国务院卫生主管部门组织的护士执业资格考试。

（四）符合国务院卫生主管部门规定的健康标准。

护士执业注册申请，应当自通过护士执业资格考试之日起 3 年内提出；逾期提出申请的，除应当具备前款第（一）项、第（二）项和第（四）项规定条件外，还应当在符合国务院卫生主管部门规定条件的医疗卫生机构接受 3 个月临床护理培训并考核合格。

护士执业资格考试办法由国务院卫生主管部门会同国务院人事部门制定。

第八条 申请护士执业注册的，应当向拟执业地省、自治区、直辖市人民政府卫生主管部门提出申请。收到申请的卫生主管部门应当自收到申请之日起 20 个工作日内做出决定，对具备本条例规定条件的，准予注册，并发给护士执业证书；对不具备本条例规定条件的，不予注册，并书面说明理由。

护士执业注册有效期为 5 年。

第九条 护士在其执业注册有效期内变更执业地点的，应当向拟执业地省、自治区、直辖市人民政府卫生主管部门报告。收到报告的卫生主管部门应当自收到报告之日起 7 个工作日内为其办理变更手续。护士跨省、自治区、直辖市变更执业地点的，收到报告的卫生主管部门还应当向其原执业地省、自治区、直辖市人民政府卫生主管部门通报。

第十条 护士执业注册有效期届满需要继续执业的，应当在护士执业注册有效期届满前 30 日向执业地省、自治区、直辖市人民政府卫生主管部门申请延续注册。收到申请的卫生主管部门对具备本条例规定条件的，准予延续，延续执业注册有效期为 5 年；对不具备本条例规定条件的，不予延续，并书面说明理由。

护士有行政许可法规定的应当予以注销执业注册情形的，原注册部门应当依照行政许可法的规定注销其执业注册。

第十一条 县级以上地方人民政府卫生主管部门应当建立本行政区域的护士执业良好记录和不良记录，并将该记录记入护士执业信息系统。

护士执业良好记录包括护士受到的表彰、奖励以及完成政府指令性任务的情况等内容。护士执业不良记录包括护士因违反本条例以及其他卫生管理法律、法规、规章或者诊疗技术规范的规定受到行政处罚、处分的情况等内容。

第三章　权利和义务

第十二条 护士执业，有按照国家有关规定获取工资报酬、享受福利待遇、参加社会保险的权利。任何单位或者个人不得克扣护士工资，降低或者取消护士福利等待遇。

第十三条 护士执业，有获得与其所从事的护理工作相适应的卫生防护、医疗保健服务的权利。从事直接接触有毒有害物质、有感染传染病危险工作的护士，有依照有关法律、行政法规的规定接受职业健康监护的权利；患职业病的，有依照有关法律、行政法规的规定获得赔偿的权利。

第十四条 护士有按照国家有关规定获得与本人业务能力和学术水平相应的专业技术

职务、职称的权利；有参加专业培训、从事学术研究和交流、参加行业协会和专业学术团体的权利。

第十五条 护士有获得疾病诊疗、护理相关信息的权利和其他与履行护理职责相关的权利，可以对医疗卫生机构和卫生主管部门的工作提出意见和建议。

第十六条 护士执业，应当遵守法律、法规、规章和诊疗技术规范的规定。

第十七条 护士在执业活动中，发现患者病情危急，应当立即通知医师；在紧急情况下为抢救垂危患者生命，应当先行实施必要的紧急救护。

护士发现医嘱违反法律、法规、规章或者诊疗技术规范规定的，应当及时向开具医嘱的医师提出；必要时，应当向该医师所在科室的负责人或者医疗卫生机构负责医疗服务管理的人员报告。

第十八条 护士应当尊重、关心、爱护患者，保护患者的隐私。

第十九条 护士有义务参与公共卫生和疾病预防控制工作。发生自然灾害、公共卫生事件等严重威胁公众生命健康的突发事件，护士应当服从县级以上人民政府卫生主管部门或者所在医疗卫生机构的安排，参加医疗救护。

第四章 医疗卫生机构的职责

第二十条 医疗卫生机构配备护士的数量不得低于国务院卫生主管部门规定的护士配备标准。

第二十一条 医疗卫生机构不得允许下列人员在本机构从事诊疗技术规范规定的护理活动：

（一）未取得护士执业证书的人员。

（二）未依照本条例第九条的规定办理执业地点变更手续的护士。

（三）护士执业注册有效期届满未延续执业注册的护士。

在教学、综合医院进行护理临床实习的人员应当在护士指导下开展有关工作。

第二十二条 医疗卫生机构应当为护士提供卫生防护用品，并采取有效的卫生防护措施和医疗保健措施。

第二十三条 医疗卫生机构应当执行国家有关工资、福利待遇等规定，按照国家有关规定为在本机构从事护理工作的护士足额缴纳社会保险费用，保障护士的合法权益。

对在艰苦边远地区工作，或者从事直接接触有毒有害物质、有感染传染病危险工作的护士，所在医疗卫生机构应当按照国家有关规定给予津贴。

第二十四条 医疗卫生机构应当制定、实施本机构护士在职培训计划，并保证护士接受培训。

护士培训应当注重新知识、新技术的应用；根据临床专科护理发展和专科护理岗位的需要，开展对护士的专科护理培训。

第二十五条 医疗卫生机构应当按照国务院卫生主管部门的规定，设置专门机构或者配备专（兼）职人员负责护理管理工作。

第二十六条 医疗卫生机构应当建立护士岗位责任制并进行监督检查。

护士因不履行职责或者违反职业道德受到投诉的，其所在医疗卫生机构应当进行调查。经查证属实的，医疗卫生机构应当对护士做出处理，并将调查处理情况告知投诉人。

第五章 法 律 责 任

第二十七条 卫生主管部门的工作人员未依照本条例规定履行职责，在护士监督管理工作中滥用职权、徇私舞弊，或者有其他失职、渎职行为的，依法给予处分；构成犯罪的，依法追究刑事责任。

第二十八条 医疗卫生机构有下列情形之一的，由县级以上地方人民政府卫生主管部门依据职责分工责令限期改正，给予警告；逾期不改正的，根据国务院卫生主管部门规定的护士配备标准和在医疗卫生机构合法执业的护士数量核减其诊疗科目，或者暂停其6个月以上1年以下执业活动；国家举办的医疗卫生机构有下列情形之一、情节严重的，还应当对负有责任的主管人员和其他直接责任人员依法给予处分：

（一）违反本条例规定，护士的配备数量低于国务院卫生主管部门规定的护士配备标准的。

（二）允许未取得护士执业证书的人员或者允许未依照本条例规定办理执业地点变更手续、延续执业注册有效期的护士在本机构从事诊疗技术规范规定的护理活动的。

第二十九条 医疗卫生机构有下列情形之一的，依照有关法律、行政法规的规定给予处罚；国家举办的医疗卫生机构有下列情形之一、情节严重的，还应当对负有责任的主管人员和其他直接责任人员依法给予处分：

（一）未执行国家有关工资、福利待遇等规定的。

（二）对在本机构从事护理工作的护士，未按照国家有关规定足额缴纳社会保险费用的。

（三）未为护士提供卫生防护用品，或者未采取有效的卫生防护措施、医疗保健措施的。

（四）对在艰苦边远地区工作，或者从事直接接触有毒有害物质、有感染传染病危险工作的护士，未按照国家有关规定给予津贴的。

第三十条 医疗卫生机构有下列情形之一的，由县级以上地方人民政府卫生主管部门依据职责分工责令限期改正，给予警告：

（一）未制定、实施本机构护士在职培训计划或者未保证护士接受培训的。

（二）未依照本条例规定履行护士管理职责的。

第三十一条 护士在执业活动中有下列情形之一的，由县级以上地方人民政府卫生主管部门依据职责分工责令改正，给予警告；情节严重的，暂停其6个月以上1年以下执业活动，直至由原发证部门吊销其护士执业证书：

（一）发现患者病情危急未立即通知医师的。

（二）发现医嘱违反法律、法规、规章或者诊疗技术规范的规定，未依照本条例第十七条的规定提出或者报告的。

（三）泄露患者隐私的。

（四）发生自然灾害、公共卫生事件等严重威胁公众生命健康的突发事件，不服从安排参加医疗救护的。

护士在执业活动中造成医疗事故的，依照医疗事故处理的有关规定承担法律责任。

第三十二条 护士被吊销执业证书的，自执业证书被吊销之日起 2 年内不得申请执业注册。

第三十三条 扰乱医疗秩序，阻碍护士依法开展执业活动，侮辱、威胁、殴打护士，或者有其他侵犯护士合法权益行为的，由公安机关依照治安管理处罚法的规定给予处罚；构成犯罪的，依法追究刑事责任。

第六章　附　　则

第三十四条 本条例施行前按照国家有关规定已经取得护士执业证书或者护理专业技术职称、从事护理活动的人员，经执业地省、自治区、直辖市人民政府卫生主管部门审核合格，换领护士执业证书。

本条例施行前，尚未达到护士配备标准的医疗卫生机构，应当按照国务院卫生主管部门规定的实施步骤，自本条例施行之日起 3 年内达到护士配备标准。

第三十五条 本条例自 2008 年 5 月 12 日起施行。

附录二　护士伦理准则

中华医学会医学伦理学分会全国护理伦理学专业委员会
中国生命关怀协会
Ethical Guidelines Nurses

本准则提供通用的护理伦理原则与伦理规范，指导护士临床实践、护理行为和伦理决策。

第一章　总　　则

第一条　护士职责：为护理对象提供专业的关怀照顾，协同医师实施诊疗计划，及时与医疗团队沟通，开展健康教育与康复指导，提供全人护理，履行保护生命、减轻痛苦、促进健康、预防疾病的护理宗旨。

第二条　护理对象：个人、家庭、群体、社区。

第三条　伦理原则：尊重、关爱、不伤害、公正。

第二章　护士与护理对象

第四条　关爱生命，无论何时，救护生命安全第一。尊重人格尊严、知情同意权、自主权、个人隐私权和文化背景。

第五条　善良为怀，仁爱为本，热心、耐心、细心、诚心，提供全人、全程优质护理。

第六条　恪尽职守，审慎无误，无生理、心理、经济伤害，确保优质护理。

第七条　诚实守信，拒绝贿赂，一视同仁，公正正义，维护护理对象利益至上。

第八条　注重沟通、协调，构建理解、信任、合作、和谐的护患关系。

第三章　护士与合作者

第九条　护士与护士、医生、药技、行政、后勤等其他人员之间在人格和专业上是平等的。要团结互助，互相监督，互相支持，理解宽容，尊师重道，有团队精神，共建和谐医疗团队。

第四章　护士与专业

第十条　忠诚专业，爱岗敬业，遵守《护士守则》，恪守护理行为规范。

第十一条 终身学习，更新护理知识和技能，确保提供高质量的护理实践。

第十二条 遵循技术伦理，循证护理，精益求精；陶冶护理专业精神，发展专业，追求事业。

第十三条 积极参与护理科研，坚守学术诚信，求实创新，自觉抑制剽窃、杜撰、抄袭等学术不端行为。

第五章 护士与社会

第十四条 积极开展全民健康教育，在促进医疗护理公平和公众合理应用、享受卫生资源中坚守良知。

第十五条 当发生严重威胁公众生命健康的突发事件时，以公众健康为己任，主动请缨，服从命令，积极参加救护。

第十六条 积极参与医疗护理改革和社会公益活动，展示护士专业形象，维护职业尊严。

第六章 护士与环境

第十七条 为护理对象营造和提供安全、舒适、舒心的物理环境和人文环境。

第十八条 在护理执业活动中，防止医源性损害和医疗废物污染环境。

第十九条 维护护理对象、护士个人、医疗团队的信息和网络环境安全。

第二十条 共同创建和维护安全、公平、和谐的护理工作环境，以有利于保障提供符合专业价值的护理服务。

第七章 护士自身修养

第二十一条 自尊自爱，自信自强，积极应对压力，保持身心健康。

第二十二条 仪表端庄，言行优雅，严谨慎独，情操高尚。

第二十三条 兼顾事业与家庭，赢得事业与家庭和谐发展。